看護学テキスト NiCE

病態・治療論 ［1］

病態・治療総論

編　集

石松　伸一
林　　直子
鈴木　久美

改訂第2版

南江堂

執筆者一覧

編集

石松　伸一	聖路加国際病院　院長
林　　直子	聖路加国際大学大学院看護学研究科　教授
鈴木　久美	大阪医科薬科大学看護学部　教授

執筆（執筆順）

石松　伸一	聖路加国際病院　院長
林　　直子	聖路加国際大学大学院看護学研究科　教授
鈴木　久美	大阪医科薬科大学看護学部　教授
福井　　翔	杏林大学医学部総合医療学
有岡　宏子	聖路加国際病院　副院長／一般内科　部長
根岸祐梨亜	聖路加国際病院血液内科
村上　　学	株式会社 Carus Holdings 経営企画部／聖路加国際病院集中治療科　非常勤
石川　和宏	江戸川病院感染制御部／聖路加国際病院感染症科　非常勤
深澤千寿美	聖路加国際病院臨床検査科
小川　命子	聖路加国際病院病理診断科
鈴木　美慧	聖路加国際病院遺伝診療センター　認定遺伝カウンセラー
山中美智子	聖路加国際病院女性総合診療部／遺伝診療センター　特別顧問
服部加奈子	聖路加国際病院臨床検査科
黒﨑　貴久	メディカルスキャニング読影センター　センター長
栗原　泰之	聖路加国際病院放射線科　部長
池谷　　敬	東京都立大久保病院消化器内科　医長
久保田啓介	JCHO 東京山手メディカルセンター食道胃外科　部長
西山　智哉	がん研有明病院画像診断部　非常勤
小宮山伸之	聖路加国際病院循環器内科 特別顧問／聖路加メディローカス　所長
新保　正貴	聖路加国際病院泌尿器科　医長
伊藤　亮子	聖路加国際病院放射線科・放射線腫瘍科
河守　次郎	前 聖路加国際病院放射線腫瘍科
大森　崇行	聖路加国際病院薬剤部
後藤　一美	聖路加国際病院　薬剤部長
扇田　　信	聖路加国際病院腫瘍内科　管理医長
森　慎一郎	聖路加国際病院血液内科　部長
堀江　勝博	聖路加国際病院救急科
飯田　英希	聖路加国際病院救急科
磯川修太郎	聖路加国際病院救急科
包國　幸代	聖徳大学看護学部　准教授
増田　勝紀	聖路加国際病院予防医療センター　特別顧問
遠矢　　希	聖路加国際病院救急科
鈴木　友梨	東京女子医科大学麻酔科学分野
長坂　安子	東京女子医科大学麻酔科学分野 教授・基幹分野長／聖路加国際病院麻酔科　非常勤
茂木　勝義	船橋整形外科病院麻酔科
篠田麻衣子	聖路加国際病院麻酔科
菅波　　梓	武蔵野徳洲会病院麻酔科
藤田　信子	聖路加国際病院麻酔科　医長
佐久間麻里	聖路加国際病院麻酔科
橋本　　学	国立がん研究センター東病院麻酔科　科長

はじめに

　医療分野において，人体の生理学的な機序や基本的な仕組みは，時代が変わっても大きく変わることはありません．しかし，地球環境の変化，社会的な情勢や技術革新に伴い，医療が直面する課題や提供方法は日々変化しています．たとえば，超高齢社会のさらなる進展，新規感染症の脅威，新しい治療法の導入などが挙げられます．とくに近年では，新型コロナウイルス感染症（COVID-19）が世界中で猛威をふるい，エビデンスの蓄積，社会への情報提供やワクチン開発と普及など，医療行政・産業界・医療界が連携して臨機応変に医療提供体制を構築する重要性が浮き彫りとなりました．このような変化に対応し続けるために，医療従事者には常に学び続けることが求められています．

　本書は，病態や治療の基礎知識を体系的に学ぶための入門書であり，皆さんが医療の世界にスムーズに入り込めるようサポートすることを目指しています．

　今回の改訂では，初版の刊行から今日までの間に医療に関する技術や制度などの社会的背景が変化したことを受け，最新の知識とデータに基づいて情報を更新しました．

　また，序章「2 日本の医療の現状とこれからのあり方」では，医療提供体制の変化や社会的情勢を反映し，医療現場が抱える課題について内容を追加し，さらに深く掘り下げて解説しています．具体的には，超高齢社会における課題とその取り組みや，新型コロナウイルス感染症の影響を受けた世界規模での視点など，未来の医療を考えるうえで重要なテーマを取り上げました．

　さらに，第Ⅳ章「第2節 治療各論」には「5 遺伝子治療」の項目を加えました．遺伝子治療は近年急速に発展している治療法であり，これまでの治療手段を大きく変える可能性を秘めています．本項目では，その基本的な概念から臨床での活用までを解説しました．

　この改訂作業にご協力いただいた執筆者の皆さまに深く感謝申し上げます．

　看護学生の皆さんにとって，病態・治療論を学び始めることは新しい医療の世界への第一歩です．これまで触れたことのない専門的な知識に戸惑うこともあるでしょう．しかし，それは皆さんがこれから成長し，多くの人々を支える力を身につけるための大切な過程です．本書を通じて，基礎をしっかりと学び，自信をもって次のステップに進んでいただければと思います．医療従事者は人を癒し，社会を支え，安心を与える使命があります．本書が医療従事者を目指すあなたの学びを支え，患者さんと社会により良い医療を提供するための一助となれば幸いです．

2024年12月

石松　伸一
林　　直子
鈴木　久美

初版の序

本書のタイトルには,「病態・治療総論」という少し硬い印象の言葉が使われていますが,病態や治療について,最先端の難しいことを説明しているというわけではなく,基本的な内容を中心にまとめた1冊です.初めて病気や治療について学ぼうとする学生の皆さんに向けた入門書として,医療の世界に入り込みやすいように,という思いを込めて編集しました.

第Ⅰ章では,そもそも病気(疾病,疾患)とは何かをひもとき,第Ⅱ章では,病気であること,またどのような病気であるかをいかに診断するのかを解説しています.そして第Ⅲ章では診断や治療方針の決定に欠かすことができない検査について,さらに第Ⅳ章では治療とは何か,どのような治療法があるのかについて概説しています.いずれの章も,先輩から後輩に向けて,これまでの臨床経験のなかで患者さんを前に何を考え,何を学んできたのかを伝える気持ちで執筆しておりますので,日常の診療における医師の思考や視点,判断のプロセスを概観していただけると思います.看護師になって医療チームの一員として働くときに,きっと皆さんの助けとなることでしょう.

最後に第Ⅴ章では,現在の臨床看護学・医学を学ぶうえではずせない大切な知識をエッセンスとしてまとめました.

このように本書は,「看護学テキストNiCE病態・治療論」シリーズの第1巻として,皆さんがこれから学習する種々の病気や,病気をもつ人への看護を理解するためのベースとなる知識を,総合的に学べるようになっています.

執筆者の方々には,編集者の無理なお願いを聞いて執筆いただいたり,何度も修正や校正に応じていただきました.この場をお借りして感謝申し上げます.

さて,皆さんのこれからの学びの過程では,これまでまったく考えもしなかったことや想像を超えるようなことに接し,戸惑いや不安を覚えることもあろうかと思います.無事に卒業して看護師の資格を取得し,臨床の現場に出たあとにも,疑問を抱いたり,葛藤することもあるでしょう.そのようなときにはぜひ本書に立ち返り,知識の確認や考察に役立てていただきたいと考えています.これからの医療を担う皆さんが,一人前のプロフェッショナルになることを願いながら.

2019年7月

石松　伸一
林　　直子
鈴木　久美

目次

序章 病態・治療論を学ぶにあたって　1

1 看護基礎教育課程で病態・治療論を学ぶ意義　2
A．医師の立場から　石松伸一　2
B．看護師の立場から　林　直子，鈴木久美　3
2 日本の医療の現状とこれからのあり方　石松伸一，林　直子，鈴木久美　6

第I章 病態・疾病　石松伸一　13

1 疾病とは　14
1 疾病の概念　14
2 疾病の分類　14
A．発症の仕方による分類　15
B．国際統計上の分類　15
C．病理・組織学的な分類　16
D．発症原因による分類　16

2 基本的な病変・病態とその機序　18
1 細胞障害と代謝障害　18
A．細胞障害　18
B．代謝障害　18
2 遺伝子異常　20
コラム　"優性"遺伝と"劣性"遺伝　21
3 循環障害　21
4 免疫反応と免疫異常　25
5 炎症　28
6 感染症（寄生）　29
7 腫瘍　32
8 外傷　33
9 中毒　34

第II章 診断　35

1 診断の基本　福井　翔，有岡宏子　36
1 診断，臨床推論　36
A．診断とは　36
もう少しくわしく　指定難病と医療費助成　37
B．診断の手順　37
C．臨床推論　37
コラム　後医は名医!?　38
コラム　トリアージとは　39
2 問診　39

vi 目次

3	**バイタルサイン**	41
	A．バイタルサインとは	41
	B．意識	42
	C．体温	42
	D．血圧	45
	臨床で役立つ知識　マンシェットの大きさ・巻き方による測定値への影響	46
	E．心拍数，脈拍数	47
	臨床で役立つ知識　比較的徐脈	48
	F．呼吸数，SpO_2	48
4	**身体診察（フィジカルアセスメント）**	49
5	**検査**	50
6	**経過観察**	52

2 主な症状・徴候の診断の実際

福井　翔，根岸祐梨亜，村上　学，石川和宏，有岡宏子　53

1	**発熱**	53
2	**倦怠感**	55
3	**意識障害**	57
	臨床で役立つ知識　「患者の様子が何かおかしくて……」	57
4	**頭痛**	59
5	**めまい**	61
6	**胸痛**	62
7	**呼吸困難，息切れ**	64
	もう少しくわしく　「アシデミア / アルカレミア」と「アシドーシス / アルカローシス」の違い	66
8	**咳嗽**	66
9	**動悸，頻脈**	68
10	**腹痛**	69
11	**悪心・嘔吐**	71
12	**下痢**	73
13	**吐血・下血**	75
	コラム　吐血と喀血は別もの	75
14	**背部痛**	77
15	**関節痛，関節炎**	79
16	**しびれ**	80
17	**浮腫**	82
18	**不眠**	83

第Ⅲ章　検査　87

1	**検査概論**　深澤千寿美	88

1	検査の目的と進め方	88
2	安全の確保と事故防止	88
3	検査結果の評価指標	89

A．基準値 89
B．臨床判断値 89
C．感度と特異度 90

| 4 | 検査結果に影響を及ぼす因子 | 91 |

A．生理的変動要因 91
B．誤差 93

| 5 | 検査結果の判断の仕方 | 93 |
| 6 | 各種検査の概要 | 93 |

A．検体検査 93
B．微生物学的検査 96
 コラム　常在菌と日和見感染 96
C．病理検査 96
D．遺伝子検査 96
E．生理学的検査 97
F．画像検査 97
G．内視鏡検査 97
H．感覚機能の検査 97
I．摂食・嚥下機能の検査 97

| 7 | 迅速・簡便な検査の活用 | 98 |

2 検査各論　100

| 1 | 検体検査各論 | 深澤千寿美 100 |

A．尿検査 100
B．便検査 101
C．血液学的検査 103
D．血液生化学検査 106
 もう少しくわしく　血清タンパク 107
E．腫瘍マーカー 110
F．ホルモン検査 111
 もう少しくわしく　経口ブドウ糖負荷試験 112
G．免疫検査 114
H．骨髄検査 115
I．喀痰検査 116
J．穿刺液検査 116
K．胃液・十二指腸液検査 116

| 2 | 微生物学的検査各論 | 深澤千寿美 117 |

A．細菌検査 117
 コラム　感染症の検査 117
B．病原体遺伝子検査（病原体核酸検査） 120

| 3 | 病理検査各論 | 小川命子 120 |

viii　目次

A．組織診断 120

> もう少しくわしく　脱水置換 123

B．細胞診断 123

4 遺伝子検査各論 鈴木美慧，山中美智子 128

A．遺伝子の構造と機能 128

B．遺伝子・染色体の異常とメンデル遺伝の形式 129

C．遺伝子関連検査 130

> コラム　抗がん薬の選択に用いられる遺伝子解析 132

> 臨床で役立つ知識　遺伝カウンセリングとは 133

5 生理学的検査各論 服部加奈子 133

5-1 循環器系の検査 133

A．心電図検査 133

> もう少しくわしく　アーチファクトと対策 139

> もう少しくわしく　心肺運動負荷試験 142

B．心臓超音波検査 142

C．頸動脈超音波検査 144

D．血圧脈波検査 145

E．血流依存性血管拡張反応 147

5-2 呼吸器系の検査 148

A．呼吸機能検査 148

B．血液ガス分析 150

C．睡眠時無呼吸検査 151

> もう少しくわしく　持続気道陽圧療法 152

5-3 脳・神経系の検査 152

A．脳波検査 152

B．筋電図検査 154

C．神経伝導検査 155

6 画像検査各論 黒﨑貴久，栗原泰之 156

A．カテーテル検査（血管造影検査） 156

B．X線検査 156

> もう少しくわしく　X線と被曝 158

C．CT検査 158

D．MRI検査 160

> コラム　強い磁力の落とし穴に要注意！ 162

E．核医学検査 162

F．超音波検査 164

7 内視鏡検査各論 池谷敬 164

A．上部消化管内視鏡検査 165

B．下部消化管内視鏡検査 166

> 臨床で役立つ知識　鎮静に伴う偶発症 167

C．ポリペクトミー／内視鏡的粘膜切除術 167

D．内視鏡的粘膜下層剝離術 168

E．内視鏡的逆行性膵胆管造影 169

F．	超音波内視鏡検査，超音波内視鏡下生検	172
	コラム　超音波内視鏡を用いた胆道ドレナージ	173
G．	カプセル内視鏡検査	173
H．	ダブルバルーン内視鏡検査（小腸鏡検査）	174
	コラム　腹腔鏡・内視鏡合同手術	176

第IV章　治療　　179

1　治療概論　石松伸一　180

1　治療の観点　180

- もう少しくわしく　リハビリテーション　180
- コラム　ヒポクラテスと医師の倫理　181

2　治療の分類　181

- コラム　伝統的治療　181
- コラム　代替医療　182
- A．内科的治療と外科的治療　182
- B．保存的治療と侵襲的治療　182

3　治療の選択　183

2　治療各論　184

1　手術療法　184

- A．外科手術，鏡視下手術　久保田啓介　184
  - コラム　クロイツフェルト-ヤコブ病　186
  - 臨床で役立つ知識　鏡視下手術のメリットとデメリット　187
  - もう少しくわしく　拡大手術と縮小手術　187
  - コラム　治療方針の検討　189
  - もう少しくわしく　周術期看護を担うための重要な知識　189
- B．画像診断的手法を応用した治療　西山智哉，栗原泰之　190
  - 臨床で役立つ知識　IVRにかかわる看護師の役割　191
  - もう少しくわしく　菌血症　194
  - 臨床で役立つ知識　IVRの禁忌　195
- C．脳血管領域・心臓血管領域のカテーテル治療　小宮山伸之　196
  - もう少しくわしく　虚血性心疾患　197
  - もう少しくわしく　慢性血栓塞栓性肺高血圧症　198
- D．ロボット支援手術　新保正貴　201

2　放射線療法　伊藤亮子，河守次郎　204

- 臨床で役立つ知識　がんの放射線療法を受ける患者への看護　209

3　薬物療法　大森崇行，後藤一美　209

- コラム　副作用が主作用となることがある？　212
- もう少しくわしく　治療薬物濃度モニタリング　213
- コラム　舌下錠は飲み込んで服用してもよい？　214
- コラム　サリドマイド薬害事件　217

x　目次

┃ **コラム**　ソリブジン薬害事件 ―――――――――――――――――――――― 217

4 **免疫療法** ――――――――――――――――――――――――― 扇田　信　218

┃ **臨床で役立つ知識**　BCG ―――――――――――――――――――――― 222

5 **遺伝子治療** ―――――――――――――――――――――― 森　慎一郎　224

┃ **コラム**　ゲルシンガー事件 ――――――――――――――――――――― 227

6 **輸血療法** ―――――――――――――――――――――――― 堀江勝博　227

7 **輸液療法** ―――――――――――――――――――――――― 飯田英希　232

8 **栄養療法** ―――――――――――――――――――――――― 磯川修太郎　237

┃ **臨床で役立つ知識**　禁忌の食品 ―――――――――――――――――――― 238

┃ **もう少しくわしく**　経鼻胃管の挿入位置の確認方法 ――――――――――――― 239

┃ **もう少しくわしく**　経皮内視鏡的胃瘻造設術に用いるカテーテルの固定具 ――――― 241

┃ **コラム**　栄養サポートチーム ――――――――――――――――――――― 242

9 **生活指導** ―――――――――――――――――――― 包國幸代，増田勝紀　242

10 **蘇生法** ――――――――――――――――――――――――― 遠矢　希　245

┃ **コラム**　善きサマリア人の法 ――――――――――――――――――――― 248

3　麻酔 ――――――――――――――――――――――――――――― 250

1 **麻酔の基本** ――――――――――――――――――― 鈴木友梨，長坂安子　250

A．麻酔とは ――――――――――――――――――――――――――― 250

┃ **コラム**　麻酔の歴史 ―――――――――――――――――――――――― 250

┃ **コラム**　鎮静について ――――――――――――――――――――――― 251

┃ **もう少しくわしく**　周術期の患者の安全を守る ―――――――――――――― 253

┃ **コラム**　マルチモーダル麻酔法 ―――――――――――――――――――― 253

┃ **コラム**　MAC 監視下鎮静管理 ――――――――――――――――――――― 253

2 **麻酔の分類・投与方法** ――――――――――――――― 茂木勝義，篠田麻衣子　254

A．全身麻酔 ――――――――――――――――――――――――――― 254

B．区域麻酔 ――――――――――――――――――――――――――― 255

C．麻酔時の緊急対応 ――――――――――――――――――――――― 259

3 **麻酔の周術期管理** ―――――――――――――――――――― 菅波　梓　261

A．術前評価 ――――――――――――――――――――――――――― 261

┃ **コラム**　周術期禁煙の勧め ――――――――――――――――――――― 263

B．術中管理 ――――――――――――――――――――――――――― 264

┃ **臨床で役立つ知識**　タイムアウト ――――――――――――――――――― 266

┃ **コラム**　呼吸のモニタリング（$E_{T}CO_2$ の測定） ――――――――――――― 267

C．術後管理 ――――――――――――――――――――――――――― 267

4 **各種麻酔薬，作用機序，注意点** ―――――――――――――― 藤田信子　268

4-1 **全身麻酔に使われる薬剤** ――――――――――――――――――――― 269

A．オピオイド（鎮痛薬） ――――――――――――――――――――― 269

┃ **臨床で役立つ知識**　患者の自己調節による疼痛コントロール ――――――――― 270

B．静脈麻酔薬 ―――――――――――――――――――――――――― 270

┃ **もう少しくわしく**　ベンゾジアゼピン系薬剤の拮抗薬 ―――――――――――― 271

C．吸入麻酔薬 ―――――――――――――――――――――――――― 272

D. 筋弛緩薬	272
4-2 局所麻酔薬	273
4-3 そのほかの麻酔薬	273
5 鎮静と麻酔のレベル ……………佐久間麻里，橋本　学	273
A. 鎮静と麻酔	273
B. 鎮静と麻酔の目的	274
C. 鎮静と麻酔レベルの定義	274
D. 鎮静の実際	275
E. 鎮静にかかわるスタッフに求められる資質	279

第V章　臨床看護学・医学の基盤となる知識 ……石松伸一　281

1 医療における倫理	282
コラム　ハンセン病と患者の隔離政策	283
コラム　優生保護法と強制不妊手術	284
2 インフォームド・コンセント，意思決定	285
3 感染対策	286
4 放射線防護・抗がん薬曝露対策	288
5 医療安全	289
6 移植に関する事項	293

索　引	297

序章 病態・治療論を
学ぶにあたって

序章　病態・治療論を学ぶにあたって

1 看護基礎教育課程で病態・治療論を学ぶ意義

A 医師の立場から

医療のプロフェッショナルとして，人として，成長するための第一歩

　皆さんは小学生や中学生の頃，クラスでインフルエンザが流行し，自分が感染したり，クラスメートの大半や教師までもが学校を休んで学級閉鎖になったという経験はないだろうか．予防注射をしたのになぜインフルエンザにかかるのだろうとか，インフルエンザに感染するとなぜこんなにつらく苦しいのだろうと思ったかもしれない．今日ではインフルエンザの治療薬も開発され，いくぶん治りは早くなったような気もするが，われわれはこのような病気のすべてをいまだに克服できずにいる．とはいえ，人類が古くから病気やけがと闘ってきたなかで，先人，先輩の努力によって，また近年では医学の進歩に伴って多くの病気はその原因から治療法までもが明らかとなり，最近では長年克服不可能だったがんまでも克服できつつある．これによって寿命が延び，人類の長年の夢であった"健康で幸福な寿命"が達成されようとしている．だが一方で，「人生には必ず終焉が来る」という事実は変わっていない．すなわち，今後はますます，いかに自分らしく生きるか，またいかに自分らしく人生の終わりを迎えるかという点も，医療の一部と考えられるようになるのである．

　人々の健康や命にかかわる仕事を選択しようとしている皆さんは，これから病気やけがの起こる仕組みや起こった際の人体の反応，身体を苦痛から解き放ち，早く治癒に向かわせる方法などを理解し，そして医療が人の生き方や社会に与える影響に間近で触れる体験を通じ，医療のプロフェッショナルとして，同時に人として成長していかなければならない．その第一歩として，まず基本的な医学的知識を学習するのである．

　医学はいまだに日々進歩している学問であるから，将来，現代の常識が間違っていたとされる日が来るかもしれない．しかしながら，土台となる基本的な事柄は原則として変わらないのだから，基本から着実に学んでおけば，将来の医学の発展や常識の変化にも柔軟に対応していくことができるだろう．

医療とは，そもそもどのようなものか

　人体の構造や機能，疾病の成り立ちや治療法を研究する学問が「医学」であるのに対し，医療とは，この医学を利用して人々の健康と幸せに寄与する手段であり，医学のように単に生物科学的な観点だけでなく，社会学や環境学，経済学，人文哲学，宗教までをも含んでいる．

　多くの医療者はまず，医学および各専門職に特化した学問（看護師ならば看護学）を学ぶが，それを治療やケアの対象である患者や家族に実践・応用

序章　病態・治療論を学ぶにあたって　3

し，多くの疾患や，患者とその家族の人生にまでかかわることが「医療」である．こうした医療においては，"正解"は1つに限られず，時代や社会背景，個人の価値観によっても変わりうる．だからこそ，医療にかかわる職業を目指すすべての人は，広く社会の常識と基本的な学問を身につけ，人それぞれの人生観や価値観などを理解するための素地を整えながら，根本となる医学や看護学の知識，技能を習得する必要があるのである．

B　看護師の立場から

　看護基礎教育課程では，病態および治療に関する基礎的な知識を習得する科目は"必修科目"である．"必"ず"修"めるべきとして指定された教科目であるが，看護学生がなぜこれらを学ぶ必要があるのか，その理由を改めて考えてみよう．

看護の対象と看護学

　看護の対象はさまざまな発達段階，健康状態にあり，多様な生活環境，療養環境に暮らす人である．あるいは人の集団，さらには人々が暮らす地域全体であることもある．このように考えると，看護学を学ぶうえで欠かせない要素は人間，健康，環境，そしてこれらの要素をもつ対象への看護である．**図1**に示すように，人間，健康，環境は看護の対象が保有する要素（図中の各軸）であり，おのおのの特性あるいはニードに応じたケアを行うのが看護者の役割といえるだろう．したがって，発達段階を切り口にした科目（小児看護学，成人看護学，老年看護学など）では，各発達段階にあり，さまざまな健康状態，生活・療養環境にある人の看護を学ぶこととなる（**図1a**）．また，ある特定の健康状態の視点で対象をとらえるなら，健康レベルの高い人にはヘルスプロモーション（健康増進）やヘルスプロテクション（疾病予防）を，健康レベルが低下した人には回復あるいは残存機能の維持に向けた看護を行う（**図1b**）．そのため，健康状態に影響を及ぼす傷病について学ぶことが，看護者には必須となる．さらに環境を切り口にした科目（在宅看護論など）では，地域，在宅に焦点をあて，さまざまな年代・健康状態の対象のケアを学ぶこととなる（**図1c**）．

看護基礎教育における病態・治療論の位置づけ

　では，病態・治療論は看護基礎教育のなかでどこに位置するのだろうか．**図1**を踏まえて表すなら，**図2**のように考えられるだろう．

　健康とは，「完全な肉体的，精神的および社会的福祉の状態であり，単に疾病または病弱の存在しないことではない」（WHO憲章，p.14参照）．すなわち，肉体的，精神的，社会的に完全に良好な状態でなければ「健康ではない状態」であり，とくになんらかの傷病を有しているとき，本来の健康状態を取り戻すため，あるいはそれ以上の悪化を防ぐために医療的な介入が必要と

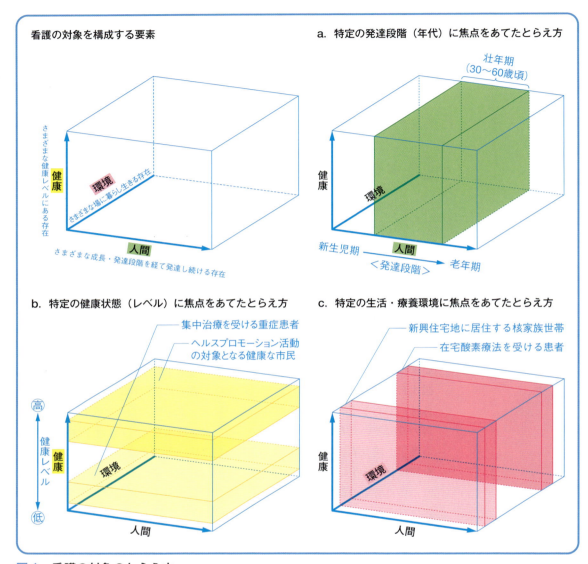

図1 看護の対象のとらえ方

なる．このような状況で看護者に求められることは，健康状態の変化をもたらした原因（病気，外傷）を理解し，今後生じうる変化を予測できることである．さらに治療として何が行われうるかがわかること，またそれにより期待される効果と，治療的介入による生体への侵襲の程度を把握し，一連の経過を理解したうえで必要な看護を実践できることが求められる．

健康に関する看護アプローチ

ところで，同じ医療職である医師と看護師とでは，健康に関するアプローチはどのように異なるだろうか．がん患者を例に考えると，その相違は図3のように示すことができるだろう．

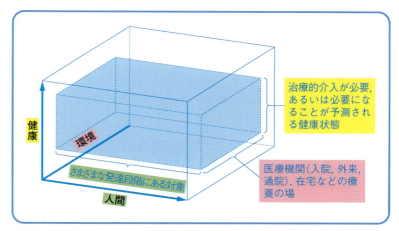

図2 看護教育における病態・治療論の位置づけ

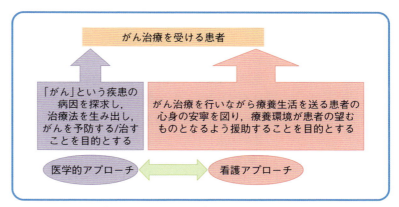

図3 医学的アプローチと看護アプローチ（がん患者を例に）

　がんに罹患し，なんらかの治療を受ける人が看護の対象であるとき，疾患そのものに加え，治療による身体への侵襲も大きいことから，健康状態は著しく変化する．そのため，がんがどの部位にあるのか，進行度はどの程度か，患者の身体症状，苦痛はどの程度か，治療の選択肢（手術療法，抗がん薬治療，放射線治療など）には何があるか，治療に伴う早期・晩期の副作用，合併症として考えられることは何か，治療と社会的役割，家庭役割の調整をどのように図るか，ということを同時に考えながらケアに携わることが求められる．

看護に病態・治療論がなぜ必要か

　以上に述べてきた内容から病態・治療論を看護基礎教育で学ぶ意義を端的にまとめると，以下となる．
　対象の健康状態に大きな影響を及ぼす病気の原因と病状（病態）の機序を理解し，諸機能の回復・維持・向上につながる治療法を理解することで，対

象の心身の変化や生活への影響を予測し，発達段階や個別性を踏まえた最適なケアを計画・実施することが可能となる．これが看護基礎教育課程で病態・治療を学ぶ意義である．

エビデンスに基づくケアを実施するためには，基盤となる知識が不可欠である．病態・治療に関する知識は，看護専門職として実践の礎となる．

2 日本の医療の現状とこれからのあり方

医療を提供する体制・仕組み

日本の医療は，国民皆保険制度のもと，誰もがどの医療機関にも受診でき，同じ医療費で同じ医療を受けることができる，優れた仕組みをもっている．

日本の医療計画は，一般的な外来診療を中心とした疾病の診断・治療の医療とかかりつけ医の機能をもつ最も利用頻度の高い「一次医療圏」，疾病予防から入院治療まで，救急医療を含む一般医療を提供する「二次医療圏」，精神病棟や感染症病棟など特殊な病棟機能や，がん，周産期，脳卒中医療や高度先進医療などを担う「三次医療圏」に分けられている．一次医療圏は市区町村を単位とし，二次医療圏は複数の市区町村を単位とし，三次医療圏はおおむね都道府県を単位としているが，人口の変動，医療施設の規模や医療提供体制の変化に応じてこの医療圏が再編成される動きもある．

病床機能報告と地域医療構想

病床機能報告と地域医療構想（ビジョン）は，将来の日本での少子高齢化に伴うさまざまな問題に対応するために，2014年に成立した医療介護総合確保推進法による医療法の改正により設けられた．

「病床機能報告」は，医療機関が有する病棟が担っている医療機能の現状と今後の方向性を都道府県に報告する制度である．ここでの医療機能とは，「高度急性期機能」「急性期機能」「回復期機能」「慢性期機能」に分類される．

「地域医療構想（ビジョン）」は，中長期的な人口構造や地域の医療ニーズの質・量の変化を見据え，地域内での医療機関の機能分化・連携を進め，良質かつ適切な医療を効率的に提供できる体制の確保を目的とするものである．

都道府県は，病床機能報告等の情報を活用して，個別の医療機関の医療機能や診療実績を確認し，地域において不足する，あるいは不足が予測される医療機能や，各医療機関の役割を明確化したうえで，医療機関の機能分化・連携の推進に取り組むことになった．

医療の評価——有効性，効率性を再評価する

これまでの医療は，高額な薬剤でも有効であれば積極的に使用されるなど，よかれと思われるものはどんどん取り入れられながら進歩してきた．ところが，こうしたさまざまな治療法が果たして本当に有効であったか，予後

序章　病態・治療論を学ぶにあたって　7

HTA：health technology
assessment

をよくしたか，患者の満足度の向上に寄与したか，という点はあまり評価されずにきた．その結果，医療費の増大や，利益獲得を目的とした民間療法の広がりをきたした．そこで今後は，医療技術評価（HTA）によって，一つひとつの治療や薬剤が本当に有効かを再評価し，無効な治療法は排除される方向に向かうであろう．これに伴い，こういった評価を継続して行う，医療者に限らない人材育成も必要となってくるであろう．

チーム医療——専門性を発揮し，患者にとっての最良を目指す

　近年，その進歩に伴って医学は領域別に細分化し，人体も臓器別・機能別に分化してとらえられ，同時にミクロの視点で研究されるようになってきた．ご存じのとおり，1つの「身体」には複数の臓器があり，さらに多くの組織があるため，それぞれにかかわる各専門の医療者が増えていく．たくさんの医療者が1つの「身体」にかかわることは，ある意味ではよい面がある．しかし，こうした細分化の弊害として，患者一個人を診て受け入れ，その人に寄り添っていくという，医療本来の視点からはずれ，かかわる多くの医療者間の連携をとりつつチームとして機能させるということがおろそかになり，結果として患者が置き去りにされてしまうということが，残念ながらしばしば起こっていた．

　そんな時代に登場したのが，診療科目でいうところの「総合診療科」や，医療の現場での「チーム医療」の機運の盛り上がりであった．チーム医療では，多職種からなる多くのスタッフが自分のそれぞれの専門領域の実力を提供し合い，患者に最良の結果をもたらす方向へと努力するようになっていったのである．

外来看護——その重要性の高まり

　医療技術の進展および病院・病床機能の分化と連携に伴い，病院の在院日数が短縮化され，これまで入院患者に提供されていた治療が外来でも提供されるようになり，外来医療の高度化が進んでいる．そのため，入院医療と在宅医療をつなぐ外来において，看護師が果たす役割が拡大し，多様化している．2020年の「医療計画の見直し等に関する検討会」で公表された「外来機能の明確化・連携，かかりつけ医機能の強化等に関する報告書」において，「医療が『病院完結型』から『地域完結型』に変わりつつある中で，外来における生活習慣病等の重症化予防・再発防止の重要性が高まっており，在宅療養生活を継続，身体症状やQOLの改善，医療の効率化に貢献する看護職員による療養指導や支援をさらに推進していくことが重要である」[1]と明記された．すなわち，病気をコントロールしながら地域で安心して生活できるように，患者を継続的に支援することが必要なのである．そのため，外来看護師には，高血圧症や糖尿病などの生活習慣病を有する患者が病気をセルフマネジメントできるように患者教育を行ったり，外来で化学療法や放射線療法を受けている患者が副作用や有害事象への対処をできるようにセルフケア指

導を行ったりする役割が求められている．また，がんや生活習慣病，難病などの病気の診断や治療の説明はほとんどが外来で実施されているため，診断後の心理的支援や治療の意思決定支援も外来看護師の重要な役割である．このように外来看護の重要性が高まってきたことから，1948年に制定された医療法上の外来看護職の「人員配置標準30対1」の配置基準の見直しと，外来看護の強化が始まっている．また，看護師によるさまざまな専門外来を開設している病院も多数みられる．

小児期から成人期への移行支援——自律/自立を支える

　小児期にがんなどの慢性疾患を発症した患者が成人期に移行した場合，医療者にはどのような支援が求められるだろうか．日本小児科学会は，「小児期発症慢性疾患を有する患者の成人移行支援を推進するための提言」[2]のなかで，移行期医療，トランジション，成人移行支援という3つの言葉を次のように定義している．

　移行期医療とは，「小児期医療から個々の患者に相応しい成人期医療への移り変わりに対して提供されるべき適切で良質な医療」であり，トランジション（移行）とは，「患者が小児を対象としたヘルスケアから成人を対象とするヘルスケアに切れ目なく移る計画的，継続的，包括的な患者中心のプロセス」を意味する．これに対し，成人移行支援とは，「患者が成人期を迎えるにあたり，本来の持てる能力や機能を最大限に発揮でき，その人らしい生活を送れることを目的とした支援」としている．

　この定義に示されるように，成人移行支援において重要な要素は，患者本人の力を引き出し，自身の病気に対してセルフマネジメントできるよう導くことである．小児期の治療プロセスは，発症時の年齢や個々の発達段階にもよるが，医療者と保護者間で意思決定が行われ，患者には決定事項として治療方針が説明される，あるいは後年になって教えられることも多い．このような背景から，自身の病気や治療内容について詳細を理解していないことも多い．そのため，成人期への移行支援として自律/自立支援が大きな柱となる．小児期発症であることから特別に保護しサポートする対象という意識で接するのではなく，一人の大人として，セルフマネジメント能力を高め，不足部分を補うという姿勢が医療者には求められる．また，小児がん治療など侵襲の大きな治療を受けた場合には，晩期合併症に対するアセスメントとケア，さらに身体機能，認知機能にかかわる先天性疾患に対するケアの視点をもつことも重要である．

在宅医療——治療の場の広がり

　かつては，治療は病院で受けるもの，自宅では健康な生活を送るものと，明確に区別されていた．近年では，社会の高齢化の進行と老後や病後の生活についての価値観や要望の多様化に伴って，病院も高度急性期，急性期，回復期（リハビリテーション），慢性期，療養型と役割分担が明確となり，治療

序章　病態・治療論を学ぶにあたって　9

や介護を受けながら自宅に近い環境で生活することも選択可能になってきている．このため，自宅まで直接医療者が訪問する訪問診療や訪問看護の需要が高まり，この領域で活躍する人材の育成が喫緊の課題となっている．

介護保険制度──在宅への移行を支える仕組み

　患者が高齢化し，疾患特有の治療を終了しても，リハビリも進まず医療機関から退院できないときに，自宅に連れて帰ることは家族の大きな負担になっていた．そこで，将来の高齢化の進展を見据え，地域の医療機関も急性期医療機関→慢性期医療機関→在宅とスムーズに医療の移行を進めるために，健康保険や介護保険などの公的資源を使って家族の負担を軽減して自宅に帰ることを支援する仕組みができた．これは，住み慣れた地域で治療，療養，介護を続けるというシステムである．これを利用するには，患者の必要とする介護度によって「要介護認定」を受ける必要がある．入院中からソーシャルワーカーや地域のケアマネジャーの介入を得られることにより，退院後すぐに地域においてその介護度に応じた医療サービス（訪問看護や訪問リハビリ）を受けることができる．こうすることによって，適切な医療資源を適切な時期に使用して医療全体の効率性と地域での生活の質（QOL）を上げるものである．

QOL：quality of life

地域医療連携──地域包括ケアシステムの構築に向けて

　厚生労働省は，超高齢社会を迎えた日本が今後抱える問題を解決するための医療のあり方として，2016年に「地域包括ケアシステム」を打ち出した．これは，団塊の世代（第二次世界大戦直後の第一次ベビーブームの時期に生まれた世代の人々）が75歳以上になる2025年に向け，それぞれの地域に応じた住まい・医療・介護・予防・生活支援が一体的に提供されるシステムを構築していくというものである．基本的には，在宅の患者に生活の支援と介護の予防を行い，医療の必要が出てきた場合には医療機関で治療を行い，必要があれば施設での入所サービスを受けて，可能ならば自宅に戻るというもので，全体を地域包括支援センターやケアマネジャーが担い，各サービスのコーディネート（調整）を行う．

　こうした地域包括ケアシステム構築のために，今後はさらに「地域医療連携」が重要となる．

救急医療・災害医療──患者・家族の人生にまでかかわる

　第二次世界大戦後，高度経済成長期を迎えた日本では，交通事故の増加や急性期医学の進歩を背景に救急医療が発展した．医学だけではなく，受け入れる医療機関の技術や，搬送手段（救急車，ドクターカー，ドクターヘリ）も同時に進歩し，医師免許取得後の臨床研修でも3ヵ月間の救急医療の研修が義務づけられた．現在までに日本の救急医療体制は，患者の緊急度と重症度に応じ，必要なときに適切な救急医療を受けられるよう，整備が進められてきている．

10　序章　病態・治療論を学ぶにあたって

こうした救急医療と表裏一体の関係にある医療の分野として，災害医療がある．

日本においては，非常に大きな被害をもたらした1959年の伊勢湾台風をきっかけに災害対策基本法が施行された．1995年の阪神・淡路大震災の後には災害派遣医療チーム（DMAT）が法制化され，以降，2011年の東日本大震災など全国各地で起こる震災をはじめとした自然災害の現場で活躍しており，災害に対応する医療システムが発展しつつある．

DMAT：disaster medical assistance team

救急医療も災害医療も，主として命の危機が切迫した状態にある人の救命にあたる．それゆえ否応なく，人の人生の終わりに遭遇する．そのようななかで，病態や状況だけを重要視するのではなく，目の前のその人の人生，さらにはそうした人々が生きる社会とどのように向き合っていくかというテーマを，われわれ医療者は大事にしなければならない．

このテーマは，さきほど紹介した地域や在宅での医療においても非常に重要である．そして前述のように，患者・家族の人生にまでかかわる医療そのものの本質にも迫る姿勢なのである．

ウイルスとの共存──コロナ禍の経験を踏まえて

2019年末に始まったコロナ禍（新型コロナウイルスによる重症急性呼吸器不全症候群，COVID-19）は，またたく間に世界中に蔓延し多くの死者を出した．当初は防護や患者の隔離が行われ，PCRによる診断技術も普及した．この後にワクチンが開発され公費での接種が始まったが，この間にもウイルスは変異を続け，そのたびに感染力や重症度が取り沙汰された．ワクチン接種が進む一方で，ウイルスの変異があるにもかかわらず重症化率は低下し，死亡数も減少して，ついに2023年5月には季節性インフルエンザと同じ「五類感染症」となり，国が感染対策を求めたり陽性患者や濃厚接触者の外出自粛要請もなくなった．そして新型コロナウイルス感染症の医療費も公費から健康保険適用となった．

PCR：polymerase chain reaction

> **メモ**
> 当初はウイルスの感染が明らかな場合，最終的には脳血管障害で亡くなっても新型コロナウイルス感染による死亡と判定されるものも多く，真の死因が新型コロナウイルス感染症であったかは不明なものもあった．

これら一連の経過は今後人類が未知の「新興感染症」に遭遇したときの対応としては大変大きな教訓をもたらしており，地球規模での人流があるなかで地域や国ごとの対応だけでは流行や感染の拡大を阻止しえないことを明らかにし，同時に公衆衛生的対応の重要性を再認識することとなった．一方で，ワクチンや治療薬の開発・治験は国の枠組みを超えて世界中で協力，進化できることも明らかになった．

少子高齢化──今後の影響

厚生労働省の統計によると，2018年の死因統計では死因の1位が「悪性新生物」，2位「心疾患」に次いで「老衰」が「脳血管障害」を抜いて3位になった．死亡の場所も，ここ十数年ではそれまで最も多かった「病院」の割合が減少し，「老人ホーム，自宅」の割合が増加してきた．

こうした傾向をみてみると，今後患者としての高齢者はますます増加し，

序章　病態・治療論を学ぶにあたって

ADL：activities of daily living

その疾患は「誤嚥性肺炎」や「大腿骨頸部骨折」のような高齢者特有疾患のみならず「フレイル」に伴う活動性（ADL）の低下とこれによる褥瘡，尿路感染症などが増えることが当然予測され，退院，施設への転院までに時間を要することが推測される．

　一方でコロナ禍の影響もあり，数年後には出生数が70万人を割り込む予測となっている．今後は人口の減少によって労働者人口も減少し，医療機関で働くスタッフも人員不足が予想され，業務のタスクシフトのみならず，一部業務のAI化やロボットの導入も必要となろう．

看護師を志す学生さんに向けて

　これから看護師を目指す皆さんが学ぶことは，看護学や医学にとどまらず，人間そのものを永遠に学び続けることになります．それは大変なことであり，この仕事は人間を相手にする以上，正解やゴールというものはありません．そのような奥深い世界ですから，仕事を通して感じる充実感・達成感はこの上ないものと思います．どうか，後悔しないようしっかり学び，また就職後も実務のためにずっと学び続けて，皆さんお一人おひとりが目指す看護職のプロフェッショナルとしての自己実現を達成してください．

●引用文献

1) 厚生労働省：外来機能の明確化・連携，かかりつけ医機能の強化等に関する報告書，2020年12月11日，p.8，〔https://www.mhlw.go.jp/content/10801000/000704605.pdf〕（最終確認：2023年12月22日）
2) 日本小児科学会移行支援に関する提言作成ワーキンググループ委員会（賀藤均，位田忍，犬塚亮ほか）：小児期発症慢性疾患を有する患者の成人移行支援を推進するための提言．日本小児科学会雑誌 127（1）：61-78，2023

第Ⅰ章　病態・疾病

第Ⅰ章　病態・疾病

1 疾病とは

1 疾病の概念

　「疾病」とは，病気やけがの名前や病的な状態を示す言葉である．「疾病」と同様の意味をもつ言葉には「病気」「疾患」「傷病」などがあり，英語では「illness」「sickness」「disease」「disorder」などの表現がある（**表Ⅰ-1-1**）．それほど人類は長年，病的（＝健康ではない）な状態と向き合ってきたのであり，その表現にも工夫を凝らしてきたものと思われる．

　では逆に，「健康」とは何かという側面から「疾病」をとらえてみよう．最も有名な健康の定義として，世界保健機関（WHO）憲章の序文に，次のような一文がある．

　「健康とは，完全な肉体的，精神的および社会的福祉の状態であり，単に疾病または病弱の存在しないことではない．到達しうる最高基準の健康を享有することは，人種，宗教，政治的信念または経済的もしくは社会的条件の差別なしに万人の有する基本的権利の1つである．」

　これは高尚で広範囲な定義であるが，簡潔に考えると，疾病や障害の有無にかかわらず，肉体的にも精神的にも社会的にもすべてが満たされていてこそ健康である，ということである．医学，看護学を学ぶ者として，患者の疾病を治癒，回復させ，その後の生活を支えるという役割を担うにあたって，さらには，健康増進をもたらす働きかけを行うことを常に忘れず意識しておきたい目標である．

> **WHOとWHO憲章**
> WHOとは国際連合の専門機関の1つで，「すべての人々が可能な最高の健康水準に到達すること」（WHO憲章第1条）を目的に掲げている．第二次世界大戦が終わった翌年の1946年7月22日にニューヨークで61ヵ国の代表により署名されたWHO憲章は，1948年4月7日に効力が発生し，これによってWHOが設立された．

WHO：World Health Organization

2 疾病の分類

　疾病の分類には以下に述べるようないくつかの観点があるが，分類することの意義として，限られた医療資源を適切に，かつ効果的に用いて治療の効率を上げること，今後発生する可能性のある未知の疾病の原因や治療法を解明し応用する目的で既知の疾病を分類しておくということがある．

表Ⅰ-1-1　疾病と同義の英単語

単語	意味	具体例
illness	比較的慢性の病気	糖尿病，高血圧，関節リウマチなど
sickness	比較的短期・急性期の病気	風邪，急性心不全，急性腎不全など
disease	病気の「種類」	パーキンソン（Parkinson）病，バージャー（Buerger）病など
disorder	障害・不調の状態	花粉症，肩凝り，腰痛，精神障害など

表Ⅰ-1-2　急性疾患と慢性疾患の比較

	発症の仕方	経過	重症度	具体例
急性疾患	急激に	短い	どちらがより重症度が高いかは，一概にはいえない	急性心筋梗塞，くも膜下出血，など
慢性疾患	緩徐に	長い		慢性閉塞性肺疾患（COPD），糖尿病，各種のがんなど

COPD：chronic obstructive pulmonary disease

A　発症の仕方による分類

　疾病（疾患）は一般に，**急性疾患**と**慢性疾患**に分類されることが多いが，「慢性」「急性」の明確な定義はない．一般的な急性疾患と慢性疾患の比較を**表Ⅰ-1-2**に示す．

　なお，医療の管理下にある患者の容態の急激な変化として，**急変**といわれる状態があるが，その定義としては「通常の業務を中止してまで介入しなければならない患者の容態変化のこと（山内豊明による）」，あるいは「時にバイタルサインの変化を伴い，生命の危機となることがある」[1]というものである．急変は急性疾患が原因となるばかりでなく，潜在する慢性疾患が徐々に進行していった結果，医療スタッフが気づいたときには患者の身体状況や生命に危機が近づいていた，という場合もある．

　また，**急性増悪**といって，慢性疾患の経過のなかで，感染などなんらかのきっかけによって急激に症状が悪化する場合もある．

　このように，急性疾患と慢性疾患には厳密に時間的な境界があるわけではなく，一般的に急性の経過をとるものと，慢性の経過をとるものに区別した概念にすぎない．

＊公衆衛生
人々の健康を保持・増進させるため，厚生労働省や地域の保健所などの機関によって営まれる組織的な保健衛生活動のこと．

B　国際統計上の分類

　公衆衛生＊の観点で疾病をみる場合，どのような疾病が多く発生し，どの

表Ⅰ-1-3　病理学的な疾病分類

分類	具体例（疾患，病態）
先天異常	染色体異常，先天性心疾患，先天性風疹症候群など
循環異常	ショック，心筋梗塞，脳梗塞など
代謝障害	脂質異常症，糖尿病，バセドウ（Basedow）病など
炎症	血管炎，蜂窩織炎，結核など
腫瘍（＝新生物）	良性腫瘍，悪性腫瘍（がん，肉腫）

ICD：International Statistical Classification of Diseases and Related Health Problems

ICD-11

2018年のWHO総会でICD-11が公表され，翌2019年5月のWHO総会で採択された．2022年に発効され，日本への導入が検討中である．

ような疾病が直接の死因となっているかを統計的に解析するために使用される分類がある．それは，「疾病及び関連保健問題の国際統計分類（ICD）」である．ICDは初版以降，改訂を重ねており，現在は1990年に改訂された第10版（ICD-10）が用いられている．これに基づき，日本では厚生労働省が「疾病，傷害及び死因の統計分類　基本分類表」を発表しており，2016年1月より使用されているものが，同省のウェブサイトから閲覧できるようになっている[2)]．この表では，疾患を「循環器系の疾患」「消化器系の疾患」「精神及び行動の障害」「新生物」「妊娠，分娩及び産褥（さんじょく）」などに分類している．

C　病理・組織学的な分類

顕微鏡的，細胞学的視点で疾病を分類した場合，ほとんどは前述の「ICD-10」や「疾病，傷害及び死因の統計分類　基本分類表」に準拠するが，これらの分類のように臓器・器官別の分類とは異なる観点から疾病を分類する病理学的分類もある．ここでの病理学の目的は，① 疾病の原因を究明する，② 疾病による身体の変化を明らかにする，③ 病的状態の患者の具体的な疾患や重症度を明らかにする，④ 今後疾患に罹患しないための方策を提示するなどであり，治療を目的とした臨床医学の側面だけでなく，社会医学的側面からも意義をもつ．

具体的には，病理学的な疾病分類としては一般に**表Ⅰ-1-3**のように分類されることが多い．

D　発症原因による分類

疾病の病態の違い（細胞機能の異常によるもの，生体の内分泌・代謝異常によるものなど），細胞や組織の侵襲に対する反応の違い（炎症反応やその結果生じる増殖や修復によるものなど），原因そのもの（血流の異常に伴う循環障害，免疫反応によるもの，感染症，腫瘍［とくに悪性腫瘍］）によって**表**

表Ⅰ-1-4 発症原因による分類

分類	具体例
細胞障害と代謝異常	自己免疫性溶血性貧血，天疱瘡，脂質異常症，糖尿病など
増殖と修復	肉芽腫，瘢痕ケロイドなど
遺伝子異常	染色体異常，血友病，筋ジストロフィーなど
環境・栄養障害	熱中症，高齢者の PEM（タンパク質・エネルギー低栄養状態）など
内分泌障害	甲状腺機能亢進症，尿崩症，クッシング（Cushing）症候群，原発性アルドステロン症など
循環障害	肺うっ血，心不全，梗塞など
免疫反応と免疫異常	アレルギー，免疫不全など
炎症	蜂窩織炎，肺炎，気管支喘息など
感染症（寄生）	敗血症，HIV 感染症，回虫症など
新生児・小児（機能が未熟であることに起因する障害）	呼吸促迫症候群，ファロー（Fallot）四徴症，脱水症，食物アレルギーなど
老化	難聴，前立腺肥大症，認知症，骨粗鬆症など
腫瘍	良性腫瘍，悪性腫瘍（がん，肉腫）

Ⅰ-1-4のように分類されることが多い．この分類では，ある疾病が必ず1つの項目に限定して分類されるわけではなく，糖尿病に伴う心血管疾患のように複数の項目にまたがることもある．

●引用文献

1）石松伸一：Dr. 石松の急変対応がスッキリわかる本—病態の理解からドクターコールまで，p.2，総合医学社，2018
2）厚生労働省：疾病，傷害及び死因の統計分類，〔https://www.mhlw.go.jp/toukei/sippei/〕（最終確認：2024 年 11 月 12 日）

第Ⅰ章 病態・疾病

2 基本的な病変・病態とその機序

1 細胞障害と代謝障害

A 細胞障害

　人間の身体は約37兆個もの細胞（以前は60兆個とされていた）からなるが，細胞の本来の機能とは，細胞の生存を保持し，それぞれが担う機能や増殖（分裂）機能を維持し続けることである．これが外的要素で障害されることを**細胞障害**といい，細胞障害を招く因子として一般的には虚血，低酸素，物理的因子，化学物質，薬物，生物学的因子（フリーラジカルやアレルギー反応など），遺伝的因子（酵素欠損など），構造異常タンパク質酵素蓄積（アルツハイマー［Alzheimer］病など），栄養過不足などがある．

　代表的な細胞障害の機序には，① アデノシン三リン酸（ATP）欠乏，② フリーラジカルや活性酸素，③ 細胞内カルシウムイオン濃度上昇，④ 細胞膜の障害がある．

　細胞はこれらの障害因子によって最終的には死（**細胞死**）にいたるが，個々の細胞死が生命体の個体死に直結することは少ない．細胞死からその細胞群によって構成される臓器の障害，臓器の機能不全を経て最終的には個体の生存を維持できず，**個体死**へといたるのである．

　細胞死には，狭義の物理化学的細胞障害（外的要素）によって死にいたる**壊死**（necrosis，**ネクローシス**）と，プログラムされた死とよばれる**枯死**（apoptosis，**アポトーシス**）がある．前者は，形態的には細胞の膨張と細胞内酵素活性化による細胞成分の分解，変性が特徴的で，通常周辺の複数の細胞群で同時に起こるのに対し，後者は，細胞膜が強い障害を受けないため通常1個の細胞だけで起こり，細胞から流出した酵素（逸脱酵素）による周囲の細胞への影響が少ない．生体に不要になった細胞や有害な細胞は，後者の枯死によって生体から除去される．

> **ATP**
> 生物の細胞内に存在するエネルギー物質．糖質や脂質の代謝の結果，産生される．

B 代謝障害

　生体はその**恒常性**（**ホメオスタシス**）を維持するために，栄養素を取り入

2 基本的な病変・病態とその機序　19

れ同化（ATPを利用して必要な物質を合成する反応）と異化（高分子物質を分解して低分子物質とATPを産生する反応）を繰り返しており，このことを代謝という．この同化と異化に異常が生じ，物質の量的なアンバランスが生じたり生体内に異常物質が蓄積する状態を代謝障害という．代謝障害は，障害される部位や臓器によって，以下の6つに大別される．

糖代謝異常

ブドウ糖が代謝されてATPが発生し，余分な糖はグリコーゲンとして肝臓などに蓄積される．ブドウ糖を細胞内に取り込んで利用を促進する物質がインスリンというホルモンであるが，この量の減少や作用の低下によって高血糖状態になるものが糖尿病，貯蔵されたグリコーゲンを分解する酵素の先天的欠損が糖原病である．

脂質代謝異常

脂質には脂肪酸，中性脂肪（トリグリセリド，TG），スフィンゴ脂質，グリセロリン脂質，コレステロールなどがあり，このうち中性脂肪が量的に最も多い．これらの脂質が異常に増加した状態を脂質異常症，あるいは高脂血症とよび，本態性（遺伝的要因によるものと，遺伝的要因が明らかではないものも含む）と，続発性（内分泌，肝腎疾患によるものや薬剤，食事などが原因のもの）に分けられる．脂質代謝異常は動脈硬化と密接な関連があり，心疾患や脳血管障害など，さまざまな疾患の原因となる．

タンパク質代謝障害

タンパク質の基本構成単位はアミノ酸で，アミノ酸の分解代謝の過程で発生したアンモニアは生体にとって有害物質であるために，尿素回路を経由して尿酸として尿中に排泄される．またアミノ酸は，赤血球中の酸素輸送のために必要なヘムタンパクの材料であり，生理活性アミン類であるアドレナリン，ノルアドレナリン，ドパミン，セロトニン，γ-アミノ酪酸（GABA），ヒスタミンなどの生成にかかわっている．アミノ酸の代謝の異常によってポルフィリン体*の異常蓄積によるポルフィリン症を引き起こす．脳内でのこれら神経伝達物質の欠乏であるパーキンソン（Parkinson）病や，これらの生理活性アミンの腫瘍生産性によってさまざまな症状を呈するカルチノイド症候群や褐色細胞腫にも密接な関連がある．また免疫グロブリン（後述）の一部から生成される高分子のタンパク質であるアミロイドが，全身性あるいは限局性に沈着してさまざまな臓器障害を起こす疾患がアミロイドーシスである．

核酸代謝異常

核酸（DNA，RNA）は，プリン塩基，ピリミジン塩基，五炭糖とリン酸から形成されるヌクレオシドが重合*することによって生成される．ここに代謝異常が発生するとプリン塩基の代謝異常である高尿酸血症や痛風を生じる．またDNAの修復酵素が紫外線などの外的要素によって損傷されると

動脈硬化

動脈壁に脂質などが沈着し，肥厚して内腔が狭くなったり弾力性が失われたりした状態．動脈硬化をきたした血管は弾力性が低下して高血圧の誘因となり，血管内壁はもろく傷つきやすく，血流は低下し，さまざまな障害の原因となる．

＊ポルフィリン体

ヘム（ヘモグロビンを構成する物質）が合成されるときの代謝産物．

核酸

DNA＝デオキシリボ核酸（deoxyribonucleic acid）．RNA＝リボ核酸（ribonucleic acid）．詳細はp.128参照．

＊重合

分子が2個以上結合して大きな分子量の物質になること．

20　第Ⅰ章　病態・疾病

DNA の修復が行われず，その細胞にはアポトーシスが起こることがある．

色素代謝異常症

　生体内で生成される色素にはポルフィリンやヘモグロビン，ミオグロビン，メラニン，脂質由来色素（カロテノイドなど）があるが，ここでは代表的な色素で，赤血球の色素であるヘモグロビン（血色素）の異常について記載する．

　通常，赤血球は約 120 日の寿命が尽きると破壊され，ヘモグロビンはマクロファージによってヘムとグロビンに分解される．このうちヘムタンパクは肝臓の細胞でビリルビンに代謝され，消化液として胆汁中に分泌されて十二指腸により腸管内に分泌されるが，一部（10～20％）は腸管内で再吸収され再利用される（腸肝循環）．異常なヘモグロビンなどによる異常赤血球が産生されると多量に赤血球が破壊され，貧血を呈し，発生した多量の血色素によってビリルビンが高値となって黄疸*を示す．また，肝機能が低下し肝細胞内でのビリルビン代謝が障害された場合や，胆汁の分泌経路（肝管～総胆管）の閉塞によっても同様に黄疸を呈する．

無機物代謝障害

　生体内にはカルシウム，鉄，銅など多くの無機物が存在する．鉄が過剰になると，ヘモジデリン（血鉄素）が網内系細胞に蓄積しヘモジデローシスを，長期に及ぶと網内系細胞のみでなく，実質臓器にも蓄積して臓器の機能障害をきたし，ヘモクロマトーシスとよばれる状態となる．カルシウムは骨形成と骨破壊のバランスによって必要量が利用されるが，一部の代謝異常（副甲状腺機能異常，腎不全，くる病，骨軟化症，悪性腫瘍など）によって高カルシウム血症が，また骨塩量の減少に伴って骨粗鬆症や骨軟化症が起こる．

> **＊黄疸**
> 血液中のビリルビンが過剰になり，ビリルビンの色素の影響で皮膚や粘膜が黄染（黄ばんだ色に染まる）した状態．とくに眼球の結膜で観察しやすい．

2 遺伝子異常

　遺伝子とは，遺伝情報を伝える最小単位のことをいい，概念的な用語であって，実際の遺伝情報は染色体に存在する．染色体は DNA とヒストンからなり，構造上はヒストンというタンパク質に DNA が巻きついた状態になっている（p.129，図Ⅲ-2-14 参照）．ヒトの染色体には 22 対 44 本の常染色体と，1 対 2 本の XX または XY の性染色体があり，合計で 46 本ある．またゲノムとはこのすべての遺伝情報のことを指し，日本語では「全遺伝情報」という．ヒトにおけるすべての遺伝情報の解析（ゲノム解析）は，2003 年に終了している．

　次世代に疾患の素因が受け継がれるものを「遺伝性疾患」といい，染色体や遺伝子の異常がその多くを占める．染色体の異常には，染色体の数の異常（多いもの：18 トリソミーや 21 トリソミー，少ないもの：20 モノソミー

> **染色体の数の異常**
> 「トリ」は 3 つ，「モノ」は 1 つ，という意味をもつギリシャ語である．通常 1 対 2 本であるはずの常染色体がトリソミーでは 3 本存在し，モノソミーでは 1 本しかない，という状態を示す（たとえば「18 トリソミー」とは，18 番目の常染色体が 3 本存在する，という意味である）．詳細は p.129，「染色体異常の種類」参照．

表Ⅰ-2-1　遺伝の様式

様式	特徴	具体的な病名
常染色体顕性遺伝	1対（2本）の遺伝子のうち，1本の遺伝子に変異がある場合に異常（形質）が出現するもの．両親の一方は必ずこの形質をもっており，この形質は毎世代出現する	球状赤血球症，鎌状赤血球症，エーラス-ダンロス（Ehlers-Danlos）症候群など
常染色体潜性遺伝	変異のある潜性遺伝子を2個有する場合に異常（形質）が出現するもの．変異のある潜性遺伝子を1個保有するものでは異常は出現しないが，次世代に潜性遺伝子を残す可能性があり，これを保因者（キャリア）という	ゴーシェ（Gaucher）病，ウェルニッヒ-ホフマン（Wernicke-Hoffmann）病など
伴性顕性遺伝 （X連鎖性顕性遺伝）	X染色体上の遺伝子1つのみに変異がある場合に異常（形質）が出現するもの．父親のX染色体上に変異した遺伝子をもつ場合，娘では全例で発病し，母親のX染色体上に変異した遺伝子をもつ場合は，息子，娘ともに半数で発病する	アルポート（Alport）症候群
伴性潜性遺伝 （X連鎖性潜性遺伝）	母親がヘテロ（1対のうち1個だけが潜性遺伝子）の場合は保因者で，ホモ（1対の2個とも潜性遺伝子）の場合は発病する．男性で発病する人は保因者の母親から生まれ，発病者のほとんどが男性である	血友病，筋ジストロフィーの一部

＊胚細胞

生殖にかかわる精子および卵子を指す．生殖細胞ともいう．胚細胞の対語は「体細胞」である．

やターナー［Turner］症候群）のほか，1つの個体が2つ以上の細胞系から成り立っている「モザイク」，2種類以上の胚細胞＊から1個の個体を形成する「キメラ」，染色体の構造異常などがある．

遺伝子異常を引き起こす遺伝の様式を，**表Ⅰ-2-1** にまとめる．

> **コラム**　**"優性"遺伝と"劣性"遺伝**
>
> 従来，遺伝子をもつ個体の表面に現れやすいほうの性質（形質）を優性，現れにくいほうの性質を劣性と表現してきた．これは生物の価値の優劣を表現するわけでは決してないものの，そのような誤解を生じる可能性があることを受け，日本遺伝学会は2017年に遺伝学用語集を改訂し，優性は「顕性」に，劣性は「潜性」に表現を変更した．

3 循環障害

循環器系は**心臓**と**血管**で構成されている．

肺で取り込まれた酸素や，主に消化器系で吸収されたブドウ糖は，循環によって血液と共に末梢の細胞に運ばれる．各細胞では，運ばれてきた酸素と

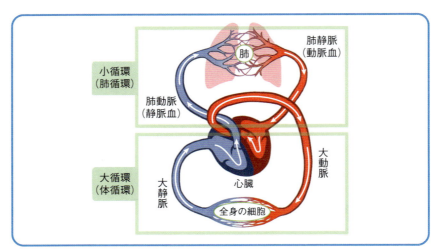

図Ⅰ-2-1　大循環と小循環

ブドウ糖を使用してエネルギーが産生され、それぞれの細胞や組織の機能を維持している．このとき，細胞や組織で発生した二酸化炭素や老廃物も再び血液に乗って運搬され，肺や肝臓，腎臓などで代謝・解毒されて体外に排泄される．

体内の循環の経路として，左心系から末梢組織をめぐって右心系へと戻る経路を**大循環**（または**体循環**）とよび，右心系から肺に入り左心系へと戻る経路を**小循環**（または**肺循環**）とよぶ（図Ⅰ-2-1）．

循環障害とは，これらの循環の過程においてさまざまな異常が出現することをいう．必ずしも心臓や特定の血管などの局所の異常とは限らないものである．ここでは，循環障害に属する10種類の病態について述べる．

充血とうっ血

いずれも血流が滞ることによるが，血流が停滞する血管が異なる．**充血**とは，**動脈**からの血流量が増加し，臓器や組織内の血液量が増加した状態のことをいう．**うっ血**とは，**静脈**への血液の流出が妨げられ，充血と同様に臓器，組織内の血液量が増加することをいう．うっ血では血液環流障害に伴う組織の低酸素状態が起こり，臓器，組織の機能低下をきたすことがある．うっ血による代表的な臓器障害には，肺うっ血，肝うっ血，脾うっ血などがある．

浮腫（水腫）

浮腫とは，いわゆる「むくみ」のことで，細胞間（組織間）や体腔などに異常な量の液体（間質液）が貯留したものをいう．通常，静脈圧（静水圧）の上昇や血漿浸透圧の低下によって晶質浸透圧・膠質浸透圧の差が生まれることで，血漿中の水分が移動して発生する．局所性の浮腫には脳浮腫や肺水腫があり，全身性の浮腫には門脈圧亢進症（p.24，表Ⅰ-2-2参照）に伴う

浮腫と浸透圧

血管，とくに静脈内の圧を静脈圧（静水圧）といい，静脈圧が上昇すると毛細血管から血管外に血液中の成分が出ていきやすくなり，浮腫を生じる．血液中の浸透圧にはアルブミンなどの膠質（コロイド）によってつくられる膠質浸透圧と，電解質などの低分子量の晶質（クリスタロイド）によってつくられる晶質浸透圧がある．血管内の浸透圧が低下すると，血液の成分が毛細血管を経て血管外へ漏れ出て浮腫となり，上昇すると組織の水分が毛細血管内に吸収される．

腹水のほか，うっ血性心不全に伴う全身（とくに下腿）の浮腫，リンパ管の
うっ滞や閉塞によるリンパ浮腫などがある．

出 血

　出血とは，血管内の血液成分のうち，主に赤血球成分が血管外に出ること
をいう（体表面にできた切り傷やすり傷から血液が体外へ流出する場合のみ
を出血というわけではない）．出血の成因には血管壁の破綻による破綻性出
血と，明らかな破綻がなくても血管（主に毛細血管）の内皮細胞の隙間から
血液が染み出す漏出性出血がある．出血で臨床的に問題となる点として，出
血に伴う循環血液量の減少という病態と，漏出性出血をきたすような原因疾
患が存在するという2点がある．

止血機能と血栓症

　血管が破綻すると，生体防御反応として破綻した血管壁を収縮させて出血
量を減少させ，破綻部位に血小板が凝集して血栓を形成して止血を完成させ
る．また，形成された血栓は血流の障害となるため，血管壁が再生して止血
機能が不要な状態になると，血栓は溶けて消失する（この過程を線維素溶解
現象［線溶現象］という）．通常はこの止血機能と線溶機能はバランスをとっ
て生体を維持しているが，このバランスが壊れ，血栓の不要な場所で血栓を
形成し，この血栓そのものによって生体の異常を引き起こすものを血栓症，
線溶現象が不必要に亢進し止血が困難になることを出血傾向という．この両
者が入り乱れて全身の臓器障害をきたす代表的な疾患に播種性血管内凝固
（DIC）症候群がある．

DIC：disseminated intravascular coagulation

塞栓症

　血管内にある血栓や腫瘍細胞，脂肪，寄生虫などの固体や羊水などの液体，
空気などの気体が血流に乗って流れていき，別の場所で血管を閉塞して血流
の障害を起こす病態を塞栓症という．代表的な疾患には，脳梗塞（脳血栓症，
脳塞栓症）や肺血栓塞栓症，肺脂肪塞栓症，腫瘍塞栓症などがある．羊水塞
栓症は，分娩時に母体の羊水が母体の循環血中に侵入し，肺塞栓症やDICを
きたす重篤な分娩合併症である．

虚血，梗塞

　組織に十分な血液が送られず，酸素やエネルギーを届けられない状態を虚
血，その結果として灌流領域の細胞や組織が壊死に陥ることを梗塞という．
動脈内の血栓が原因となることが多く，代表的疾患に脳梗塞や心筋梗塞など
がある．

側副循環

　血管がなんらかの原因で徐々に狭窄（内腔が狭くなること）や閉塞（閉じ
てふさがること）をきたした場合，閉塞部位の上流と下流を結んでいた血管
の吻合の枝に血液が流れ，虚血や梗塞を免れることがある．このように，血
管の本流が閉塞した際に支流が本流の役割を代償するようになった状態を側

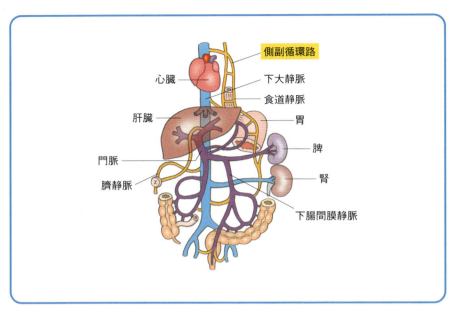

図Ⅰ-2-2　側副循環路の形成（門脈圧亢進症の場合）

表Ⅰ-2-2　側副循環路が形成される例

	代表例	病態
動脈系	鎖骨下動脈盗血症候群	左鎖骨下動脈が閉塞した場合に，左の総頸動脈 → 脳底動脈 → 左椎骨動脈 → 左上腕動脈 → 左上肢への側副循環が完成し，本来なら脳の循環に必要な血液が左上肢に流れることで，めまいのような脳虚血の症状を起こす
動脈系	大動脈縮窄症	大動脈が，胎児期の動脈管付着部付近（下行大動脈移行部）で先天的に狭窄し，血流が肋間動脈を経て大動脈に流れ込む
静脈系	上大静脈症候群	肺がんなどの腫瘍によって上大静脈が閉塞し，顔面や上肢の静脈拡張やうっ滞を生じる
静脈系	門脈圧亢進症	肝硬変などによる肝臓の線維化に伴い門脈への血流が障害されて門脈圧の亢進をきたし，肝臓から下大静脈までの側副循環路として食道静脈や臍静脈，下腸間膜静脈を経由した結果，食道静脈瘤や皮下静脈怒張（メデューサの頭），痔核などを発生させる

副循環といい，このときできた支流のことを側副循環路という（図Ⅰ-2-2）．側副循環路ができる代表的な例を表Ⅰ-2-2にまとめる．

心不全

　心臓の機能低下が原因で，体が必要とするだけの血液や酸素を運搬できない状態を心不全という．一言で心臓の機能低下といっても，心筋の収縮する力が弱いことによる「心筋性」，心臓内部の弁の機能異常や隔壁の穿孔などによる「機械性」，収縮のリズムをとっている脈の乱れによる「不整脈性」など，原因はさまざまである．このような機能低下をきたした心不全の状態に

ある心臓では，収縮力の低下（拍出量の減少）を補おうとして代償機構が働き，収縮力と循環血液量が増える．その結果として，心臓への負荷が増強してしまう．心臓に負荷を与える要因は大きく2つある．1つは，心臓が送り出さなければならない血液の容量（**容量負荷**，または**前負荷**という）で，もう1つは，送り出す圧（**圧負荷**，または**後負荷**という）である．

心不全は，左心機能が低下する**左心不全**，右心機能が低下する**右心不全**，両心機能の低下により全身性のうっ血をきたす**うっ血性心不全**に分類される．左心不全では肺のうっ血や肺水腫の結果として呼吸困難を生じ，右心不全では内臓の臓器のうっ血から臓器障害や全身性の浮腫を生じる．

高血圧，低血圧

血圧とは，一般的には左室から駆出される大動脈内の圧のことを指し，マンシェットを用いた血圧計（p.45参照）で概値を測定できる．血圧を規定する因子は**心機能**と**循環血液量**であるが，このほかにも血管（動脈）の伸展性や内分泌系（レニン–アンジオテンシン系，カリクレイン–キニン系，副腎髄質ホルモン），血管作動性物質といった因子がある．

血圧の高い状態が続くものを**高血圧**といい，原因が明らかでない本態性高血圧と，原因の明らかな二次性高血圧に分類される．高血圧では，心臓に対する圧負荷がかかった結果として，心肥大や不整脈，冠動脈疾患などの**高血圧性心疾患**，また脳内での血管破綻による出血や脳動脈の硬化による梗塞などの**脳血管障害**の誘因となる．また肺動脈の圧が上昇するものを肺高血圧といい，各種肺疾患に伴うものや原因の不明な特発性肺動脈性肺高血圧症がある．

一方，体循環の血圧が異常に低い状態を**低血圧**というが，臨床上問題となるのは，自律神経の失調や血管迷走神経反射によるものである．

ショック

ショックとは，末梢組織の循環（末梢循環）が減少し，組織に十分な酸素やエネルギーを調達できない状態のことをいう．ショックは，その原因別に，「低容量性」「心原性」「敗血症性」「神経原性」「アナフィラキシー」と分類されていたが，病態別に「**循環血液量減少性**」「**心原性**」「**心外閉塞・拘束性**」「**血液分布不均衡性**」の4タイプに分類される．それぞれのショックはさまざまな原因疾患によって起こるが，末梢組織の血流障害から臓器機能不全をきたし，原因となっている疾患が改善せず血流障害が改善されないと，最終的には不可逆的機能不全から死にいたる．

4 免疫反応と免疫異常

免疫反応とは，疾患や機能障害を引き起こす病原微生物だけでなく，あら

ゆる外来の物質（自己ではない物質，非自己）が体内に入ることに対して起こる免疫細胞による反応をいう．免疫のシステムは，自己と非自己とを識別して非自己を排除するという，生体の防御システムの1つである．免疫の機能が低下をきたすと，外来の物質や病原微生物，また自己の細胞から発生した腫瘍に対する防御機能が低下して感染症の進行を防げなくなり，疾患や機能障害が引き起こされたり，悪性腫瘍の増殖を許してしまうことになる．また一方では，本来ならば免疫反応は起こらないはずの外来の物質ではないものや自己の細胞に対し過剰な反応を起こすことで，アレルギーや自己免疫疾患（p.212，「アレルギー」参照）などの問題が生じることもある．

自然免疫と獲得免疫

免疫は，抗原を特異的に非自己と認識する機能をもたない**自然免疫系**（非特異的免疫）と，個々の抗原を特異的に認識できる**獲得免疫系**（特異的免疫）の2つに区分される．

1）自然免疫系

病原体に特有な分子構造や，自己細胞や異常細胞の分子を認識して自己と非自己を識別するシステムである．自然免疫系を構成する免疫細胞には，**好中球**，**単球**，**マクロファージ**，**樹状細胞**，**好酸球**，**好塩基球**，**肥満細胞**（マスト細胞），**ナチュラルキラー細胞**（NK細胞）と，これらの免疫反応を補助する作用をもつ**補体**（生体防御に働く複数のタンパク質の総称）がある．

2）獲得免疫系

リンパ球を中心として抗原を特異的に認識し，記憶するシステムである．リンパ球は，骨髄で分化成熟するB細胞と胸腺で分化成熟するT細胞に大別される．B細胞や，B細胞から分化した形質細胞が液性免疫の主体である抗体（免疫グロブリン）を産生する．T細胞にはさらに免疫応答の調節を行い，マクロファージを活性化させて殺菌能を増強したり，B細胞を活性化させて免疫グロブリンの産生を促す**ヘルパーT細胞**と，がん細胞やウイルス感染細胞を直接破壊する**キラーT細胞**（細胞障害性T細胞）がある．

臓器移植に関連した免疫

移植とは，機能不全を起こした臓器や組織を健康な臓器や組織に置き換えることをいい，移植される臓器・組織を**移植片**，臓器・組織を提供する側の個体を**ドナー**（提供者），受け取る側を**レシピエント**（受容者あるいは宿主）という．移植は提供者と受容者の関係によって，自家移植（同一個体間での移植），同系移植（一卵性双生児間での移植），同種移植（同一種族間の別個体間での移植），異種移植（異種生物間での移植）に分けられる．臨床上，最も重要な移植は同種移植であり，同種移植として最も頻用されるものは輸血である．このほか腎臓，肝臓，心臓，肺，膵臓，骨髄などの移植も行われている．

移植後の免疫反応には，宿主が移植片に対して起こす**宿主対移植片**

抗原と抗体

病原微生物や外来物質がもつ特徴的な構造部分（ヒトの体内に侵入した際に免疫反応の目印になる部分），あるいは病原微生物や外来物質そのものを抗原という．この抗原に特異的に結合する物質を抗体（免疫グロブリン，immunoglobulin：Ig）といい，体内で産生される．

液性免疫と細胞性免疫

B細胞や形質細胞が産生する抗体を用いた免疫反応を液性免疫というのに対し，抗体が関与しないリンパ球による免疫反応を細胞性免疫という．

2 基本的な病変・病態とその機序 27

表Ⅰ-2-3 アレルギーの型

分類	特徴	具体例，代表疾患
Ⅰ型アレルギー	●IgE*を介して免疫反応が起こる ●通常数分以内に発生し，「即時型過敏反応」ともよばれる	花粉症，食物アレルギーなど
Ⅱ型アレルギー	●主にIgG*やIgM*を介して引き起こされる反応 ●細胞障害型ともよばれ，自己の細胞が非自己と認識されて攻撃される ●右記の多くの自己免疫疾患の発生に関与	自己免疫性溶血性貧血，特発性過眠症，血小板減少性紫斑病，重症筋無力症，バセドウ（Basedow）病，グッドパスチャー（Goodpasture）症候群など
Ⅲ型アレルギー	●組織や細胞ではない可溶性抗原が抗体と結合してできた免疫複合体がさまざまな組織障害を起こす	血清病，全身性関節炎，血管炎（代表疾患：全身性エリテマトーデス［SLE］），関節リウマチ（RA）
Ⅳ型アレルギー	●細胞性免疫によって起こる組織障害（キラーT細胞による組織障害も含む） ●症状の出現には1～2日かかる（「遅延型過敏反応」ともよばれる）	サルコイドーシス，シェーグレン（Sjögren）症候群，1型糖尿病，多発性硬化症，橋本病，原発性胆汁性肝硬変，接触性皮膚炎など

SLE：systemic lupus erythematosus, RA：rheumatoid arthritis
＊IgE，IgG，IgM：免疫グロブリンのクラス（種類）で，このほかにIgD，IgAがある．
※Ⅱ型アレルギーのうち，細胞障害型ではなく内分泌機能亢進症状を示すものをⅤ型アレルギーとして，Ⅱ型とは別の分類にするという意見もある．

HVG：host versus graft
GVH：graft versus host

＊感作
特定の抗原が生体内に入ってきた際に，以降の抗原の侵入に対し免疫反応（攻撃）を起こす準備段階のこと．

免疫の自己寛容
自己の組織やタンパク質に対し免疫的に攻撃する疾患を「自己免疫疾患」というが，これが過度に行われないように自己組織に対しては"寛容"に対応するようになることを「免疫の自己寛容」とよぶ．免疫を担当するT細胞とB細胞で自己に対して攻撃性をもつものを排除する働きであり，中枢で行われるものと末梢で行われるものがある．抗原を投与し続け，次第にアレルギー反応をなくすようにする「減感作療法」も，免疫の自己寛容を利用した治療の1つである．

HLA：human leukocyte antigen

（HVG）反応と，リンパ球などを介して移植片が宿主に対して起こす移植片対宿主（GVH）反応があり，骨髄移植や輸血などで問題となることが多い．

アレルギー

本来，生体に無害な物質（抗原，アレルゲン）に対して惹起される有害な免疫反応をアレルギーとよぶ．アレルギーを起こすには，前もって生体が抗原に曝露され，感作*されていることが前提である．アレルギーは組織障害の機序に基づいて4つに分類されている（表Ⅰ-2-3）．

自己免疫疾患

免疫の自己寛容が破綻し，自己の細胞や組織に対して免疫反応が惹起される状態を自己免疫といい，この自己免疫に起因する疾患を自己免疫疾患や膠原病という．自己免疫疾患のほとんどは，複数の遺伝要因と環境要因の相互作用によって発症する．この遺伝要因のなかで重要なものがヒト白血球抗原（HLA）遺伝子である．自己免疫疾患の代表例を表Ⅰ-2-4にまとめる．

免疫不全症

免疫機能が低下する状態を免疫不全症というが，遺伝子異常による原発性免疫不全症と，外的要因で二次的に低下する続発性免疫不全症がある．免疫不全症の特徴として，易感染性で反復感染や重症感染，持続的感染，日和見感染がみられる．最終的には，感染症によって生命の危機状態に陥る場合もある．

表Ⅰ-2-4 代表的な自己免疫疾患

全身性の自己免疫疾患		全身性エリテマトーデス，全身性強皮症，多発性筋炎（PM），皮膚筋炎（DM），混合性結合組織病（MCTD），関節リウマチ，シェーグレン症候群など
臓器に特異的な自己免疫疾患	血液・造血器	自己免疫性溶血性貧血，特発性過眠症，血小板減少性紫斑病
	受容体	重症筋無力症，バセドウ病
	基底膜	グッドパスチャー症候群
	甲状腺	橋本病（抗サイログロブリン抗体の産生）
	膵臓	1型糖尿病（膵島β細胞抗体の産生）

PM：polymyositis, DM：dermatomyositis, MCTD：mixed connective tissue disease

5 炎 症

炎症とは，生体の防御反応の1つで，局所での障害因子からの防御反応と局所での組織の修復反応と定義される．ヒトに起こる炎症は，古くから文献に記述がある．炎症の特徴として，発赤，腫脹，熱感，疼痛，機能障害を合わせて「炎症の五徴」とよばれる．

炎症の部位，種類を分類するときに，炎症の性状や臓器名の後に「炎」をつけ，肺炎，気管支炎，蜂窩織炎（蜂巣炎），化膿性炎などとよび習わしている．

炎症の原因

炎症の原因は生物由来と非生物由来の2つに分けられ，前者は感染症，後者は物理・化学的因子が該当する．病原微生物は感染症を引き起こす炎症刺激因子の代表であり，ウイルス，クラミジア，リケッチア，細菌，真菌，スピロヘータ，原虫，時に寄生虫として動物なども含まれる．物理的因子には機械的刺激，温熱・寒冷作用，電気刺激，X線，放射性物質，紫外線などがある．化学的因子には動植物性の毒素や化学性刺激物質がある．

炎症のプロセス

生体に炎症を起こす因子が働き，組織細胞障害が発生すると炎症反応が始まる．ほぼすべての反応は毛細血管，細静脈，細動脈の血管系から進行する．進行の仕方としては，血管内腔径の変化と血流量の変化 → 血管透過性の亢進と血漿成分の血管外への漏出（滲出液）→ 細胞成分（赤血球，白血球）の血管外への漏出・遊出の順で起こる．

6 | 感染症（寄生）

感染症は，病原微生物の生体内への侵入によって起こる疾患の総称である．感染は生体の組織に炎症や損傷を起こし，組織から臓器の機能不全をきたして生体の生命を奪うことがある．このような病的状態が感染症であり，生体内に病原微生物が存在はするが，生体の生活や生命に影響を及ぼしていない状態は感染はしているが感染症とはいわない．また，常在菌や正常細菌叢といって，病原性をもたない細菌（群）がヒトには存在しており，ヒトの体細胞数が37兆個とすると，約半数がこれらの細菌の細胞数といわれている．これらの細菌は病原性をもたないばかりでなく，ヒトの生命活動を続けるために重要な内部環境や免疫機能を保つうえでの補助を行っている．

病原微生物の種類と感染

1）細菌感染症

細菌は単細胞性生物で，以前は細胞壁をもつため植物に分類されていたが，現在は動物，植物とは別の独立した「細菌」という生物区分に属する．

顕微鏡で観察する場合に染色（**グラム染色**）を行うが，染まる色によって陽性（紫色）と陰性（赤色）に分類され，また細菌の形態によって球状の「球菌」と棒状の「桿菌」に分類されるため，一般的には「**グラム陽性球菌**」「**グラム陽性桿菌**」「**グラム陰性球菌**」「**グラム陰性桿菌**」とよび習わしている（**表Ⅰ-2-5**）．またグラム陰性でらせん状をした菌は**スピロヘータ**とよばれ，梅毒や回帰熱の病原とされる．なお，グラム陽性桿菌には，強力な脱色剤である塩酸アルコールでも脱色されない性質をもつ細菌があり，これを**抗酸菌**とよぶ．結核菌や，ハンセン（Hansen）病の原因菌であるらい菌（癩菌）などが含まれる．

2）ウイルス感染症

ウイルスは，1〜2本のDNAかRNA（これらのことをウイルスゲノムという）がタンパク質であるカプシドという殻に入っており，さらにエンベロープといわれる膜状の構造物に包まれている．ウイルスは自力では核酸の

表Ⅰ-2-5　細菌の分類と具体例

分類		具体例
グラム陽性菌	球菌	黄色ブドウ球菌，連鎖球菌
	桿菌	破傷風菌，ボツリヌス菌
グラム陰性菌	球菌	淋菌，髄膜炎菌
	桿菌	大腸菌，ピロリ菌，緑膿菌

複製やエネルギー産生，タンパク合成ができないため，宿主の細胞内に寄生して自己を複製・増殖させる．このウイルスが宿主細胞内へ寄生することが，ウイルス感染である．DNAウイルスの代表的なものには単純ヘルペスウイルス（HSV）や水痘・帯状疱疹ウイルス（VZV），伝染性単核球症の原因となるエプスタイン・バーウイルス（EBV），子宮頸がんの遠因となるヒトパピローマウイルス（HPV）などがある．一方RNAウイルスには，インフルエンザウイルスや，後天性免疫不全症候群（AIDS）の原因ウイルスであるヒト免疫不全ウイルス（HIV），新型コロナウイルス（SARS-CoV-2）などが含まれる．

3）真菌感染症

　真菌はカビとよばれる原生生物で，一部がヒトの感染症の原因となる．真菌は一般的には細菌よりも大きく，細胞壁の構造が細菌と異なる．このため，細菌感染症に対して用いる抗菌薬（細菌の細胞壁に作用させる）は無効であるが，細菌感染症と誤認して抗菌薬を投与したり，免疫機能低下時の菌交代現象で真菌感染症が出現した場合には重症化する場合がある．主な真菌感染症には，カンジダ症，クリプトコッカス症，アスペルギルス症，ニューモシスチス肺炎などがある．

4）原虫症

　動物性単細胞性真核生物を原虫とよび，その形態からアメーバ類や鞭毛虫類，胞子虫類などの種類がある．主な疾患には腸アメーバ症（赤痢アメーバ），ランブル鞭毛虫症，トリコモナス症，胎盤感染した場合に胎児に重篤な中枢神経障害を起こすトキソプラズマ症，マラリア症（原虫の種類によって熱帯熱マラリア，三日熱マラリア，四日熱マラリア，卵形マラリア）がある．

5）寄生虫症

　寄生虫の範囲は，厳密には前述の単細胞性の原虫と，多細胞性の蠕虫，節足動物のダニを含める．単に寄生虫といった場合には蠕虫を指すことが多く，蠕虫はさらに条虫類，吸虫類，線虫類に分けられる．

　蠕虫は宿主から栄養分を吸収して共存しているため，蠕虫の寄生自体が宿主の生命を奪うことは少ないが，宿主の栄養状態が悪化したり，免疫反応によって宿主にIgEが産生されたり，好酸球増多をきたすことがある．条虫類には有鉤条虫，無鉤条虫，裂頭条虫があり，主に消化管内に寄生する．多包条虫が肝臓に寄生する（エキノコックス症）と予後不良となる．吸虫類には住血吸虫，肺吸虫，肝吸虫がある．線虫類には蛔虫やアニサキス，糞線虫，蟯虫，糸状虫があり，糸状虫はリンパ管に寄生してリンパ管の閉塞をきたし，リンパ浮腫や陰嚢水腫，象皮病を起こす．糸状虫症は熱帯地域に流行が多く，風土病の側面もある．

6）プリオン病

　微生物には該当しないが，感染性タンパクが生体内へ侵入することによっ

HSV：herpes simplex virus
VZV：varicella zoster virus
EBV：Epstein-Barr virus
HPV：human papillomavirus
AIDS：acquired immunodeficiency syndrome
HIV：human immunodeficiency virus
SARS-CoV-2：severe acute respiratory syndrome coronavirus 2

菌交代現象

菌交代現象とは，正常細菌叢の減少などによって，本来は体内に存在しないはずの細菌や真菌が異常に増殖する現象である．菌交代現象そのものは生体の機能には直接の影響は及ぼさないが，菌交代を起こすような宿主の状態（重篤な疾患の治療後や免疫機能が低下した状態）や交代した菌（細菌や真菌）の病原性によっては，生体の状態が危機的となっていることを示す場合もある．

て起こる**プリオン病**も，感染症に含めることがある．

プリオンとは核酸をもたない感染性タンパク粒子で，ヒトの体内のタンパクとして取り入れられるとタンパクの異常から細胞の変性をきたす．ヒトで有名なプリオン病には**クロイツフェルト-ヤコブ（Creutzfeldt-Jakob）病**があり，ウシの海綿状脳症（狂牛病）も同様にプリオン病といわれる（p.186，コラム「クロイツフェルト-ヤコブ病」参照）．

感染経路

感染症の管理のうえでは，予防や流行の拡大阻止のために感染経路を明らかにし，その対策をとることが重要である．

感染経路としては，以下に示す6つのパターンがある．なお，ヒトからヒトへの感染を**水平感染**，妊娠から出産，授乳の過程での母親から子への感染を**垂直感染**とよぶ．

1）接触感染

ヒトや動物，物体との接触による感染を接触感染とよび，通常，皮膚や粘膜から感染する．破傷風（細菌感染症）や疥癬（寄生虫症），種々の性感染症（細菌感染症，ウイルス感染症など）がある．

2）飛沫感染，飛沫核感染（空気感染）

病原微生物の付着した**飛沫**（空気中の主に水分の粒子）を気道に吸い込むことによって感染する．飛沫はその重さで直に地面，床上に落下するが，さらに小さな粒子（直径で4μm以下）のものは**飛沫核**といわれ，空気中のほこりに付着しなくても長時間空気中を浮遊するため，移動距離も長く，ヒトの末梢気管支や肺胞にまで到達する．**飛沫感染**する感染症にはインフルエンザや風疹（いずれもウイルス感染症）などがあり，**飛沫核感染**する感染症には麻疹（ウイルス感染症）や結核（細菌感染症）などがある．

3）経口感染

病原微生物に汚染された水，食物の経口摂取によって起こる感染で，主に**食中毒**などの消化器系疾患を起こす．

4）母子感染

母から子へ感染するもので，経胎盤感染として**トキソプラズマ，風疹ウイルス，サイトメガロウイルス，梅毒トレポネーマ**，分娩時の産道感染として**ヘルペスウイルス**，授乳によって**成人T細胞性白血病ウイルス**の感染が起こりうる．

5）血液感染

血液を介して感染が起こるもので，輸血や手術，医療従事者の針刺し事故などが感染の契機となる．血液感染を起こす病原微生物として，**HIV，B型肝炎ウイルス**（HBV），**C型肝炎ウイルス**（HCV）などがある．

HBV：hepatitis B virus
HCV：hepatitis C virus

6）媒介動物による感染（ベクター感染）

動物によって媒介される感染症で，病原微生物として，マラリア，日本脳

炎ウイルス（蚊による媒介），スピロヘータの一種であるレプトスピラ（ネズミによる媒介），発疹チフスを起こすチフス菌（シラミによる媒介）がある．

7 腫瘍

腫瘍とは，分裂可能な細胞から発生する組織の病的異常増殖である．これは生体の成長や臓器の機能維持のための合理的な増殖ではなく，細胞増殖の自律性を失った状態である．

組織学的分類

腫瘍の分類にはさまざまなものがあるが，組織学的分類が最も基本的である．具体的には，腫瘍の発生母地（組織・細胞）と，もう1つは良性・悪性の分類である．発生母地として，上皮性細胞，非上皮性細胞，混合腫瘍，奇形腫がある．

良性腫瘍と悪性腫瘍

臨床的には予後のよいものを良性腫瘍，予後のわるいものを悪性腫瘍とよぶことがあるが，現在では病理組織学的に判断される．これは，良性腫瘍は圧排性増殖（周囲の組織を圧迫して排除しながら増殖する）のみを示すのに対し，悪性腫瘍は浸潤性増殖と転移が特徴で圧排性増殖を伴うものもある，という特徴を示すためである．

癌腫と肉腫

悪性腫瘍は癌とよばれるが，上皮性細胞を母地とするものを癌腫（carcinoma），非上皮性細胞を母地とするものを肉腫（sarcoma）とよぶ．

> **「癌」と「がん」**
> 「がん」にはすべての悪性腫瘍が含まれるのに対し，「癌」は上皮性細胞由来の悪性腫瘍を示す．上皮性細胞由来ではない悪性腫瘍には「肉腫」や，血液細胞由来の「白血病」や「悪性リンパ腫」などがある．

異形性と組織学的分化

腫瘍細胞の形態を正常組織と比較したときの違いを異形性といい，母細胞に近いものを「高分化」，大きく異なるものを「低分化」，中間を「中分化」と表現する．これは腫瘍診断のための「細胞診検査，組織診」の際の判断の根拠となる重要な所見である．

癌の広がり方

癌の増殖の特徴は浸潤性増殖であるが，周囲の組織に浸潤していく過程で脈管（リンパ管，血管）に浸潤するとリンパ流や血流に乗って遠隔部位に広がる．これをそれぞれリンパ行性転移，血行性転移という．このほか，胸膜腔や腹腔などの体腔内に腫瘍細胞が達した場合，腔内に播種（種をまく）するようにして広がることもあり，この場合は癌性胸膜炎や癌性腹膜炎を起こす．

癌の進行度

UICC：Union for International Cancer Control

癌の進行の程度は治療法の選択や予後に大きく関係する．進行度の判定に用いられるものがTNM分類（表Ⅰ-2-6）で，これは国際対がん連合（UICC）

表Ⅰ-2-6 UICCによるTNM分類

	表記	定義
T：原発腫瘍	TX	原発腫瘍の評価が不可能
	T0	原発腫瘍を認めない
	Tis	上皮内癌
	T1〜T4	原発腫瘍の大きさ，および/または局所進展範囲を順次表す
N：領域リンパ節	NX	領域リンパ節の評価が不可能
	N0	領域リンパ節転移なし
	N1〜N3	領域リンパ節転移の程度を順次表す
M：遠隔転移	M0	遠隔転移なし
	M1	遠隔転移あり

によって提唱され，すべての癌に適応される．TNM分類の「T」は原発巣と進展度を，「N」はリンパ節転移の有無を，「M」は遠隔転移の有無を表す．

8 外傷

外傷とは，機械的外力により身体に器質的・機能的障害を受けることをいう．なお，機械的外力以外の外的要因，たとえば異常温度，電気，化学物質，放射線とは区別され，高熱で身体に異常をきたす場合には熱傷や熱中症として，低温による場合は凍傷や偶発性低体温症，電気や雷によるものは電撃症や雷撃症とよばれる．また，精神医学では心理的な外傷を**心的外傷（トラウマ）**とよぶこともあるが，ここで述べる外傷の定義からはやや外れる．

受傷機転

受傷機転とは外傷を引き起こすメカニズムのことで，外傷を評価するうえで生理学的評価や解剖学的評価に次いで重要となる．外傷は，生体の外部から加えられた力学的エネルギーによって引き起こされる．この力学的エネルギーには運動エネルギーと位置エネルギーがあり，運動エネルギーは物体の質量と速度の二乗に比例する．位置エネルギーは高さと重力加速度と質量の積で表される．

外傷の分類

外力は，直接的な外力（直達損傷）と間接的な外力（介達損傷）によるもの，および減速による加速度の作用によるものに分けられる．また，外傷を形づくった物体（成傷器）の形状により，鈍的損傷（乗用車と歩行者の衝突，

生理学的評価と解剖学的評価

生理学的評価は，生命を維持するための機能がどの程度障害されているか（例：気道の損傷があって閉塞の危機にあると，肺や気管支など呼吸のための臓器が健常でも窒息による生命の危機が迫る）を評価すること．解剖学的評価は，損傷がどの部位・臓器にどの程度及んでいるかを評価すること．

墜落事故など）と，鋭的損傷（刃物による外傷など）に分類される．

特殊な分類として，先の尖ったものが刺入してできる「刺創」，先端が鈍な棒状の物体が刺さってできる「杙創」，銃器からの弾丸によってできる「銃創」，爆発の際の強大な圧力波とこれに伴う爆発物の破片や爆風による「爆傷」がある．

病態

外傷の病態で最も頻度の高いものが，出血に伴う循環血液量減少性ショックである．出血が臓器内にとどまると内出血や血腫となり，部位によっては臓器の健常部位を圧迫し，臓器の機能不全をきたす（例：頭蓋内損傷 → 脳内血腫の形成 → 脳ヘルニアの発症など）．また，外傷に伴って二次的に発生する病態を外傷に含める場合もある（例：腸管損傷に伴って発生した腹膜炎によって敗血症状態になる場合など）．損傷した部位が動脈であった場合，問題となるのは出血だけでなく，その動脈が灌流している末梢の組織への血流が途絶えることで組織は壊死に陥ってしまう．また外傷性緊張性気胸や心タンポナーデ*を起こした場合には，心外閉塞・拘束性ショックに陥る場合がある．

> **＊心タンポナーデ**
> 心臓を包む心膜（心嚢）が形成する腔と心臓の間に液体（心嚢液）が貯留することで，心臓が外側から圧迫されて血液をためられず，ポンプ機能を果たせなくなる状態．

9 中毒

中毒とは，生体内に吸収された化学物質やその代謝産物によって，正常な生体機能が障害される状態をいう．化学物質が生体内に吸収されてから中毒症状を生じるまでの時間によって，急性中毒と慢性中毒に区別する．

原因物質

代表的な中毒の原因物質として，医薬品（睡眠薬，向精神薬，鎮痛解熱薬）や農薬（パラコート除草剤，有機リン系殺虫剤，界面活性剤），工業用品（重金属であるヒ素，水銀，メッキ，冶金で使用される青酸），ガス（一酸化炭素，硫化水素，火山ガスである亜硫酸ガス，塩素ガス，神経毒ガスであるサリン）などがある．また，食用としてはアルコール中毒の頻度が高く，自然毒中毒には毒キノコやフグ毒，家庭用品ではタバコ（ニコチン）や防虫剤，洗剤などがある．さらに乱用薬物には覚醒剤や大麻，コカインなどの違法薬物もある．

なお，中毒死の原因となりやすい原因物質は，医薬品では向精神薬であり，医薬品以外では一酸化炭素である．

> **サリン**
> 神経毒ガスの一種であるサリンは，体内に吸収されると筋を麻痺させたり，縮瞳やけいれん，呼吸困難などの症状を起こす．1994年の松本サリン事件，1995年の地下鉄サリン事件で使用されたことで有名である．

第Ⅱ章 診断

1 診断の基本

1 診断，臨床推論

　診断とは「症状の原因や病態を明らかにして病名をつけること」であり，臨床推論とは「診断にいたるまでの考え方」である．診断は主として医師が行うが，診断のプロセスを知ることは，共通の認識をもつという観点から医師以外の医療専門職にとっても重要である．

A 診断とは

　診断とは，症状の原因や病態を明らかにして病名をつけることだと前述したが，医学の目標には患者の生命あるいは機能予後の改善があり，そのためには正しい診断と原因に対する適切な治療が必要である．

　たとえば発熱を主訴に来院した患者の場合，その原因には，軽症な風邪症候群から敗血症などの重症疾患までが含まれる．どちらの疾患にしろ，患者が発熱に苦しんでいれば解熱薬の投与が行われることは多い．しかし，風邪症候群であれば対症療法のみで帰宅可能であるが，敗血症であれば入院での抗菌薬治療が必要になる．つまり患者がなんらかの症状を訴えた場合には，その症状に対する治療だけでなく，原因を究明し，その原因に合わせて適切に対処することが望まれる．そのために医師は患者の話を聞き（問診），バイタルサインを測り，身体を診て（身体診察），必要に応じて血液や画像の検査を行い，診断をつけるのである．さらには病気が判明することで効果的な治療が行えるだけでなく，予後の推定などにも有用である．また保険請求上でも診断は必要であり，さらには指定難病と診断されれば患者は経済的な医療費助成を受けることも可能となる（次頁，もう少しくわしく「指定難病と医療費助成」参照）．以上のように診断は，医療において非常に重要な役割を果たしている．

予後とは

疾患やその治療の経過についての医学的な見通しのことを「予後」というが，予後は一般的に「生命予後」と「機能予後」に分けられる．生命予後とは生命維持についての見通しで，機能予後とは臓器や身体の機能についての見通しである．たとえば，脳梗塞で半身麻痺となった患者では，生命予後は比較的保たれても，機能予後はわるいと考えられる．

表Ⅱ-1-1 診断の手順

手順	実施する項目
①問診	主訴や現病歴，既往歴，内服薬，アレルギー，生活歴，家族歴などの聴取
②バイタルサイン測定	意識レベル，体温，血圧，脈拍数，呼吸数，SpO_2の測定
③身体診察（フィジカルアセスメント）	視診，聴診，打診，触診など
④検査	血液検査や尿検査，画像検査（X線検査，CT検査，MRI検査など），生理学的検査（心電図や超音波検査など），細菌学的検査など

もう少しくわしく **指定難病と医療費助成**

2014年に制立した「難病の患者に対する医療等に関する法律（難病法）」において，「発病の機構が明らかでなく」「治療方法が確立していない」「希少な疾患であって」「長期の療養を必要とする」疾患を「難病」といい，さらに「患者数が日本において一定の人数（人口の約0.1％程度，およそ12万人強）に達しないこと」「客観的な診断基準（またはそれに準ずるもの）が確立していること」を満たす疾患を「指定難病」とすると定められている．341の疾患が指定されている（2024年4月1日時点）．難病法制立以前は，法律に基づかない予算事業（特定疾患治療研究事業）として医療費助成が行われていたが，法定化により医療費助成に関して公平かつ安定的な制度を確立するなどの措置が講じられた．指定難病と診断された患者は重症度に応じて医療費助成を受けられる可能性がある．

B 診断の手順

診断の手順は一般的に**表Ⅱ-1-1**のとおりである．ただし，実際の現場では必ずしも**表Ⅱ-1-1**の①〜④の手順で行われるわけではなく，時間的な効率や緊急性を踏まえ順序を調整することが多い．

C 臨床推論

Bで述べた問診や検査などをどのように組み合わせて施行し，どのように結果を解釈して診断にいたるか，その考え方が「臨床推論」である．ここで例を挙げて考えてみよう．次の患者にはどのような問診や身体診察，検査が必要だろうか．

生来健康な30歳の男性．仲間とのフットサル中に転倒し地面に手をついてしまい，痛くなったため来院した．

➡この患者に対し，どのように推論しながら診断を行ったか？

問診では患者の話や訴えを聞きつつ，「転倒の結果，手以外の頭などにも外傷はないか，頭蓋内出血などの症状である頭痛や悪心はないか」「そもそも転倒したのはただつまずいたからなのか，それとも失神や脱力などを引き起こすほかの病気が原因で倒れたのではないか」などを念頭に問診を行い，手の外傷以外の問題が隠れていないかを評価した．そして身体診察で頭部の外傷痕や圧痛の有無を確認した．

その結果，手の外傷のみでほかは問題ないと判断した．次に外傷部位の疼痛の程度や圧痛，発赤などの所見をチェックしたところ，明らかな強い圧痛があり，熱感や腫脹といった炎症所見も認めた．そこで骨折を疑いX線検査を施行したところ，骨折線が確認され骨折の診断となった．

➡もしもこの患者が手の痛み以外も訴えていたら？

一方，問診でこの患者が強い頭痛と悪心を訴え，頭部に外傷痕があった場合はどうだろうか．上記に加えて，転倒により頭部外傷をきたしていることが考えられ，頭蓋内出血などの精査目的で頭部CT検査を施行する必要がある．

このように疾患の可能性を見積もりながら，問診を踏まえて必要な身体診察を行い，さらにそこから得られた情報を基に必要な検査を行い，根拠を積み重ねて診断にいたるのである．診察や検査の所見には「陽性/陰性尤度比」という，「その所見がある/ない場合にどれだけその疾患らしい/らしくないかの指標」があり，医師は1つひとつの所見に重みづけをしながら診断を行っている．このように問診や身体診察から鑑別となる疾患の可能性を推測することで，効率的な検査計画を立てることが可能となり，また余分な検査を行わずに済むため医療経済の観点からも重要である．

コラム　後医は名医!?

「後医は名医」という言葉を聞いたことがあるだろうか．言葉のとおり「後から患者を診た医師のほうが名医となりやすい」という意味である．初診時には症状や身体所見，検査所見がそろっておらず診断にいたらないが，経過観察をするなかで必要な所見が得られたり，結果が出るまでに時間がかかる検査の結果が判明したりして診断にいたることは度々経験される．このように症状や所見を得られるまでの間に担当の医師が交代し，交代後の医師が診断にいたると「後医は名医」となるのである．このような場合の多くは，初診を担当した医師が診療を怠ったためではなく，必要な情報がそろっていなかったことが原因である．患者は交代前の医師に不信感を抱き，それを看護師に話すこともあるかもしれない．そうしたときは，ぜひ「後医は名医」を思い出し，正確な診断には情報が適切に整っていることが大切であることを考えたうえで，患者への対応にあたってほしい．

コラム　トリアージとは

医療ドラマなどを観ていて，災害現場で患者に緑色や赤色などのタッグがつけられるシーンを目にしたことがある人も多いのではないだろうか．このタッグが「トリアージ・タッグ」である（図A）．

トリアージとは，主に救急医療の場面で，患者の重症度や緊急性に基づき，治療の優先度を決定するために選別することを指す．トリアージはここまで述べてきた診断とは大きく異なり，正確な診断よりも重症度評価に重きをおいている．実際の医療では，人的または物的資源は限られており，重症度に応じて優先順位をつけて医療行為を行うことが求められる．たとえば筆者が勤務する病院では，救急外来にトリアージ専門の看護師が配置されており，救急外来を受診する患者のバイタルサインや症状から緊急性の評価を行っている．その評価は電子カルテ上の患者受付一覧に反映され（図B），救急部の医師はその評価を参考にしつつ，どの患者を優先的に診るべきか判断する．このようにして，より効率的な医療が行われるのである．

なお，実際の状態よりも重症と評価することをオーバートリアージ，低く評価することをアンダートリアージという．とくにアンダートリアージは患者を危険にさらすため避けることが望ましい．重症患者が多い高次医療機関では，ややオーバートリアージ寄りに評価を行うこともある．

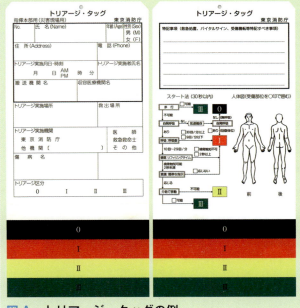

図A　トリアージ・タッグの例

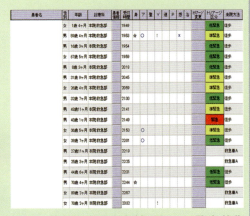

図B　救急患者の緊急性評価の一覧表（例）

2　問診

問診は診断において最も重要である．まずは，より多くの情報や患者の解釈モデルを把握するために「今日はどうされましたか」と尋ね，患者に自由に話してもらうことが一般的である．その後，患者の話のなかから主訴を判

表Ⅱ-1-2　疼痛に対する問診項目（OPQRST3A）

問診項目	問診例と推論のポイント（腹痛の場合）
O： Onset（発症様式）	「いつ痛みが出始めましたか？」 ➡Sudden（突然）：「その痛みが発生したときにあなたは何をしていましたか？」に対して明確に答えられる痛み．致死的疾患の可能性が高く，破裂，閉塞，捻転などを考える． ➡Acute（急に）：数分から数十分かけて痛みが増強したなら膵炎，急性胆管炎などを考える． ➡Gradually（段々と）：数十分から数時間のうちに痛みが増強したなら虫垂炎や憩室炎，腸炎，骨盤内炎症性疾患などを考える．
P： Place（部位）	「お腹のどの部分が痛いですか？　指をさせますか？」 ➡右下腹部なら虫垂炎，正中なら膵炎などと，解剖学的に位置を同定できる．
Q： Quality（性状）	「痛みには波があって，痛いときと痛くないときがありますか？　それともずっと痛いままですか？」 ➡間欠痛の場合は消化管や尿管など管の痛み（腸閉塞，腸炎など）が，持続痛の場合は腹膜炎などの痛みが多い．
R： Radiation（放散痛）	「どの辺が痛いですか？　背中などにも痛みがありますか？」 ➡放散痛があれば，痛みの部位によって背部痛―急性膵炎や急性胆嚢炎，左肩痛―急性心筋梗塞などを考える．
S： Severity（重症度）	「痛みを10段階で数えて，"痛くない"を0，"人生で最も痛い"を10とした場合，どの程度の痛みですか？」* ➡（返答があった痛みの程度について尋ねる）「腹痛はだんだんよくなっていますか？」「解熱鎮痛薬を使っても痛みは治まりませんか？」 ※痛みのとらえ方には個人差があり，とくに高齢者では痛みの訴えが乏しいため重症度と相関しないことがある．
T： Time course（時間経過）	「その痛みは徐々にわるくなってきていますか？　よくなってきていますか？」 ➡持続，悪化する腹痛は緊急性が高い．
3A： Aggravating factors（増悪因子） Alleviating factors（寛解因子） Associated symptoms（随伴症状）	「その痛みは，何をしているときによくなったりわるくなったりしますか？」 ➡胃十二指腸潰瘍，胆石症などは痛みが食事に関連していることが多い． 「痛み以外に，吐き気や下痢などはありますか？」 ➡嘔吐があれば，腸閉塞，虫垂炎，胆嚢結石，尿路結石，心筋梗塞など． ➡下痢があれば，腸炎など． ➡血便があれば，憩室出血，虚血性腸炎，炎症性腸疾患など．

＊このように痛みの程度を数字で患者に客観的に評価してもらう方法を NRS（numerical rating scale）という．

　断し，必要な追加問診をすることで鑑別診断を行う．とくに疼痛が主な症状の場合は「OPQRST3A」（**表Ⅱ-1-2**）の項目に沿って問診すると漏れがなく，かつ効率的である．

　症状に関してだけではなく，既往歴や薬剤歴，自宅での活動度や社会的背景なども聴取することが，診断やその後のマネジメントのために重要である．一般的な問診の項目を**表Ⅱ-1-3**にまとめる．

1 診断の基本　41

表Ⅱ-1-3　一般的な問診の項目

問診項目	収集する情報
主訴	●受診理由となる主な症状や訴え
現病歴	●受診にいたるまでの経過や現在の症状など ●とくに主な症状については，「いつ」「どのような状況で」「どのように」発症し，「その後の時間経過」はどうか，また症状の強さはどの程度で，増悪/寛解させるものや随伴症状が存在するかを問診する ●疼痛の場合はOPQRST3Aに沿って疼痛の場所や性状，放散痛・関連痛の有無などを詳細に聴取する ●海外渡航歴や病人との接触歴（sick contact. 同じような症状を訴える人が周囲にいたか），歯科治療歴や結核菌の曝露歴，食事内容と摂取時間，月経歴，性交渉歴（妊娠の可能性）などを必要に応じて尋ねる
既往歴	●罹患した疾患だけでなく，入院歴や通院歴，手術歴，輸血歴など
薬剤歴	●日常的に内服している薬剤やサプリメント類，漢方薬など ※薬剤歴を聴取することで既往歴の推定をすることもできる．患者は常用薬を正確に記憶していないことも多いため，「おくすり手帳」が参考になる．最近開始・変更された薬剤は診断的意義が高いことが多い
アレルギー	●薬剤や食物アレルギーの有無，アレルギーの内容や重症度
生活歴	●喫煙歴，飲酒歴，家族構成，キーパーソン，日常生活動作（ADL），介護度，施設入所の有無，社会資源導入の有無，職歴
家族歴	●血縁関係のある両親や祖父母，兄弟，子どもが罹患した疾患など

ADL：activities of daily living

3 ┃ バイタルサイン

A バイタルサインとは

バイタルサイン（vital sign）とは，「vital＝生命の，重要な/sign＝徴候」の名のとおり，生命維持において非常に重要な指標のことであり，医療者であれば誰でも適切に測定・評価できることが望ましい．バイタルサインは病態だけでなく，重症度を反映するという点が肝要である．

たとえば，肺炎の患者のバイタルサインを例に，その重症度を考えてみよう．次に示すのは2人の肺炎患者のバイタルサインであるが，どちらの患者が重症だろうか（バイタルサインの各項目の基準値は後述）．

患者 A	患者 B
・意識清明	・意識レベル JCSⅢ-200
・体温 37.5℃	・体温 40.0℃
・血圧 120/60 mmHg	・血圧 85/40 mmHg
・脈拍数 80 回/分	・脈拍数 128 回/分
・呼吸数 20 回/分	・呼吸数 30 回/分
・SpO_2 94%（room air）	・SpO_2 82%（酸素マスク 5 L）

患者Bのほうが重症だと考えた人が多いだろう．患者Aは比較的軽症であり，外来での抗菌薬治療で管理することも可能である．一方，患者Bは高熱，ショック状態，呼吸数の顕著な増加とSpO_2低下に加えて意識障害まで存在しており，人工呼吸器管理や昇圧薬の使用も考慮し集中治療室（ICU）での管理が望ましい．さらに意識障害については髄膜炎の合併があるかもしれない．このように，バイタルサインを測定・評価することで重症度や病態について多くの情報を得られるのである．

一般的にバイタルサインには「意識」「体温」「血圧」「心拍数，脈拍数」「呼吸数，SpO_2」が含まれる．医療専門職のうち看護師が測定する機会が最も多く，それぞれの項目について熟知していることが望ましい．各項目の詳細について，以下に述べる．

ICU：intensive care unit

B 意 識

意識とは「自身と外的世界を認識し，反応できること」である．意識の評価は，ジャパン・コーマ・スケール（JCS）（表Ⅱ-1-4）やグラスゴー・コーマ・スケール（GCS）（表Ⅱ-1-5）を用いて評価する．高齢者や高度の認知症をもつ患者などでは正確な評価がむずかしいことがあるため，家族などから聴取した普段の様子と比較することが重要である．また，アルコールや薬物（とくに向精神薬など）が意識レベルに影響することにも留意する必要がある．

JCS：Japan Coma Scale
GCS：Glasgow Coma Scale

C 体 温

体温は，核心温と外殻温に分けられる．核心温は脳や胸腔の深部の温度を指し，外気温の影響を受けにくい．厳密には体温調節中枢がある，脳の視床下部周囲の血液温を指すことが多い．外殻温は皮膚温であり，外気温によっ

表Ⅱ-1-4　ジャパン・コーマ・スケール

Ⅲ. 刺激をしても覚醒しない状態	
300	痛み刺激にまったく反応しない
200	痛み刺激で少し手足を動かしたり顔をしかめる
100	痛み刺激に対し，払いのけるような動作をする
Ⅱ. 刺激すると覚醒する状態	
30	痛み刺激を加えつつ呼びかけを繰り返すとかろうじて開眼する
20	大きな声または体を揺さぶることにより開眼する
10	普通の呼びかけで容易に開眼する
Ⅰ. 刺激しないでも覚醒している状態	
3	自分の名前，生年月日が言えない
2	見当識障害がある
1	意識清明とはいえない

※「JCS Ⅱ-10」のように評価する．数値が大きいほど重症．
　また不穏（restlessness：R），失禁（incontinence：I），自発性喪失（apallic state：A）がある
　場合は，語尾に付記し，「JCS Ⅱ-10-R」のように記載する．

表Ⅱ-1-5　グラスゴー・コーマ・スケール

開眼反応 (eye opening：E)		言語反応 (verbal response：V)		運動反応 (muscle response：M)	
1	刺激で開眼なし	1	発声なし	1	体動なし
2	痛み刺激で開眼	2	理解不能な発声	2	四肢異常伸展（除脳肢位）
3	呼びかけで開眼	3	不適当な発語	3	四肢異常屈曲（除皮質肢位）
4	自発的に開眼	4	混乱した会話	4	痛み刺激で手足を引っ込める（逃避屈曲）
		5	見当識あり	5	痛み刺激を加えた部位に手をもってくる
				6	指示に従う

※「GCS E4 V3 M5」のように評価する．E，V，Mの合計が小さいほど重症．

て変動しやすい．

　測定部位による分類では，鼓膜温，口腔温，腋窩温，直腸温の4つが有名である．このうち身体の中枢に近い直腸温が，核心温を知るうえで信頼性が高いとされる（直腸温のほかにも，食道温や膀胱温の信頼性も高いとされる）．しかしながら，簡便性という点から日本では腋窩温が一般に用いられるが，海外では主に口腔温が用いられる．口腔温＝腋窩温＋0.5℃程度である．

1）測定方法

　腋窩温測定の場合は，体温計の先端が腋窩の中心深くに当たるよう，斜め上向き（体軸から30〜45度の角度）に挿入する（**図Ⅱ-1-1**）．腋窩は汗など

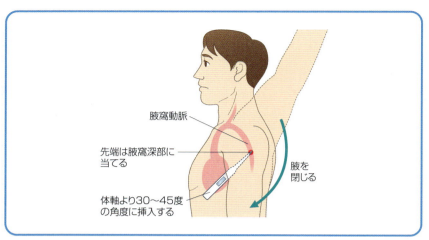

図Ⅱ-1-1　腋窩温測定のポイント
[大久保暢子：看護学テキスト NiCE 基礎看護技術，改訂第3版（香春知永，齋藤やよい編），p.108，南江堂，2018より許諾を得て転載]

表Ⅱ-1-6　体温の上昇と低下の原因

体温上昇	●高体温：熱中症，けいれん，悪性症候群 ●発熱：感染症，悪性腫瘍，膠原病，薬剤熱，痛風・偽痛風など
体温低下	●一次性（偶発性）：寒冷環境への曝露 ●二次性：下垂体機能低下，副腎不全，甲状腺機能低下症，低血糖，栄養失調，敗血症，自律神経障害（糖尿病，パーキンソン[Parkinson]病，脳脊髄障害）

概日リズムと日内変動

われわれの身体にはいわゆる"体内時計"が備わっており，これを概日リズム（サーカディアンリズム）とよぶ．約24時間周期のリズムであり，時間帯によってメラトニンやコルチゾールなどのホルモン分泌量や，自律神経系（交感神経，副交感神経）のバランスが変わることが知られている．このリズムの影響で，体温や脈拍，血圧などが一日のなかで変動するが，これが日内変動である．

による体表冷却の可能性があるため，汗があれば拭き取り，皮膚を乾燥させた後に測定を行う．

2）正常と異常

一般に体温の基準値は37℃±0.5℃程度とされるが，平熱には個人差があるため一概な定義はない．体温には約1℃程度の日内変動があり，夕方4時頃に1日のうちで最も体温が高くなることが知られている．また女性であれば月経周期に伴い変動し，黄体期には0.5℃高くなる．体温は，個人差や周期的な変動があることを理解したうえで評価することが重要である．

表Ⅱ-1-6に体温の上昇と低下の原因を示す．高体温は，体温調節の機能が破綻して目標体温を超えてしまう（熱中症など）状態である．それに対し発熱は，身体が目標体温を上昇させているという点で異なる．たとえば感染症による発熱は，病原体に対する免疫反応をより促進するために起こると考えられている．低体温の患者では，寒冷環境によるもの（一次性低体温）のほ

1 診断の基本 45

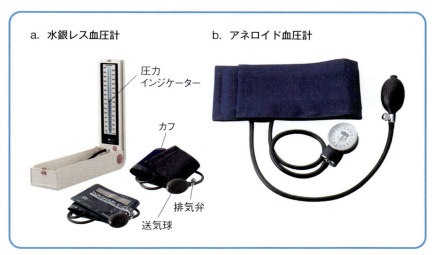

図Ⅱ-1-2 血圧計の例
[写真提供：ケンツメディコ株式会社]

かに，重症感染や内分泌疾患によるもの（二次性低体温）を考えることを忘れてはならない．

D 血圧

普段，われわれが測定している血圧は正確には大動脈圧を指す．血液は圧の高い動脈系から圧の低い静脈系へと流れるため，動脈圧が保たれていることで血液が全身に循環する．つまり，血圧は循環の1つの指標として用いることができる．

1）測定方法

現在は自動血圧計が普及しているが，水銀レス血圧計やアネロイド血圧計（図Ⅱ-1-2）を用いた聴診法による測定が基本となる．手順は次のとおりである．

①マンシェットを患者の上腕に巻き，聴診器を肘窩にセットする．
②マンシェットの圧を上げて血流を完全に遮断する．このときの圧の値は，患者の普段の血圧がわかっていれば，それよりも10〜20 mmHg高い圧を目標とし，わからなければ橈骨動脈の拍動が触れなくなる圧を参考にするとよい．
③徐々に圧を抜いていくと，血流が戻り，乱流が発生する．このときに聴取される音が**コロトコフ（Korotkoff）音**であり，これが聴取され始めた値が**収縮期血圧**である．
④さらに圧を下げていくとコロトコフ音が消失する．このときの値が**拡張期**

水銀レス血圧計

以前は水銀柱の高さを用いて血圧を測定していたが，水銀が有害物質であるため，水銀を使用しない血圧計が開発・使用されるようになった．これを水銀レス血圧計とよび，水銀血圧計と形は同じだが圧をデジタル化し，インジケーターに表示しているものが多い．

表Ⅱ-1-7　成人における血圧値の分類（診察室血圧）

分類	収縮期血圧		拡張期血圧
正常血圧	<120 mmHg	かつ	<80 mmHg
正常高値血圧	120〜129 mmHg	かつ	<80 mmHg
高値血圧	130〜139 mmHg	かつ/または	80〜89 mmHg
Ⅰ度高血圧	140〜159 mmHg	かつ/または	90〜99 mmHg
Ⅱ度高血圧	160〜179 mmHg	かつ/または	100〜109 mmHg
Ⅲ度高血圧	≧180 mmHg	かつ/または	≧110 mmHg
（孤立性）収縮期高血圧	≧140 mmHg	かつ	<90 mmHg

［日本高血圧学会高血圧治療ガイドライン作成委員会（編）：高血圧治療ガイドライン 2019，ライフサイエンス出版，p.18，表 2-5，2019 より許諾を得て改変し転載］

表Ⅱ-1-8　高血圧と低血圧の原因

高血圧	●本態性高血圧：複数の遺伝因子や環境因子（生活習慣など）によるもの ●二次性高血圧：原発性アルドステロン症，クッシング（Cushing）症候群，褐色細胞腫，腎実質性，腎血管性，中枢神経系疾患性，薬剤性など
低血圧	●急性：循環血液量減少性（出血や脱水など），血液分布異常性（敗血症，脊髄性，アナフィラキシーなど），心原性（心筋梗塞など），閉塞性（心タンポナーデ，緊張性気胸など） ●慢性：薬剤性（降圧薬など），自律神経障害（パーキンソン病や糖尿病など），内分泌性（副腎不全など），心原性（慢性心不全）

血圧である．

2）正常と異常

　一般に収縮期血圧が140 mmHg 以上，かつ/または拡張期血圧が90 mmHg 以上の場合を高血圧とする（**表Ⅱ-1-7**）．一方，収縮期血圧が90 mmHg 未満の場合を低血圧とすることが多い．高血圧と低血圧それぞれの原因を**表Ⅱ-1-8** に示す．

臨床で役立つ知識

マンシェットの大きさ・巻き方による測定値への影響

　マンシェットは，患者の体格に合わせて適切な大きさのものを準備する必要がある．マンシェットの幅は上腕の周囲の 40％程度が好ましいとされており，これより太いマンシェットを使用すると血圧は本来の値より低く，細いマンシェットでは高くなることが知られている．また一般的に指が 2 本程度入るようなきつさで巻くとされており，ゆる過ぎる，またはきつ過ぎるのは望ましくない．

表Ⅱ-1-9　頻脈と徐脈の原因

頻脈	洞性頻脈，発作性上室性頻拍，心房粗動/細動，心室粗動/細動 ➡感染，脱水や貧血，低血糖や電解質異常，甲状腺機能亢進症などが寄与する
徐脈	洞性徐脈，洞不全症候群，房室ブロック ➡迷走神経反射，低体温，虚血性心疾患，電解質異常，低酸素，甲状腺機能低下症，脊髄損傷などが寄与する

E　心拍数，脈拍数

　心拍数，脈拍数は，1分間に心臓・血管がそれぞれ拍動する回数である．両者は厳密には異なり，たとえば期外収縮などの不整脈で心収縮はあるものの，末梢での血管拍動を形成するほどの強い拍出がない場合には，心拍数と脈拍数に乖離が生じる．心拍数はモニター心電図で測定されることが多いため，ここでは脈拍数の測定について述べる．

測定方法

　正確性の観点からは1分間測定することが望ましいが，実際の現場で最も一般的な方法は，橈骨動脈を触知しつつ，脈拍数を30秒間測定し，その値を2倍する方法である．また測定時には脈拍数だけでなく，そのリズムが整か不整かも評価する．脈拍を触知する際には，示指・中指・薬指の3本で触れる．また左右差がある場合は動脈硬化や大動脈解離などによる狭窄を疑うことができるため，可能であれば左右を同時に確認する．

正常と異常

　脈拍数の基準値は60～100回/分であり，それ以上のものを頻脈，以下を徐脈という．それぞれの原因を表Ⅱ-1-9に示す．

　脱水や出血による循環血液量減少では，血圧が低下するよりも前に頻脈になることが知られており，脈拍数は体液量の鋭敏な指標として用いることができる．

　リズムに関しては整（regular）が正常である．不整ならば異常であるが，厳密には「規則的な不整（regularly irregular）」と「絶対的不整（irregularly irregular）」の2種類が存在する．規則的な不整は定期的に脈が不整となるものであり，主に期外収縮である．一方，絶対的不整は脈が完全に不整なものであり，主に心房細動である．

> **臨床で役立つ知識**　**比較的徐脈**
>
> 脈拍数は，体温が1℃上昇するごとに10〜18回/分上昇するといわれている．明確な定義はないものの，体温が1℃上昇したときの脈拍数の増加が8回/分以下の場合を「比較的徐脈」という．この場合，薬剤熱やβ遮断薬などの脈を抑える薬剤を服用している場合が多い．感染症が原因の場合も髄膜炎菌やマイコプラズマなどの細胞内寄生菌が多いことが知られており，診断に有用である．少しむずかしく感じるかもしれないが，比較的徐脈はカルテにもよく記載される言葉であり，看護師を目指す人には，日常的にバイタルサイン測定を行うにあたってのスキルアップのために知っておいてほしい．また反対に，体温が1℃上がるごとに脈拍数が20回/分以上上昇する場合は細菌感染が多いことが知られている．「熱の割には脈が落ち着いているな……薬の影響かな？」「熱は高くないのに脈拍の上昇が目立つな……医師に早めに報告しておいたほうがいいかもしれない！」と，患者を評価できるとよい．

F　呼吸数，Spo_2

　呼吸数は1分間に呼吸した数（吸う・吐くで1回）で，非常に重要であり，バイタルサインのうち患者の重症度を最も反映するとされる．Spo_2（経皮的動脈血酸素飽和度）は，パルスオキシメータを使用して測定する項目で，赤血球中のヘモグロビンの何%が酸素と結合しているかを表すものである．これらの項目は組み合わせて評価することが必要であり，仮にSpo_2が92%であっても，呼吸数が12回/分なのか30回/分なのかでは大きく意味が異なる．呼吸数をルーチンでは測定していない施設もあるが，本来は測定すべきである．

測定方法

　脈拍数と同じく呼吸数も，臨床現場では30秒間測定した値を2倍することが一般的である．また3秒に1回呼吸していれば20回/分，2秒に1回であれば30回/分に相当するというのはわかりやすい目安である．呼吸数は意識すると容易に変化してしまうため，患者に測定することは伝えず，なるべく自然な状態で測定することが望ましい．そのため，脈拍や血圧など，ほかのバイタルサインを測定しているときに並行して計測するとよい．また呼吸回数だけでなく，呼吸様式（深い/浅い，リズムなど）の評価も重要である．

正常と異常

　一般的に成人の呼吸数の基準値は12〜18回/分とされ，高齢者では上限が24回/分とするものもある．呼吸数が24回/分以上を**頻呼吸**，12回/分以下を**徐呼吸**という．頻呼吸と徐呼吸それぞれの原因を**表Ⅱ-1-10**に示す．

表Ⅱ-1-10 頻呼吸と徐呼吸の原因

頻呼吸	●呼吸不全：肺炎や気胸，心不全，肺塞栓症，中枢神経障害，呼吸筋麻痺（ギラン-バレー［Guillain-Barré］症候群やALS*），胸郭変形など ●全身性感染症：主に敗血症 ●代謝性アシドーシスに対する代償 ●薬物中毒（アンフェタミンなど）
徐呼吸	●呼吸抑制性薬剤（オピオイドなど） ●CO_2ナルコーシス ●頭蓋内圧亢進 ●中枢神経疾患　など

*ALS：amyotrophic lateral sclerosis，筋萎縮性側索硬化症

4 身体診察（フィジカルアセスメント）

　身体診察は，多くの情報を迅速に得ることができる重要な診療行為であり，また設備の有無に関係なく，コストもかからないため医療経済面からも重要である．一般には問診の後に，または問診と並行して行うことが多い．身体診察の項目は非常に多彩であり（図Ⅱ-1-3），すべての所見をとるのには時間がかかる．そのため，患者の主訴や問診の内容により，身体診察の項目を絞り込み，効率的に重要な情報を得ることが重要となる．診察方法には，視診，聴診，打診，触診があり，これらを各部位で行う．

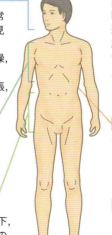

頭頸部
目：眼瞼結膜や眼瞼結膜の色調・充血の有無，眼底異常
耳：耳介や外耳道の皮疹や発赤，耳介牽引痛，鼓膜所見
鼻腔・副鼻腔：粘膜の浮腫や発赤，蒼白，圧痛の有無
口腔：扁桃の腫大や発赤，咽頭後壁の発赤，粘膜の乾燥，う歯，舌の色調
頸部：甲状腺の腫大や圧痛，リンパ節腫脹，頸静脈怒張，頸動脈雑音

胸部
心音：心音の増強や減弱，過剰心音や雑音，摩擦音
呼吸（音）：胸郭の変形や呼吸補助筋の使用，呼吸様式，呼吸音の減弱や左右差，雑音
その他：腋窩の乾燥，腋窩リンパ節腫脹

腹部
腹部膨満，皮疹，手術痕の有無，腸蠕動音の亢進や低下，血管雑音，打診異常，圧痛，肝脾腫の有無，腫瘤触知の有無，直腸診

神経系
瞳孔径，瞳孔反射の有無，眼球運動や咽頭，舌の運動異常，顔面の感覚異常，四肢の筋力や協調運動，不随意運動，感覚異常，反射異常など

背部
脊椎叩打痛，肋骨脊柱角叩打痛

皮膚・四肢
皮疹や手術痕の有無，下腿浮腫，関節の圧痛や腫脹・変形など

図Ⅱ-1-3　代表的な身体診察の項目

表Ⅱ-1-11 検査の分類

分類	具体的な検査
検体検査	血液検査や尿検査，胸・腹水検査，関節液検査など
微生物学的検査	喀痰や尿のグラム染色，培養検査，PCR や抗原検査など
生理学的検査	心電図検査，呼吸機能検査，脳波検査など
画像検査	X 線検査，CT 検査，MRI 検査，核医学検査，超音波検査など
内視鏡検査	消化管内視鏡検査，気管支鏡検査など
病理検査	尿や胸・腹水の細胞診，組織診など
そのほか	悪性腫瘍の染色体検査や遺伝子検査など

PCR：polymerase chain reaction

5 検査

　ここでは検査の概略と考え方について述べ，各検査の詳細については第Ⅲ章で解説する．

　検査には血液検査や尿検査，画像検査などがある．代表的なものを**表Ⅱ-1-11**に示す．

　診断においては検査の選択と解釈が重要となる．検査の選択については前述のとおり，疾患の確率を無視して無造作に検査を提出するのではなく，問診やバイタルサイン，身体診察から鑑別疾患を絞り，必要な検査を行うことが重要である．検査前の段階でどれだけその疾患らしいかを「検査前確率」といい，どれだけこの確率を高めたうえで検査に臨めるかが重要である．

　また結果の解釈も単純ではない．検査には偽陽性（本来は陰性であるのに誤って陽性となってしまうこと）と偽陰性（本来は陽性であるのに誤って陰性となってしまうこと）がある（p.90，「感度と特異度」参照）．すなわち，検査の結果が陽性または陰性であれば100％その疾患である，またはないと確定できる検査はほぼないのである．それぞれの検査にはこの偽陽性や偽陰性がどの程度起こるかといった特性があり，医師はそれを意識して検査を行っている．

　インフルエンザ抗原検査の例で，偽陰性と偽陽性について考えてみよう．

1 | 診断の基本　51

例1 ●偽陰性の例

30歳男性が発熱を主訴に来院した．季節は冬で家族は皆，現在インフルエンザに罹患している．症状としては1日前からの高熱，咽頭痛と咳嗽，頭痛，筋肉痛や背部痛がある．身体診察では咽頭後壁が軽度発赤していた．そのほかに感染巣を示唆する所見は乏しかった．医師がインフルエンザ抗原検査を提出したところ，陰性という結果であった．

➡この患者は，検査結果が陰性であることから"インフルエンザではない"といえるだろうか？

　この患者では，周囲にインフルエンザの人がいるという病歴や症状，身体診察からインフルエンザの可能性は高いと考えられる．つまりインフルエンザの検査前確率は非常に高い．

　またインフルエンザ抗原検査は，とくに発症早期に偽陰性が多いことが知られており，この結果をもってインフルエンザを否定することはできない．

　結論としては，この患者はインフルエンザである可能性が高く，検査は偽陰性であったと考えられる．

例2 ●偽陽性の例

60歳女性が発熱を主訴に来院した．季節は夏で周囲にインフルエンザの人はいない．症状としては尿混濁，排尿痛があり，身体所見では右肋骨脊柱角叩打痛＊が陽性であった．咽頭痛や咳嗽，筋肉痛などの症状は一切ない．患者は腎盂腎炎の既往があり，今回の症状はその症状とまったく同じだという．また尿中白血球は陽性，グラム染色では細菌の貪食像を認めた．研修医が念のためインフルエンザ抗原検査を提出したところ，陽性という結果であった．

➡この患者は，検査結果が陽性であることから"インフルエンザの可能性が高い"といえるだろうか？

　季節は夏でインフルエンザ流行期ではなく，インフルエンザを示唆する症状や所見はない．つまり，この患者のインフルエンザの検査前確率は非常に低い．また病歴や診察所見からは明らかに腎盂腎炎の可能性が高い．そうすると発熱は腎盂腎炎で説明が可能であるため，さらにインフルエンザの可能性は低くなる．

　インフルエンザ抗原検査の偽陽性は少ない（感度55％，特異度98％）ことが知られているが，本症例の発熱の原因はこの陽性という結果を踏まえても尿路感染症と考えることが妥当であり，検査は偽陽性の可能性が高い．

＊肋骨脊柱角叩打痛
肋骨脊柱角は背部の最下位肋骨と脊柱の交差部であり，この部位付近には腎臓が位置する．腎盂腎炎や尿路結石ではこの部位の叩打痛が陽性となる．

　例2のように，検査前確率を考えずに検査を提出してしまうと，その結果の解釈に難渋してしまう．また余分な検査や投薬が増え，医療経済面からも問題となってしまうのである．

表Ⅱ-1-12　市中肺炎患者の観察項目

手順	実施する項目
①問診	喀痰量や吸引回数，咳嗽や呼吸困難の程度，全身症状（倦怠感や食事摂取量など）
②バイタルサイン測定	発熱，呼吸数や SpO_2
③身体診察（フィジカルアセスメント）	呼吸様式や副雑音の変化
④検査	血液検査（白血球数や CRP など），微生物学的検査（喀痰グラム染色や培養検査），画像検査（胸部 X 線検査）

CRP：c-reactive protein，C 反応性タンパク

6 ｜ 経過観察

　問診から検査により診断がつくと治療が開始され，その後の経過観察が重要となる．診断が正しく，治療により病状が快方に向かっているか，または増悪しているかを判断しなければならない．日々の経過観察のためには，各々の疾患における観察項目のポイントをつかむことが重要である．その際には，前述の流れに沿って観察項目を考えると漏れがなく効率的である．**表Ⅱ-1-12** に市中肺炎患者の観察項目の例を挙げる．

2 主な症状・徴候の診断の実際

1 発熱

A 具体的な症状

　一般的には口腔温で38.0℃以上，腋窩温で37.5℃以上を発熱とすることが多いが，平熱には個人差があるため，一概に定義することはできない．発熱は免疫反応の結果として起こるものであり，高齢者や，ステロイド薬などの免疫抑制作用をもつ薬剤を使用している患者などでは，たとえ微熱でも重症であることも多い．そのため，発熱の程度だけで重症度を評価せず，ほかの症状やバイタルサインにも注目することが非常に大切である．また，発熱によく伴う症状に悪寒があるが，悪寒戦慄（布団をかぶっても震えてしまうような状態）があるときは敗血症*を示唆するため注意を要する．

> **＊敗血症**
> 重症感染に対する生体反応の調節がうまく利かないために引き起こされる，生命を脅かす臓器障害が起きている状態のこと．

B 考えられる原因・疾患

　発熱の原因としては感染症が最も多いが，そのほかに悪性腫瘍，膠原病など多岐にわたる（表Ⅱ-2-1）．

C 鑑別，絞り込みの方法

問診/診察

　発熱の鑑別疾患は多彩であり，病態および原因となる部位に注目して，病歴と身体所見を系統的にとることが重要である．

1）病態

　1週間以内の急性の発熱は感染症によることがほとんどである．数週間から月単位で続く慢性の発熱は膠原病や悪性腫瘍の可能性がより高くなるが，感染症でも結核や感染性心内膜炎などは経過が長い場合もある．そのため，発熱患者では感染症を最初に考え，感染症が否定的であれば，薬剤熱や膠原病，悪性腫瘍など他の原因を検討する．たとえば，比較的若年の患者に関節炎や皮膚症状などがあればより膠原病を疑い，悪性腫瘍のある高齢患者で他

表Ⅱ-2-1 考えうる発熱の原因・疾患

分類	具体例
感染症	●ウイルス感染：風邪症候群やインフルエンザ，伝染性単核症，デング熱など ●細菌感染：肺炎，腎盂腎炎，蜂窩織炎，髄膜炎，感染性心内膜炎，肺結核，肝炎，胆嚢炎，胆管炎，腸管感染，化膿性関節炎，深部膿瘍，敗血症など ●真菌感染症：カンジダ，アスペルギルス，クリプトコッカスなど ●寄生虫感染症：マラリア，アメーバ赤痢など
悪性腫瘍	●固形腫瘍（肝細胞がん，腎細胞がん，膵がんなど） ●悪性リンパ腫，白血病など
膠原病	●全身性エリテマトーデス（SLE），血管炎，リウマチ性多発筋痛症，成人スティル（Still）病など
そのほか	●薬剤熱，悪性症候群，内分泌疾患（甲状腺機能亢進症，褐色細胞腫，副腎不全），痛風，偽痛風，サルコイドーシス，深部静脈血栓症，血腫，頭部外傷，脳出血，手術後，詐熱

SLE：systemic lupus erythematosus

に発熱の原因がなければ腫瘍熱の可能性が高くなる．

2）原因となる部位

主に随伴症状，とくに臓器特異的な症状や身体所見から原因となる部位を絞り込む．たとえば，咳嗽や喀痰があって呼吸時の雑音がある場合は気道，頻尿や排尿時痛，肋骨脊柱角叩打痛があれば尿路に原因があると考える．

▌検査

問診や身体診察で鑑別を絞った後，疑わしい病態や部位を踏まえたうえで検査を行う．

①血液検査

CRP：c-reactive protein

ESR：erythrocyte sedimentation rate

血球算定検査（とくに白血球数），C反応性タンパク（CRP），赤血球沈降速度（ESR），肝機能，腎機能，膠原病関連項目，腫瘍マーカーなどを測定する．

②尿検査

尿中白血球や亜硝酸塩で尿路感染の有無を評価する．

③細菌学的検査

培養検査（血液，喀痰，尿など），グラム染色，迅速検査（インフルエンザ，溶連菌）などが有用である．

④画像検査

胸部X線検査や，原因として疑わしい部位のCT検査などを施行する．

D 対応方法・治療方針

1）原因治療

原因に合わせて以下の治療を行う．

①感染症

抗菌薬や抗ウイルス薬の投与.

②膠原病

非ステロイド性抗炎症薬（NSAIDs）やステロイド薬，免疫抑制薬などの投与.

③悪性腫瘍

手術や抗がん薬の投与.

NSAIDs：non-steroidal anti-inflammatory drugs

2）対症療法（解熱療法）

解熱薬（アセトアミノフェンや NSAIDs）を投与する．解熱薬にも副作用があるため，倦怠感や消耗症状の改善，頻脈や呼吸状態の改善などメリットを考えて投与する必要がある．

2 | 倦怠感

A 具体的な症状

倦怠感はとらえどころがない症候であり，患者のいう倦怠感が具体的にはどのような症状を指しているのかを判断することが大切である．とくに高齢者の場合，本来であればほかの症候を主訴にすると思われる疾患（感染症であれば発熱，慢性閉塞性肺疾患［COPD］や心不全であれば呼吸困難，心筋梗塞であれば胸痛など）であっても，自律神経の機能や認知機能の低下，疼痛に対する閾値*上昇によりうまく表現されず，「倦怠感」を主訴とする場合があることに注意したい．

COPD：chronic obstructive pulmonary disease

＊閾値
ある反応を起こさせる際に必要となる作用の大きさや強度の最小の値．生体においては，感覚受容器の興奮を起こさせるのに必要な最小の刺激の強さのこと．閾値が小さいほど感覚は敏感である．

B 考えられる原因・疾患

考えられる疾患は多岐にわたるため，まずは頻度が高い疾患および緊急性が高い疾患を中心におさえていくことが肝心である（**表Ⅱ-2-2**）．

C 鑑別，絞り込みの方法

① 発症までの経過，② 発熱の有無，③ 体重減少の有無の3つに注目して原因疾患を鑑別していく（**図Ⅱ-2-1**）．

D 対応方法・治療方針

とくに高齢者が倦怠感を訴えた場合は，器質的疾患である可能性が高い．

表Ⅱ-2-2 倦怠感の原因・疾患

頻度＼緊急性	高	中	低
高	●敗血症 ●潜在性感染症（感染性心内膜炎，結核，膿瘍など） ●電解質異常 ●低血糖・高血糖	●脱水 ●COPD	●うつ病 ●薬剤性 ●伝染性単核球症
中	●心不全	●悪性腫瘍	●鉄欠乏 ●睡眠時無呼吸症候群
低	●急性心筋梗塞 ●尿毒症	●副腎不全 ●甲状腺機能低下症 ●重症筋無力症	●慢性疲労症候群

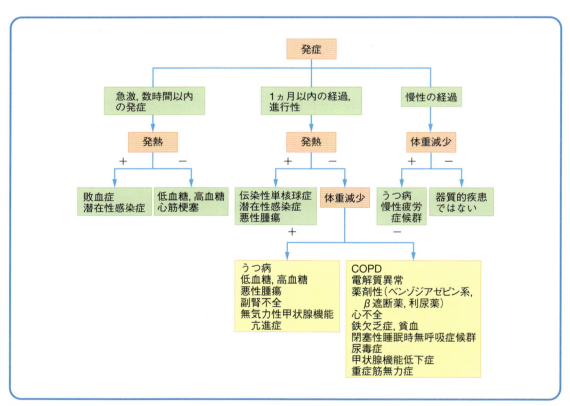

図Ⅱ-2-1 倦怠感の原因疾患の絞り込み

［塩尻俊明：内科主訴25の確定診断術―問診スキルでここまで絞り込める！（塩尻俊明編），p.57，文光堂，2013より許諾を得て改変し転載］

症候自体は解釈や評価が困難な場合もあるが，実際には採血で鑑別可能な疾患も多く，また敗血症や心筋梗塞といった緊急性や頻度がともに高い疾患もあるため，積極的に精査を行うべきである．

3 意識障害

A 具体的な症状

意識は「覚醒度」と「内容」で構成されており，「自身と外的世界を認識し，反応できること」とされる．意識障害はそれが障害された状態であり，「覚醒度（意識レベル）の低下」と「意識変容（意識内容の変化)」に分けられる．意識障害の評価にはジャパン・コーマ・スケール（JCS）やグラスゴー・コーマ・スケール（GCS）（p.43 参照）が用いられる．医療者の共通用語であるため，熟知していることが望ましい．意識障害のある患者は低酸素や血圧低下といったほかのバイタルサインの異常を伴っていることも多いため，迅速に対応することが求められる．

JCS：Japan Coma Scale
GCS：Glasgow Coma Scale

臨床で役立つ知識

「患者の様子が何かおかしくて……」

この項目では意識レベルの低下を中心に述べるが，前述のとおり，意識障害には意識変容（意識内容の変化）もある．意識変容は一般に不穏と表現されることが多い．高齢者や状態の悪い人が入院した場合には，せん妄という「病気や身体の不調などにより脳の機能が一時的に障害された状態」となることがある．具体的には，主に夜間に怒りっぽくなったり，理解不能なことを言って眠れなかったり，時には医療従事者に暴力をふるったりすることがある．普段はこのようなことがない人に，これらの言動が入院後に急に起こるのが特徴である．興奮性の症状が目立つ場合はせん妄とわかりやすいが，ほとんど普段と変わりはないのに元気がなく低活動気味など，どこか様子が違う，というだけの場合もある．このようなとき，医師は「不眠の患者がいて……」「患者の様子が何かおかしくて……」と連絡をもらうことが多い．そんなときはぜひ，"今"の時刻や場所（どこにいるか）などを患者に聞いてみてほしい．せん妄の患者には見当識障害（時間や場所，人のことがわからなくなること）があることが多く，とくに時間の見当識が障害されるため，答えられないことが多い．そして「せん妄疑いの患者のレポートです」と連絡できるようになろう．

B 考えられる原因・疾患

原因は多彩であり，「AIUEOTIPS（表II-2-3)」という覚え方が便利である．

表Ⅱ-2-3　考えうる意識障害の原因・疾患（AIUEOTIPS）

A	Alcohol	急性アルコール中毒，ウェルニッケ（Wernicke）脳症，アルコール離脱症候群
I	Insulin	低血糖，DKA/HHS
U	Uremia	尿毒症
E	Encephalopathy Electrolytes Endocrinopathy	肝性脳症，高血圧性脳症 Na，K，Ca，Mg 異常 副腎不全，甲状腺クリーゼ
O	Oxygen Overdose Opiate	低酸素，CO_2ナルコーシス，一酸化炭素中毒 薬物中毒，過量投与（睡眠薬など） オピオイド過量投与
T	Trauma Temperature Tumor	脳挫傷，硬膜下/外血腫，脳震盪 低体温，高体温 脳腫瘍，腫瘍随伴症候群
I	Infection	中枢神経感染症（脳炎，髄膜炎，脳膿瘍），敗血症
P	Psychogenic Porphyria	てんかん性障害，心因性 ポルフィリア
S	Seizure Stroke/SAH Shock Syncope Senile	けいれん/てんかん（非けいれん性てんかん重積） 脳梗塞，脳出血，くも膜下出血 持続的循環障害 失神（一過性循環障害） 高齢者の脱水

DKA/HHS：diabetic ketoacidosis, 糖尿病性ケトアシドーシス/hyperglycemic hyperosmolar syndrome, 高血糖高浸透圧症候群
SAH：subarachnoid hemorrhage

C　鑑別，絞り込みの方法

　緊急性が高く，比較的容易に診断・除外が行えるものから鑑別を行う．
①バイタルサインを測定して低酸素やショックなど緊急対応が必要な全身の病態の有無を判断し，並行して容易に治療介入可能な低血糖のチェックも行う．
②神経学的異常所見がある場合など，頭蓋内疾患が疑わしい場合などは，頭部 CT（頭部 MRI）検査を行う．
③問診，身体所見や血液検査などを活用して原因疾患を鑑別する．
●問診：意識障害のために患者への問診がむずかしいことが多いため，家族や目撃者から病歴聴取を行う．
●身体所見：神経学的所見がとくに重要である．
●血液検査：電解質や浸透圧，肝腎機能，アンモニア，浸透圧，副腎/甲状腺ホルモンなどを評価する．

- 尿検査：疑わしい症例では薬物中毒スクリーニングを行う.
- 髄液検査：髄膜炎や脳炎などの診断に用いる.
- 脳波：てんかんや薬剤などによる代謝性脳症の診断に有用である.

D 対応方法・治療方針

ほかのバイタルサインに異常があった場合，その治療を最優先する．意識障害に対する対症療法はないため，原因を特定し，その治療を行うことが重要である.

4 頭痛

A 具体的な症状

頭痛をきたす疾患は多岐にわたっており，症状についての詳細な問診が診断の鍵を握る．発症様式，寛解・増悪因子，性状（拍動性など），随伴症状（悪心，眼痛など），持続時間など，OPQRST3A（p.40 参照）に沿って聴取していく.

B 考えられる原因・疾患

頭痛は基礎疾患のない**一次性頭痛**と，原因のある**二次性頭痛**に分類される．まず二次性頭痛の可能性を考え，いずれも当てはまらない場合に一次性頭痛を考える．頻度の高い疾患別に，症状のキーワードを**表Ⅱ-2-4**にまとめる.

C 鑑別，絞り込みの方法

表Ⅱ-2-5 に二次性頭痛を示唆するサイン（**SNOOPEE**）を示しているが，頭痛の鑑別の際に最も重要なことは，危険な二次性頭痛を見逃さないことである．一次性頭痛の頻度が高く，とくに救急外来など時間に制約がある現場では，初診時に原因の特定が困難なケースもあるため，この視点は重要である．**表Ⅱ-2-4** を意識しながら，OPQRST3A に沿って病歴聴取を行い，とくに「突然発症」「意識障害を伴う発熱」「悪心を伴い朝に増悪する」といった病歴を逃さずに聴取し，脳血管疾患，感染症，悪性腫瘍の除外に努める．**表Ⅱ-2-5** のなかで当てはまる項目がある場合，二次性頭痛の可能性を強く疑い，身体診察での異常神経所見の有無を確認しつつ，頭部の画像検査（CT

表Ⅱ-2-4　頻度の高い頭痛の原因・疾患

一次性頭痛	●片頭痛：POUND*に沿って問診 ●緊張型頭痛：夕方にかけて増悪，後頭部〜後頸部に多い，入浴で改善 ●群発頭痛：充血・流涙・鼻汁・鼻閉，特定の期間の特定の時間だけ連日（＝群発），夜間睡眠中，眼窩や側頭部
二次性頭痛	下記3つをまずは除外する ●脳血管疾患：突然発症，人生最悪の痛み ●感染症：発熱，意識障害 ●悪性腫瘍：朝に強い頭痛，悪心

＊POUND：以下5項目のうち4項目以上当てはまれば片頭痛の可能性が高い．
　　　　　とくにNとDがない場合はほかの疾患を考えたほうがよい．
●P（Pulsating）：拍動性．
●O（Hour）：持続時間（4〜72時間）．
●U（Unilateral）：片側性，繰り返す場合は左右が変わることが多い．
●N（Nausea）：悪心．
●D（Disabling）：日常生活への支障．

表Ⅱ-2-5　二次性頭痛を示唆するサイン（SNOOPEE）

S	Systemic symptoms/signs/disease	全身症状を伴う頭痛
N	Neurologic symptoms/signs	神経学的異常がある
O	Onset after age 40 years	高齢発症
O	Onset sudden	突然発症
P	Pattern change	いままで経験した頭痛と違う性状の頭痛
E	Exacerbation	増悪する頭痛
E	Exercise	運動中の発症

検査やMRI検査）や髄液検査などの精査を行う．

D　対応方法・治療方針

　とくに危険な頭痛では頭蓋内圧亢進を伴うことも多く，意識レベルの変化，瞳孔所見，呼吸状態に注意し，必要であれば気管挿管をはじめとした蘇生術もためらわずに行う．原因に対する治療としては，たとえば出血であれば手術や厳格な血圧管理を行い，感染であれば30分以内に血液培養採取および抗菌薬投与を行う必要がある．

5 | めまい

A 具体的な症状

めまいと表現される症状の様相は多岐にわたり，その詳細を聴取することが後の鑑別において重要となる．聴取すべき項目として，性質，発症様式，持続時間，随伴症状，既往歴などが挙げられる（**表Ⅱ-2-6**）．

B 考えられる原因・疾患

めまいは大きく分けて，① 中枢性めまい，② 末梢性めまい，③ 前失神の3つに分類される．それぞれに当てはまる疾患を**表Ⅱ-2-7**にまとめる．とく

表Ⅱ-2-6 めまいで聴取すべき問診事項

問診項目	具体的な内容
性質	回転性か浮動性か
発症様式	突然発症，体位変換時に発症，繰り返し発症
持続時間	潜時（めまいが起こるまでの間）の有無，数分で治まるか
随伴症状	運動感覚障害，聴力低下，悪心，頭痛，先行感染，眼前暗黒感
既往歴	高血圧，糖尿病，脂質異常症，喫煙歴

表Ⅱ-2-7 めまいの原因・疾患

中枢性めまい	●脳梗塞，脳出血（脳幹または小脳） ●椎骨脳底動脈解離 ●脳腫瘍（聴神経腫瘍など）
末梢性めまい	●良性発作性頭位めまい症 ●前庭神経炎 ●メニエール（Ménière）病 ●突発性難聴
前失神	●大動脈弁狭窄症 ●閉塞性肥大型心筋症 ●拡張型心筋症 ●心筋炎 ●不整脈（房室ブロック，洞不全症候群，致死性不整脈）によるアダムス-ストークス（Adams-Stokes）症候群 ●消化管出血

に前失神に該当する「眼前暗黒感」「意識が遠のく感じ」をめまいと表現する患者がいることに注意したい.

C 鑑別，絞り込みの方法

めまいの診療は，何よりもまず中枢性めまいを見逃さないことが重要である．眼球運動障害・構音障害・四肢の運動/感覚障害などの神経所見を伴う場合，あるいは体勢保持が極めて困難な場合は，中枢性めまいの可能性が高くなる．中枢性めまいと前失神を除外した後は，**表Ⅱ-2-6** に挙げた事項を問診しながら，末梢性めまいのうちのどれに当てはまるかを検討していく.

D 対応方法・治療方針

中枢性めまいを疑う場合や，末梢性めまいの可能性が疑われても血管リスクが高いなど，中枢性めまいを確実に除外したい場合は，CT検査やMRI検査などの画像検査を積極的に施行する．原因を問わず，めまいに対する対症療法（ジフェンヒドラミン・ジプロフィリン配合製剤［トラベルミン®］，ヒドロキシジン［アタラックス®-P］，ベタヒスチンメシル酸塩［メリスロン®］など）を施行する．前失神の場合は循環器系疾患や出血性疾患を疑い，精査後は専門科に紹介することが重要である.

6 胸痛

A 具体的な症状

胸部には心臓や肺といった重要臓器が含まれ，胸痛をきたす疾患には致死的な疾患も多く，迅速な対応が必要となることが多い．また，胸痛にはさまざまな表現がなされる．表現により想起する病態が異なるため，症状の聴取には注意が必要である.

B 考えられる原因・疾患

胸痛をきたす疾患は多い（**表Ⅱ-2-8**）が，致死的な疾患としては，急性冠症候群，大動脈解離，肺血栓塞栓症，緊張性気胸，食道破裂などがとくに重要である.

ただし，胸痛の原因が胸腔に存在するとは限らない．患者は，上腹部痛や背部痛を胸痛として訴えることもある．また，皮膚軟部組織（帯状疱疹など）

表Ⅱ-2-8　胸痛の原因として考えられる疾患

原因臓器	胸痛をきたす主な疾患
心・血管系	● 急性冠症候群（急性心筋梗塞，不安定狭心症） ● 大動脈解離 ● 肺血栓塞栓症 ● 心不全　など
肺・胸膜	● 緊張性気胸 ● 胸膜炎 ● 膿胸　など
神経系，筋・骨格系	● 肋骨骨折 ● 帯状疱疹　など
消化器系	● 逆流性食道炎 ● 食道破裂 ● 胆囊炎　など

や骨由来の胸痛（転移性骨腫瘍，肋骨骨折など）も考慮する必要がある．

C　鑑別，絞り込みの方法

OPQRST3A（p.40 参照）に沿って問診を行う．胸全体が重苦しい感じであれば急性冠症候群，胸部の表面がヒリヒリする痛みであれば皮膚軟部組織由来の疼痛を想起する．徐々に増悪する急性の安静時の胸痛ならば，心・血管系の致死的な疾患をまず疑う．数ヵ月前からの体動時の胸痛ならば，整形外科的な疾患の可能性が高い．当然ながら，顔面蒼白で冷汗を伴って苦悶様の表情をしている，またはバイタルサインに異常をきたしている場合は緊急に対応する必要がある．

急性冠症候群や肺血栓塞栓症の診断には12誘導心電図が有用であり，疑わしい場合は可能な限り早期に施行する．そのほか，疑う疾患に応じて胸部単純 X 線検査や CT 検査，血液検査を行う．

D　対応方法・治療方針

原因となる疾患に対する治療が基本である．致死的な疾患を除外できる場合は，鎮痛薬による対症療法で対応する場合もある．

7 | 呼吸困難，息切れ

A 具体的な症状

　呼吸困難，息切れとは，「呼吸がしにくい」「息が苦しい」といった患者の**主観的な症状**である．そのため症状（患者の訴え）と重症度とは必ずしも一致しないことを知っておく必要があり，とくに脈拍数や呼吸回数，SpO_2などのバイタルサインに注目し，評価することが重要である．病歴からの重症度評価では，呼吸器疾患では**ヒュー-ジョーンズ**（Hugh-Jones）**分類**（**表Ⅱ-2-9**），心疾患では**NYHA**（ニューヨーク心臓協会）**分類**（**表Ⅱ-2-10**）があり，広く用いられている．

NYHA：New York Heart Association

B 考えられる原因・疾患

　原因としては呼吸器疾患や心疾患が多いが，全身性疾患の場合もある（**表Ⅱ-2-11**）．急性発症と慢性発症とでは，一般に急性発症の疾患のほうが緊急性は高い．

C 鑑別，絞り込みの方法

問診/身体所見

　とくに緊急性が高いのは，気道異物や喉頭浮腫，急性喉頭蓋炎などの上気道閉塞である．これは嗄声や，聴診での上気道狭窄音（stridor），呼吸音の消失・減弱がある場合に疑わしく，気道確保が重要となる．胸痛を伴う場合は，急性冠症候群や大動脈解離，気胸などの緊急性疾患の可能性があり，注意を要する．心疾患の既往や起坐呼吸，泡沫状痰，過剰心音（Ⅲ音，Ⅳ音の聴取），異常呼吸音（両側の水泡音）が聴取される場合は心疾患が疑わしい．一方，喘息やCOPDの既往歴，喫煙歴や膿性喀痰，片側性の肺雑音などは肺疾患をより疑わせる．

検査

1）血液検査

Hb：hemoglobin

BNP：brain natriuretic peptide

　血色素量（Hb）の低下や白血球数の増加，炎症反応，脳性ナトリウム利尿ペプチド（BNP）や心筋逸脱酵素の上昇の有無などを評価する．

2）動脈血ガス分析

　アシデミアや**アルカレミア**の有無，酸素化のチェックや換気障害の評価を行う．

2 主な症状・徴候の診断の実際 65

表Ⅱ-2-9 ヒュー-ジョーンズ分類

Ⅰ度	同年齢の健康者と同様の労作ができ，歩行，階段昇降も健康者並にできる．
Ⅱ度	同年齢の健康者と同様に歩行できるが，坂道や階段昇降は健康者並にできない．
Ⅲ度	平地でも健康者並に歩けないが，自分のペースなら1マイル（1.6 km）以上歩ける．
Ⅳ度	休みながらでないと50 m以上歩けない．
Ⅴ度	会話や着替えでも息切れがする．息切れのため外出できない．

表Ⅱ-2-10 NYHA分類

クラスⅠ	心疾患があるが，身体活動にはとくに制約がない．通常の身体活動では疲労，呼吸困難，狭心痛，動悸といった症状は生じない．
クラスⅡ	身体活動が軽度に制限される．安静時には無症状であるが，日常的な身体活動で疲労，呼吸困難，狭心痛，動悸といった症状を生じる．
クラスⅢ	身体活動が高度に制限される．安静時には無症状であるが，日常的な身体活動以下の労作で疲労，呼吸困難，狭心痛，動悸といった症状を生じる．
クラスⅣ	心疾患があり，いかなる程度の身体活動でも疲労，呼吸困難，狭心痛，動悸が生じる．安静時においても心不全症状や狭心症状がみられ，労作により増強する．

表Ⅱ-2-11 考えうる呼吸困難，息切れの原因・疾患

分類	急性発症	慢性発症
心疾患	急性心不全，急性冠症候群，大動脈解離，心タンポナーデ，心筋炎，心外膜炎，不整脈	慢性心不全，心筋症など
呼吸器疾患	誤嚥，気道異物，急性喉頭蓋炎，喉頭浮腫，喘息発作，COPDの急性増悪，肺炎/胸膜炎，間質性肺炎，気胸，肺塞栓症	COPD，結核（後遺症），縦隔腫瘍，肺腫瘍，間質性肺炎
神経筋疾患	ギラン-バレー（Guillain-Barré）症候群，横隔神経麻痺	重症筋無力症，筋ジストロフィー，筋萎縮性側索硬化症（ALS）
精神疾患	パニック発作，過換気症候群	うつ病，身体表現性障害
そのほかの疾患	急性出血，脱水，糖尿病性ケトアシドーシス，敗血症，薬物中毒	高度貧血，尿毒症

ALS：amyotrophic lateral sclerosis

3）心電図/心エコー検査

急性冠症候群をはじめとする心疾患の診断に有用である．

4）胸部単純X線検査/CT検査

胸部単純X線検査では肺野の評価や心拡大の有無を評価することができる．CT検査は詳細な肺野の評価や大動脈解離，肺塞栓症の評価に有用である．

もう少し くわしく

「アシデミア/アルカレミア」と「アシドーシス/アルカローシス」の違い

「アシデミア」とは血液のpHが7.4未満，つまり酸性に傾いた状態のことを指す．その原因としては，呼吸性のものとして換気不全によるCO_2の貯留があり，代謝性の原因としては乳酸やケトンなど"酸"の貯留（ショックや敗血症，糖尿病性ケトアシドーシスなど），またはHCO_3^-（塩基）の喪失（下痢など）がある．

用語として混同しやすいものに「アシドーシス」がある．アシデミアとは数値としてpHが7.4未満に低下した状態のことを指すが，アシドーシスとは上記のようなpHを低下させる病態のことを指す．それぞれの対になる言葉が「アルカレミア」と「アルカローシス」である．

たとえば，嘔吐（胃酸が排出されるので代謝性アルカローシスとなる）がありpHが上昇していた（アルカレミア）患者が，窒息になり息ができなくなって換気不全を合併したとしよう．この患者のpHが7.5だった場合，この患者はアルカレミア（pHの数値より）であり，代謝性アルカローシス（嘔吐）と呼吸性アシドーシス（換気不全）がpHを変化させる病態として併存していると解釈する．

D 対応方法・治療方針

呼吸困難を訴える患者では，呼吸状態や循環動態が悪いことも多いため，酸素や輸液，循環作動薬の投与などによるバイタルサインの維持が重要である．また，上気道閉塞がある場合は必要に応じて気管挿管などの気道確保も考慮する．バイタルサインが落ち着いていれば，原因に合わせた治療を行う．

---

8 咳嗽

A 具体的な症状

咳嗽とは，気道内に貯留した分泌物や異物を気道外に排出するための**生体防御反応**である．

季節性があり，夜明けや明け方に増悪する気管支喘息やアトピー咳嗽，胸

表Ⅱ-2-12 咳嗽の分類と原因として考えられる疾患

分類	緊急性の高い疾患	頻度の高い疾患
急性咳嗽 （3週間未満で治まる）	・肺塞栓症 ・心不全 ・気道異物 ・緊張性気胸	・上気道炎 ・気管支炎 ・気管支喘息　など
遷延性咳嗽 （3〜8週間持続する）	・肺結核症	・喫煙 ・感冒後咳嗽 ・後鼻漏（副鼻腔炎など） ・逆流性食道炎 ・気管支喘息 ・薬剤性（とくにACE阻害薬） ・肺がん　など
慢性咳嗽 （8週間以上持続する）		

ACE：angiotensin converting enzyme，アンジオテンシン変換酵素

焼けや食後の悪化を伴う逆流性食道炎，感冒症状の先行を伴う感冒後咳嗽などがあり，原因検索には咳嗽＋αの症状が大切である．

B 考えられる原因・疾患

咳嗽の持続期間により急性咳嗽（3週間未満）と遷延性咳嗽（3〜8週間），そして慢性咳嗽（8週間以上）の3つに分類できる．急性か遷延性か慢性かによって，原因として考えられる疾患が異なる（**表Ⅱ-2-12**）．

C 鑑別，絞り込みの方法

多くは感染性咳嗽であり，咳が出始める前の症状で鼻汁や咽頭痛などがないかを確認する．

肺血栓塞栓症や慢性気管支炎，心不全などでも症状として咳嗽をきたすため，既往歴やバイタルサインは絞り込みに重要である．

D 対応方法・治療方針

基本的には原疾患の治療を行ったうえで，対症療法として次のような薬剤を用いる．
①中枢性鎮咳薬（麻薬性と非麻薬性が存在する）
②去痰薬
③気管支拡張薬
④逆流性食道炎に対するプロトンポンプ阻害薬

68　第Ⅱ章　診断

9 　動悸，頻脈

A 　具体的な症状

　動悸とは「普段は気にならない心臓の拍動を感じること」である．患者が「動悸」と言っても「脈拍数が多い」「心臓の拍動が強い」「脈が飛ぶなどしてリズムがおかしい」など，違うことを意味している場合があるため，どのような意味で「動悸」という言葉を用いているか確認することが重要である．

B 　考えられる原因・疾患

　表Ⅱ-2-13に動悸・頻脈の原因を示す．動悸というと心疾患が浮かぶが，それ以外にもさまざまな原因があり，精神疾患が多いのが特徴的である[1]．
　良性の疾患が多いものの，なかには致死的な不整脈も含まれるため，これを見逃さないことが重要である．

C 　鑑別，絞り込みの方法

問診/身体診察

1）重症度や緊急性の評価

　失神や意識障害といった循環不全を示唆する症状や胸痛，心疾患の既往，血圧の低下がある場合は，重症度や緊急性の高い疾患（例：急性心筋梗塞，肺血栓塞栓症，致死性不整脈）が考えられる．

2）原因検索

　動悸の性状やタイミングが重要である．徐々に出現/消失する場合は洞性頻脈，突然出現/消失するものは頻脈性不整脈であることが多く，動作時に主に起こる動悸は心不全や呼吸不全，貧血などが原因となっていることが多い．またブルガダ（Brugada）症候群✐などを見落とさないために突然死の家族歴がないかも聴取する．

検　査

1）12誘導心電図検査

　不整脈のパターンを知ることができる．すでに動悸が消失していても，発作性の不整脈を引き起こす基礎疾患（QT延長症候群やブルガダ症候群など）をチェックするために心電図を施行する．とくに異常がない場合でも，病歴から不整脈が疑わしいときは，外来で心電図モニターを装着して脈の経過観察を行い，必要に応じて24時間ホルター（Holter）心電図検査を施行する．

ブルガダ症候群

突然，致死性不整脈である心室細動を生じる疾患で，特徴的な心電図所見がみられる．一過性の心室細動のときは，症状が一時的であったり自覚されないこともあるが，心室細動から死にいたる場合もある．突然死の家族歴や特徴的な心電図所見（V$_1$～V$_3$誘導のST上昇）で発見される．治療としては，発生時にはAED（automated external defibrillator，自動体外式除細動器）による早期除細動，安定期ではICD（implantable cardio-verter defibrillator，植え込み型除細動器）を用いた除細動を行う．

2　主な症状・徴候の診断の実際

表Ⅱ-2-13　考えうる動悸・頻脈の原因・疾患

原因（頻度）	具体例
心疾患（43%）	心房細動/粗動，発作性上室性頻拍，期外収縮，心室頻拍，洞不全症候群，大動脈弁閉鎖不全症など
精神疾患（30%）	パニック発作などの不安障害など
そのほかの疾患（10%）	内分泌疾患（甲状腺機能亢進症，褐色細胞腫，更年期障害），低血糖，貧血，脱水，薬剤性，カフェインやアルコール摂取など
原因不明（16%）	―

［Weber BE, Kapoor WN：Evaluation and outcomes of patients with palpitations. Am J Med **100**
(2)：138-148, 1996 より翻訳して作成］

2）血液検査

　心筋逸脱酵素の異常，貧血や甲状腺機能異常，電解質異常などの原因の検索を行う．

3）心エコー検査

　心不全や心筋症，弁膜症などのチェックを行う．

D　対応方法・治療方針

1）不整脈がある場合

　致死的不整脈やバイタルサインが不安定である場合は緊急対応が必要であり，呼吸や血圧の維持を行いつつ，電気ショックや抗不整脈薬の投与を行う．状態が安定している場合は，不整脈の種類や原因に応じた対応を行う．必要に応じて抗不整脈薬の投与を行い，脱水や貧血，低血糖，甲状腺機能異常など，全身疾患が原因で頻脈が起こっている場合はその治療を行う．

2）不整脈を伴わない場合

　24時間ホルター心電図などの検査で不整脈の発作がないか精査を行う．パニック発作などの原因が疑わしい場合は，抗不安薬の投与や心療内科/精神科への紹介を行う．

10　腹痛

A　具体的な症状

　腹痛の原因疾患は多岐にわたるが，急激に発症して激しい腹痛を伴う急性腹症（acute abdomen/surgical abdomen）を見逃さないことが重要である．

表Ⅱ-2-14 原因別にみる致死的腹痛疾患

破裂	腹部大動脈瘤破裂，大動脈解離，肝細胞がん破裂，消化管穿孔，子宮外妊娠
閉塞	腸間膜虚血，急性冠症候群，急性化膿性胆管炎
捻転	絞扼性の腸閉塞，S状結腸捻転，卵巣嚢腫茎捻転

腹痛の約40％は非特異的腹痛（具体的な診断名がつかない腹痛）であるが，手術が必要な疾患もあり，診断の遅れが致死的な結果となりうる．

　痛みの種類には内臓痛，体性痛，関連痛がある．内臓痛は消化管，尿管などが閉塞したために管が収縮して押し出そうとする際に出現する痛みで，局在がはっきりせず動作で痛みが響くことはない．体性痛は膜の炎症で胸膜痛，腹膜痛と限局性であり，動作で痛みが響く．関連痛は，内臓受容器の信号から中枢に興奮を伝える際に別の感覚神経を興奮させてしまうことで生じると考えられている．つまり，体のある箇所に生じた痛みにもかかわらず，別の場所に認められる痛みで，たとえば急性膵炎の背部痛や心筋梗塞の左肩痛や歯痛，前胸部痛などがある．

B　考えられる原因・疾患

　致死的腹痛疾患と頻度が高い疾患，腹部以外の疾患に分けて考える．

　致死的腹痛疾患は「裂ける（破裂）」「詰まる（閉塞）」「捻じれる（捻転）」と，原因を分けて考えると整理しやすい（表Ⅱ-2-14）．

　頻度の高い疾患には急性虫垂炎，胆石症，小腸閉塞，尿路結石，消化性潰瘍穿孔，胃腸炎，急性膵炎，憩室炎，産婦人科疾患などがある．また，急性心筋梗塞，糖尿病性ケトアシドーシス，副腎不全など腹部以外の疾患でも腹痛を起こす．

C　鑑別，絞り込みの方法

　致死的腹痛疾患の場合はショックを起こしていることもあるため，バイタルサインに異常がないか確認する．腹痛の鑑別の基本は解剖学的な場所の特定＋病歴聴取（OPQRST3A［p.40参照］やそのほかの問診事項）である．

痛みの場所による疾患の分類（図Ⅱ-2-2）

　心窩部痛は胃や十二指腸などの上部消化管疾患や肝・胆道系疾患，右季肋部痛は胆道系疾患，下腹部痛は尿路疾患や下部消化管疾患，産婦人科疾患の可能性が高い．また，右下腹部痛は虫垂炎の可能性が高い．

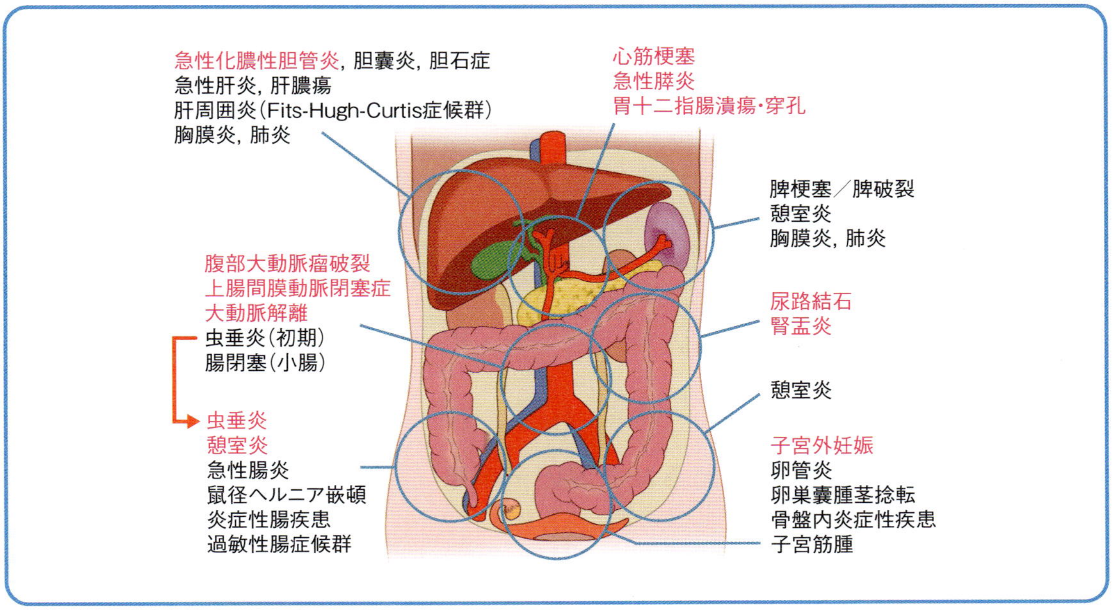

急性化膿性胆管炎, 胆嚢炎, 胆石症
急性肝炎, 肝膿瘍
肝周囲炎(Fits-Hugh-Curtis症候群)
胸膜炎, 肺炎

心筋梗塞
急性膵炎
胃十二指腸潰瘍・穿孔

脾梗塞／脾破裂
憩室炎
胸膜炎, 肺炎

腹部大動脈瘤破裂
上腸間膜動脈閉塞症
大動脈解離
虫垂炎(初期)
腸閉塞(小腸)

尿路結石
腎盂炎

憩室炎

虫垂炎
憩室炎
急性腸炎
鼠径ヘルニア嵌頓
炎症性腸疾患
過敏性腸症候群

子宮外妊娠
卵管炎
卵巣囊腫茎捻転
骨盤内炎症性疾患
子宮筋腫

図Ⅱ-2-2　痛みの場所による疾患の分類

病歴聴取

　痛みの問診は OPQRST3A に準じて行う．そのほかの問診事項として，女性の場合は子宮外妊娠を見逃してはいけないため，妊娠の可能性について確認する．

　必要に応じて血液検査，血液培養，画像検査，尿性妊娠検査などを施行することが多い．

D　対応方法・治療方針

　その後の補液や投薬を考えて静脈路を確保する．原因の精査や治療とともに疼痛管理を行う．鎮痛薬としてアセトアミノフェン，NSAIDs，場合によってオピオイドなどを速やかに使用する．緊急性が高い場合は手術も検討される．

11　悪心・嘔吐

A　具体的な症状

　悪心とは，吐き出しそうという切迫した不快感を指し，嘔吐とは消化管の内容物を食道・口から逆流して外に吐き出すことである．

表Ⅱ-2-15　悪心の5つの原因（NAVSEA）

N	Neuron（中枢神経疾患）	脳腫瘍，脳出血，髄膜炎，脳梗塞，片頭痛など
A	Abdominal（消化器疾患）	食道破裂，急性胃腸炎，逆流性食道炎，腸閉塞，肝炎，膵炎，胆嚢炎など
V	Vestibular（耳鼻科・前庭疾患）	前庭神経炎，良性発作性頭位性めまい，メニエール病など
S	Sympathetic（交感神経系の興奮）	急性心筋梗塞，緑内障発作，心身症など
E	Electrolyte, Endocrinology（電解質異常，内分泌疾患）	高カルシウム血症，低ナトリウム血症，糖尿病性ケトアシドーシス，妊娠悪阻など
A	Addiction（中毒）	オピオイド，抗がん薬，ジギタリス，テオフィリン，アルコールなど

B 考えられる原因・疾患

　上部消化管は中枢神経系と密接に関係しているため，悪心・嘔吐の原因としては，消化管疾患以外に脳出血などの頭蓋内疾患，メニエール病などの耳鼻科疾患，心筋梗塞，薬剤性，妊娠，高カルシウム血症や糖尿病性ケトアシドーシスなどもある．そのため，悪心・嘔吐以外にも頭痛，めまい，胸痛，便秘，下痢などの随伴症状について尋ねることが重要である．

　悪心の原因を5つに分類したNAVSEA（表Ⅱ-2-15）が整理しやすい．

C 鑑別，絞り込みの方法

　急性心筋梗塞や小腸閉塞，膵炎や頭蓋内疾患など致死的疾患の場合もあるため，バイタルサインに異常がないかを確認する．また，悪心・嘔吐以外の随伴症状（表Ⅱ-2-16）を聴く．

　食中毒，薬剤性の可能性も考慮して魚介類などの食事摂取歴，薬剤の内服歴を，女性の場合は妊娠の可能性についても確認する．

　検査は血液検査，血液培養，画像検査（腹部超音波検査，CT検査）などを施行することが多い．

D 対応方法・治療方針

　原因疾患の治療と制吐薬投与を行うが，疾患によって手術になることもある．

2　主な症状・徴候の診断の実際　73

表Ⅱ-2-16　悪心・嘔吐以外の随伴症状から考えられる原因

随伴症状	原因
頭痛	中枢神経疾患など
めまい	中枢神経疾患，耳鼻科疾患など
胸痛	急性心筋梗塞，大動脈解離，食道破裂など
腹痛	消化器疾患，腹部大動脈瘤破裂，精巣捻転，子宮外妊娠など
腰痛	尿路結石，大動脈解離，腹部大動脈瘤破裂など
発熱	髄膜炎，胆囊炎，肝炎，膵炎など
下痢	急性腸炎など

12　下痢

A　具体的な症状

　下痢という症状は，「3回/日以上の<u>水様便</u>」もしくは「200 g/日以上の<u>水様便</u>」を意味する．下痢の原因を考えるうえでは，腹痛や血便の有無，悪心・嘔吐の有無などの随伴症状が有用である．

B　考えられる原因・疾患（表Ⅱ-2-17）

　緊急性の高いものとしてはアナフィラキシーショック，敗血症，甲状腺クリーゼ，心筋炎，副腎不全などがある．頻度の高いものとしては急性胃腸炎や薬剤性のものがある．院内発症（入院後72時間以上）の下痢ではクロストリジオイデス・ディフィシル（*Clostridioides difficile*）感染症*を考える．

C　鑑別，絞り込みの方法

　発症様式，随伴症状（発熱，悪心・嘔吐，腹痛など），既往歴，家族歴，薬剤服用歴（とくに<u>抗菌薬</u>），性交渉歴などを聴取する．嘔吐や大量の水様便を伴う場合は小腸型の，発熱・血便・間欠的な腹痛がみられたり排便で改善する場合は大腸型の腸炎を疑う．それ以外の症状がある場合は，消化器系以外の原因を疑う（図Ⅱ-2-3）．

＊クロストリジオイデス・ディフィシル感染症

グラム陽性桿菌であるクロストリジオイデス・ディフィシルが毒素を産生し，下痢や腸炎を引き起こす感染症．抗菌薬による下痢や腸炎の主要な原因で，院内感染の原因微生物として重要である．
以前はクロストリジウム（*Clostridium*）・ディフィシルとよばれていたが名称変更された．

表Ⅱ-2-17 考えうる下痢の原因

分類	緊急性の高い疾患・原因	頻度の高い疾患・原因
小腸型下痢 大腸型下痢	●クロストリジオイデス・ディフィシル感染症	●急性胃腸炎 ●緩下薬の使用
全身疾患	●アナフィラキシーショック ●敗血症 ●甲状腺クリーゼ ●心筋炎 ●副腎不全　など	●薬剤性 ●糖尿病　など

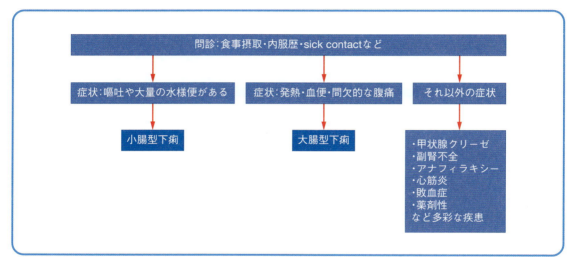

図Ⅱ-2-3　下痢の鑑別，絞り込みの方法

D　対応方法・治療方針

　消化管以外に原因がある場合は原疾患の治療を行う．消化管に原因がある場合には，基本的に対症療法を行う．乳酸菌製剤は安全であり，ほぼ全例で投与可能である．

　院内発症（入院後 72 時間以上）の下痢においては，免疫不全の患者を除き，全症例で便培養検査を行う必要はない．院内発症の感染性腸炎を疑う場合は，院内規定のマニュアルに沿って隔離など（感染防止策）を行う．

13 吐血・下血

A 具体的な症状

吐血は文字どおり「消化管から出血した血を吐く」ことである．また，一般に下血といえば上部消化管からの出血のことを指し，下部消化管からの出血を意味する血便とは区別されるので注意したい．

出血以外に注目すべき症状として，失神が挙げられる．これは出血による血圧低下が原因であり，意識を失うまではいかなくとも眼前暗黒感やめまいを呈することも多く，時に吐血・下血よりも先に出現することもあるため注意したい．

コラム　吐血と喀血は別もの

吐血とよく混同される症状として「喀血」があるが，喀血とは「気道から出血した血を吐く」ことであり，吐血とは区別することが重要である．吐き出した血液の色や，喀血の原因となりうる呼吸器疾患の既往（肺結核，肺がん，気管支拡張症など），咳嗽などの先行する気道症状の有無を聴取することで区別可能である．

B 考えられる原因・疾患

吐血・下血の場合の原因疾患は，「どの臓器からの出血か」「緊急性は高いか」という視点で整理すると理解しやすい（表Ⅱ-2-18）．

表Ⅱ-2-18　吐血・下血の原因・疾患

出血部位	原因疾患
食道	●食道静脈瘤破裂 ●マロリー-ワイス（Mallory-Weiss）症候群 ●胃食道逆流症（gastroesophageal reflux disease：GERD）
胃・十二指腸	●消化性潰瘍 ●急性胃粘膜病変（acute gastric mucosal lesion：AGML） ●胃がん ●毛細血管拡張症 ●門脈圧亢進性胃症 ●大血管腸管瘻（大動脈瘤術後など）

※赤字は緊急性の高い疾患

表Ⅱ-2-19　吐血・下血で聴取すべき問診事項

問診事項	具体的な内容
①吐血の性状	（1）本当に吐血なのか，どこからの出血なのか ●吐物の色 ・鮮血：吐血ではなく，消化管外からの出血を示唆（喀血や鼻咽頭・口腔内出血の可能性） ・コーヒー残渣様：上部消化管由来の出血 ●吐血時の状況 ・嘔吐の途中から血液が混ざる：マロリー–ワイス症候群を想定 （2）黒色便の有無 ●黒色便は上部消化管出血を示唆する病歴だが，鉄製剤の内服による黒色便と区別する （3）腹痛の有無 ●穿孔や腸閉塞を除外する （4）出血量の確認
②過去の内視鏡施行歴	●消化性潰瘍や食道静脈瘤などの指摘歴や治療歴，ピロリ菌除菌歴
③肝疾患（とくに肝硬変）の有無	●食道静脈瘤など致死率の高い疾患を想定
④生活状況	●ストレス，飲酒歴，喫煙歴，家族歴（消化性潰瘍や悪性腫瘍）
⑤薬剤歴	●ステロイド薬，NSAIDs，抗血小板薬，抗凝固薬など
⑥出血傾向の有無	●肝硬変の場合：直近の血小板数や凝固能の値もチェック

C　鑑別，絞り込みの方法

　吐血・下血の鑑別で重要なのは，出血の部位と原因を問診から想定することである．とくに患者の主訴が吐血の場合，「本当に吐血なのか」も意識することが重要である（表Ⅱ-2-19）．

D　対応方法・治療方針

　何よりもまず重要なのは循環の管理である．出血性ショックを伴う場合，十分な輸液と速やかな輸血準備が重要である．出血性ショックの場合のみならず，食道静脈瘤など，一度大量出血を起こすと致死率の高い疾患が想定される場合など，緊急内視鏡検査が必要な状態かどうかを適切に把握し，消化器内科の医師に早期に連絡をとれるよう心がけたい．

2　主な症状・徴候の診断の実際　77

14 | 背部痛

A　具体的な症状

　背部痛は頻度の高い症状であり，原因としては筋骨格系由来の非特異的な疼痛が多いが，急性大動脈解離などの致死的な疾患も含まれており注意が必要である．また，整形外科的な疼痛であっても，緊急性の高い病態があることに留意しておかなければならない．加えて，患者は「背部」と「腰部」を区別できないことがあり，注意が必要である．

B　考えられる原因・疾患

　背部痛の原因は，大きく整形外科的，非整形外科的な疾患に分類される（**表Ⅱ-2-20**）．

　整形外科的な疾患としては筋骨格系由来の疼痛が多いが，注意すべき病態として**馬尾症候群**があり，とくに膀胱直腸障害などの神経学的異常を認めた場合は考慮する．また，硬膜外膿瘍，腸腰筋膿瘍や悪性腫瘍の転移による**多発椎体骨折**などにも注意が必要である．

　非整形外科的な疾患としては，急性大動脈解離や大動脈瘤破裂などの心・血管系疾患や，急性膵炎などの消化器系疾患，腎盂腎炎などの腎・尿路系疾患が考えられる．

C　鑑別，絞り込みの方法

　鑑別，絞り込みにあたっては，整形外科的な背部痛か否かを初めに考える（**図Ⅱ-2-4**）が，バイタルサインに異常がある場合はもちろん，安静時痛が強い場合は，整形外科的な背部痛ではないことを想定し，まずは整形外科的疾患以外から鑑別を行う．

　基本的にはOPQRST3A（p.40参照）に沿って問診を進めるが，致死的な疾患（**急性大動脈解離，大動脈瘤破裂，急性冠症候群，急性膵炎**など）を見逃さないために，突然発症かどうか，疼痛部位の移動や，肩への放散痛，呼吸困難や冷汗，発熱の有無などを漏らさずに聴取する．尿路結石や腎盂腎炎などの腎・尿路系疾患や婦人科疾患も背部痛をきたすことがあるため，血尿や膿尿，頻尿や排尿時痛の有無や不正性器出血などについても聴取が必要である．

　その後は，疑った疾患に対して，血液検査，尿検査，画像検査（腰椎X線写真，腹部CT検査，MRI検査など）で精査を行う．

表Ⅱ-2-20 背部痛の原因として考えられる疾患

分類		背部痛をきたす主な疾患
整形外科的	筋骨格系	●馬尾症候群 ●椎体骨折 ●帯状疱疹 ●急性腰痛症　など
非整形外科的	心・血管系	●急性大動脈解離 ●虚血性心疾患（急性心筋梗塞，不安定狭心症，狭心症） ●肺血栓塞栓症　など
	消化器系	●膵炎 ●胃十二指腸潰瘍　など
	腎・尿路系	●腎盂腎炎 ●腎梗塞　など

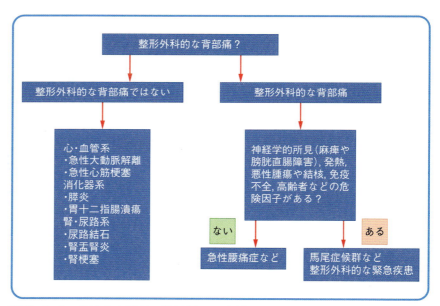

図Ⅱ-2-4　背部痛の鑑別，絞り込みの方法

D 対応方法・治療方針

　緊急性の高い疾患の場合は原疾患の治療を行う．緊急性の高い疾患が除外された場合は，鎮痛薬などの対症療法で対応する．

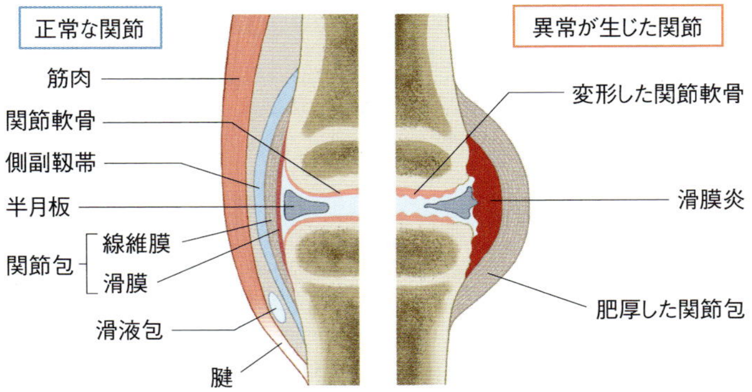

図Ⅱ-2-5　正常な関節の解剖と異常が生じた関節

15 | 関節痛，関節炎

A 具体的な症状

　関節痛，関節炎の診断にあたっては，関節およびその周囲の解剖（**図Ⅱ-2-5**）を把握し，どの部分に異常が起こっているのかを考える必要がある．自分で関節を動かしても他人が動かしても関節が痛い場合は**関節内の異常**があり，自分で関節を動かすと痛いが他人が動かすと痛くない場合は**関節外の異常**があると考えられる．また，関節痛以外にも発赤，腫脹，熱感，圧痛，可動域制限など，他覚的所見があれば**関節炎**となる．

B 考えられる原因・疾患

　関節内の異常であれば滑膜炎（関節リウマチ）や関節軟骨の変形・関節包の肥厚（変形性関節症），関節外の異常であれば靱帯や筋，骨の損傷（外傷，骨折）や，組織の炎症（蜂窩織炎，腱炎，滑液包炎）などが考えられる（**図Ⅱ-2-5**）．

C 鑑別，絞り込みの方法

　「急性発症（6週間以内）か慢性発症か」「病変があるのは単関節か多関節か」を確認すると，**表Ⅱ-2-21**のように鑑別，絞り込みができる．このよう

表Ⅱ-2-21　関節痛の原因の鑑別，絞り込み

	急性発症	慢性発症
単関節	**急性単関節炎** 急性化膿性関節炎，痛風，偽痛風，外傷性，急性多関節炎の初期	**慢性単関節炎** 結核性関節炎，無骨性骨壊死（大腿骨壊死，ステロイド薬やアルコール多飲者），慢性多関節炎の初期
多関節	**急性多関節炎** 急性化膿性関節炎（感染性心内膜炎，淋菌性関節炎），ウイルス性関節炎（肝炎ウイルス，ヒトパルボウイルスB19，HIV感染症），慢性多関節炎の初期	**慢性多関節炎** 関節リウマチ（第2・3指関節が侵される），変形性関節症（第1指関節が侵される），全身性エリテマトーデス，リウマチ性多発筋痛症

HIV：human immunodeficiency virus

に整理するとわかりやすいが，関節穿刺をしなければわからないことも多いため，まずは緊急性があり，急性単関節炎である急性化膿性関節炎だけは見逃さないようにする．そこで，バイタルサインの異常の有無を確認し，問診で急性発症なのか慢性的に持続しているのか，病変は単関節なのか多関節か，またその場所を確認する．関節を動かしてみて，関節痛または関節炎なのか確認する．また，発熱や悪寒戦慄などの随伴症状や，外傷歴なども聴く．

　検査は血液検査，血液培養，画像検査（関節超音波検査，X線検査），関節穿刺などを施行することが多い．

D　対応方法・治療方針

　疼痛コントロールのために鎮痛薬を投与する．化膿性関節炎の場合は関節内洗浄などの手術や抗菌薬投与を行う．

16　しびれ

A　具体的な症状

　しびれとは一般的に，異常感覚や錯覚感，感覚過敏，感覚低下といった主観的な知覚の障害に用いられる．

　患者は「ジンジンする」「ピリピリする」「チクチクする」「靴下を履いたような」といった表現で異常感覚を表現することが多いが，関節痛や筋けいれん，脱力や振戦（意思と無関係に生じる律動的な細かい振動運動）などの症状をしびれと表現することもあるため，注意が必要である．

2 主な症状・徴候の診断の実際

表Ⅱ-2-22　しびれの原因

分類	原因
感覚神経に由来するしびれ	●大脳・脳幹・視床障害 ●脊髄障害 ●末梢神経障害
感覚神経以外に由来するしびれ	●局所の血管障害や炎症（閉塞性動脈硬化症，レイノー［Raynaud］現象など） ●テタニー（低カルシウム血症，低マグネシウム血症など） ●ドパミン欠乏/過剰（パーキンソン［Parkinson］病，むずむず脚症候群など） ●心因性

B　考えられる原因・疾患

　"真の"しびれであるかをまず考え，真のしびれであれば感覚神経に由来するものか，そうでないかを考える（**表Ⅱ-2-22**）.

　感覚神経障害によるしびれは，主に**温痛覚**を伝える小径線維と，**触覚**や**振動覚**を伝える大径線維の障害による. 前者は痛みや「チクチク」「ピリピリ」という訴えが多く，後者は「ジンジン」「ビリビリ」とした訴えが多い傾向にある.

C　鑑別，絞り込みの方法

　発症様式やしびれの分布，広がり方，随伴症状（発熱，関節痛，筋肉痛，そのほかの神経症状，膀胱直腸障害），既往歴，家族歴，薬剤服用歴，飲酒歴などを聴取する. とくに，突然発症は血管障害を示唆するため，重要な問診事項である.

　感覚障害（温痛覚・位置覚・振動覚の低下）を認めれば感覚神経由来のしびれの可能性が高いが，感覚障害を認めないからといって感覚神経由来のしびれでないと断言することはできない.

D　対応方法・治療方針

　表Ⅱ-2-22に挙げた鑑別疾患を想起し絞り込みを行う. そのうえで原疾患の治療を行う.

17 | 浮腫

A 具体的な症状

　浮腫は，いわゆる「むくみ」のことで，**細胞間の間質液が増加**して"腫れた"状態をいう．症状が見た目に現れる点で，そのほかの症候と比較してわかりやすい．むしろ浮腫で重要なことは，随伴症状の有無である．どのような随伴症状に注目すべきかを理解するためには，浮腫の原因疾患に関して理解しておくことが重要である．

B 考えられる原因・疾患

　浮腫の成因は，①**静水圧上昇**，②**血漿浸透圧低下**，③**血管透過性亢進**，④**薬剤性**，⑤**粘液水腫**の５つであり，成因ごとに浮腫の原因となりうる疾患を整理していくと理解しやすい（**表Ⅱ-2-23**）．

C 鑑別，絞り込みの方法

　浮腫の原因の鑑別は，まず浮腫の分布（全身か局所か，片側性か両側性か）に着目するところから始まる．**表Ⅱ-2-23**に挙げた疾患を意識しながら既往

表Ⅱ-2-23　浮腫の５つの成因

成因	原因疾患
①静水圧上昇	心不全，腎不全，静脈・リンパ管閉塞（深部静脈血栓症，上大静脈症候群，骨盤内腫瘍による下大静脈圧迫など）
②血漿浸透圧低下	タンパク摂取不足：低栄養 タンパク合成障害：肝疾患（慢性肝炎，肝硬変，肝不全など） 腎からのタンパク漏出：ネフローゼ症候群 消化管からのタンパク漏出：タンパク漏出性胃腸症（胃潰瘍，消化管腫瘍，感染性腸炎，炎症性腸疾患など） 消化管でのタンパク吸収不良：吸収不良症候群（盲端症候群，短腸症候群，慢性膵炎，アミロイドーシスなど） 代謝亢進：悪性腫瘍，慢性炎症性疾患，甲状腺機能亢進症など
③血管透過性亢進	蜂窩織炎，血管炎，アレルギー，特発性浮腫，好酸球性血管浮腫，遺伝性血管浮腫など
④薬剤性	カルシウム拮抗薬，ACE阻害薬，β遮断薬，ステロイド薬，エストロゲン製剤，NSAIDs，ドパミンアゴニスト，アマンタジンなど
⑤粘液水腫	甲状腺機能低下症，甲状腺機能亢進症

［石井義洋：卒後20年目総合内科医の診断術 ver.3，p.634，中外医学社，2024 より許諾を得て改変し転載］

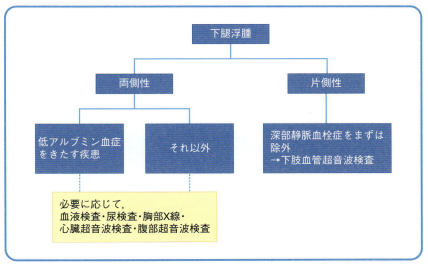

図Ⅱ-2-6　下腿浮腫の場合のアプローチ

歴や薬剤歴，日内変動，随伴症状などを聴取することで，原因として可能性の高い疾患を想定し，各種検査によりさらに原因疾患を絞っていく．例として，下腿浮腫の場合のアプローチを図Ⅱ-2-6に示す．

D 対応方法・治療方針

浮腫の治療は，原疾患の治療が重要であることはいうまでもない．また薬剤性であれば，薬剤中止により早期の改善が見込まれるため，薬剤性浮腫は見逃しがないよう気をつけたい．どのような症候であっても，一度は薬剤の副作用を疑うことは重要な姿勢である．

18 不眠

A 具体的な症状

不眠とは，寝つきが悪い**入眠障害**，入眠した後に夜間に覚醒する**中途覚醒**，朝早く目が覚める**早朝覚醒**，眠りが浅い**熟眠障害**などによって**日常生活に障害をきたす**ことをいう．

表Ⅱ-2-24　不眠のパターンを知るための4つの質問

質問	何がわかるか
「今日は何時に寝て，何時に起きましたか？」	入眠障害，早朝覚醒の有無・内容
「夜中に目が覚めることはありますか？　またその原因はなんだと思いますか？」	中途覚醒の有無・内容
「朝，目が覚めたときにぐっすりと眠れた感じがしますか？」	熟眠障害の有無
「不眠が原因で日中眠くて日常生活に影響がありますか？」	治療の必要性（日常生活に障害がある場合は治療の対象になる）

表Ⅱ-2-25　不眠のパターンによる鑑別

不眠のパターン	原因
入眠障害	疼痛，瘙痒感，むずむず脚症候群，神経症性不眠
中途覚醒	頻尿，飲酒，睡眠時無呼吸症候群
早朝覚醒	うつ病
熟眠障害	飲酒，睡眠時無呼吸症候群

B　考えられる原因・疾患

　原因として，不眠症や頻尿，むずむず脚症候群，認知症，うつ病，生活リズムが崩れる概日リズム（サーカディアンリズム）睡眠障害以外に，呼吸不全や心不全などの器質的疾患，またアルコールによる場合やステロイド薬などによる薬剤性などもある．

C　鑑別，絞り込みの方法

　たとえば感染が原因で高熱をきたし，結果的に不眠になっていることもあるため，バイタルサインの確認を行う．
　不眠のパターンを知るために，**表Ⅱ-2-24**に挙げた4つの質問を行い，それに基づき鑑別する（**表Ⅱ-2-25**）．また，5Pで分類される不眠の原因からも鑑別ができる（**表Ⅱ-2-26**）．

D　対応方法・治療方針

　睡眠薬を処方する前に原因検索を行う．問診で不眠のタイプ，5Pを聴い

表Ⅱ-2-26　5P で分類される不眠の原因と鑑別

5P による原因の分類	原因
P：physical（身体的）	発熱，疼痛，瘙痒感，心疾患，呼吸器疾患，睡眠時無呼吸症候群，むずむず脚症候群など
P：physiologic（生理学的）	時差，環境変化，シフト制勤務，光や騒音，不快な温度・湿度など
P：psychological（心理学的）	精神的ストレス
P：psychiatric（精神医学的）	うつ病，不安障害など
P：pharmacologic（薬理学的）	ステロイド薬，利尿薬，抗パーキンソン病薬，カフェイン製剤など

て鑑別する．また，睡眠薬の処方を希望するのか，原因の除去（夜間の利尿薬，瘙痒感が原因なら抗ヒスタミン薬の処方など）を希望するか，患者の解釈モデルを確認する．

●引用文献

1) Weber BE, Kapoor WN：Evaluation and outcomes of patients with palpitations. Am J Med **100**（2）：138-148, 1996

第Ⅲ章　検査

1 検査概論

1 検査の目的と進め方

臨床現場では，病態の把握，診断，治療方針の決定，予後の観察などのさまざまな目的で検査が行われる．通常の診察では，主治医が患者の病歴や身体所見から疾患を推測し，必要な検査を依頼する．問診や診察だけで患者の病態を絞り込めない場合には，採尿，採血，単純X線検査，超音波検査，心電図など，患者にとって負担の少ない検査から開始し，これらの結果からさらに必要に応じて精密検査を行い，確定診断を行う．救急車で搬送された重症患者や，患者が訴える症状から重篤な疾患が推測される場合，検査は迅速に進める必要がある．一方，健康診断（健診）や検診では，ある一定の検査を実施することによって，異常があるかどうかのスクリーニングを行う．

> **健診と検診**
> 「健診」は健康診断の略で，健康かどうかを調べ，病気の危険因子を早く発見するために行う検査や診察のこと．特定健診，職場健診，学校健診，人間ドックなどをいう．
> 「検診」は特定の病気を早期に発見し，早期治療を行うための検査や診察のこと．がん検診，婦人科検診，肝炎ウイルス検診，歯科検診などをいう．

2 安全の確保と事故防止

検査を行う場合，医師は患者に対してわかりやすく説明を行い，患者から同意を得る必要がある（**インフォームド・コンセント**）．とくに内視鏡検査や血管造影検査などの侵襲的検査では，主治医が検査の必要性や危険性などを十分に説明し，患者が納得し，患者と医療者，双方が十分なコミュニケーションを保ちながら検査を進めなければならない．しかし，患者や受診者の多くは検査の目的，内容，苦痛の有無などに多少なりとも不安を抱えている．また，診察の場で医師に言い出せなかったことや，検査の前後や最中に疑問に思ったことを看護師に訴える場合も多い．各々の検査の目的や内容を理解し，患者に説明し，不安を和らげることは看護師の重要な役割である．そして，このような場面で得た患者情報は医師にとっても診療の重要な判断材料になる場合があり，医師への伝達と連携が必要である．

検査の結果に基づき患者の診断や治療を行う際，その検査結果が間違いなく対象としている患者本人のものであることが大前提となる．対象と異なる患者から採血された検体で検査を行い，その結果で診療行為が行われ，重大な事故につながるようなことがあってはならない．採血に限らずすべての検

査や診療行為で，患者の取り違い（患者誤認）を防止する必要がある．**患者誤認防止**については，医療機関でルールが設けられている．たとえば，患者確認の際は必ずフルネームで，生年月日，診察券の番号，ネームバンドから確認するなどである．忙しいときでも手間を惜しまず，決められた手順を守ることが，患者の安全と事故防止につながる[1]．

3 | 検査結果の評価指標

得られた検査結果を患者の病態把握や治療に役立てるためには，その値を正しく解釈し，判断する必要がある．検査で一般的に利用される評価指標について，以下に述べる．

A 基準値

> ***ヒストグラム**
> 統計データなどの度数分布を表すグラフのこと．グラフの横軸上に幅をもたせた区間をとり，縦軸には各区間にどのくらいの個数が分布しているかを示す．データの大まかな分布（ばらつき，散らばり）を視覚的にとらえることができる．

たとえば，模擬試験の点数分布や成人男性の体重分布などのデータをヒストグラム*というグラフで表すと，平均付近が一番高く，平均から離れるに従い，緩やかに低くなる傾向がみられることが多い．データの母数が多くなると，このグラフは左右対称な釣鐘型の分布となるが，このような分布の型を「**正規分布**」という．

大集団の健常者の検査値を統計学的に処理すると，多くは正規分布となる（**図Ⅲ-1-1**）．測定値分布の中央部分の95％，または平均値±2×標準偏差値の範囲を**基準値**として設定し，基準値の範囲に入る場合を正常値，範囲から外れる場合を異常値と解釈する．しかし，**図Ⅲ-1-1**からもわかるように，95％は基準値の範囲に入るが，健常者であっても5％は基準値に入らない．すなわち基準値は，特定の病態の有無を判断する値ではなく，あくまでも統計的に得られた目安ということである．

B 臨床判断値

臨床判断値は，ある疾患を診断する目安とされたり，治療や予後の判定を行う際の基準となる値であり，次の3つに分けられる．

1）診断閾値（カットオフ値）

診断閾値とは，特定の疾患や病態があると診断するための最適な値で，**カットオフ値**ともよばれる．その疾患に特異性が高い検査や，特定の臓器マーカー・病態マーカー検査に対して設定される．

2）治療閾値（パニック値，緊急異常値）

治療閾値とは，緊急検査などにおいて，治療介入の必要性を示す検査の閾

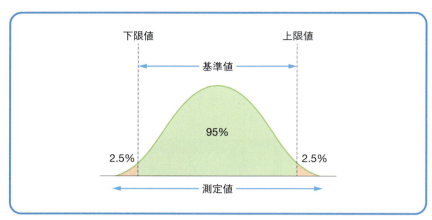

図Ⅲ-1-1 健常者の測定値の分布と基準値

値である．基準値からかけ離れた値で，緊急に治療を開始しないと致死的であると予測される場合は**パニック値**，または**緊急異常値**とよばれる．パニック値が設定されているのは，生命に緊急性がある検査項目であり，血糖，クレアチニン，カルシウム，カリウム，ヘモグロビン，血小板数などがある（**表Ⅲ-1-1**）．検査でパニック値を発見した場合は，各々の医療機関で決められた方法で迅速に主治医に伝達しなければならない．なお，パニック値は医療機関ごとに設定されている．

3）予防医学的閾値

予防医学的閾値とは，将来的に発症が予測され，予防医学的な見地からなんらかの対応が求められる検査の閾値をいう．生活習慣病などのリスク因子とされる検査で設定され，特定健診の判定値が代表的である．

C 感度と特異度

検査結果で，疾病がある人に対して陰性（疾病がない）と判定した場合を**偽陰性**とよぶ．一方，疾病のない人に対して陽性（疾病がある）と判定した場合を**偽陽性**とよぶ．疾病がある場合には陽性，疾病がない場合には陰性となる検査が理想的だが，目的とする病態を100％正しく判別できる検査はほとんどない．

疾病がある患者に対して，陽性（疾病がある）と正しく判定された割合を**感度**とよぶ．感度が高い検査は，疾病がある患者をほとんど見落とすことがなく病気を発見することができる．一方，疾病がない人に対して陰性（疾病がない）と正しく判定する割合を**特異度**とよぶ．すなわち，特異度が高い検査で陽性と判定された場合，非常に高い確率で疾病があることを意味する．

1 検査概論 **91**

表Ⅲ-1-1　主なパニック値

項目	下限	上限
血糖	50 mg/dL 以下	450 mg/dL 以上
クレアチニン	——	3.0 mg/dL 以上
LD	——	1,000 U/L 以上
AST	——	1,000 U/L 以上
ALT	——	1,000 U/L 以上
CK	——	5,000 U/L 以上
カルシウム	6.0 mg/dL 以下	12.0 mg/dL 以上 13.0 mg/dL 以上（1 歳以下）
ナトリウム	119 mEq/L 以下	160 mEq/L 以上
カリウム	2.5 mEq/L 以下	6.0 mEq/L 以上
総ビリルビン	——	5.0 mg/dL 以上
白血球数	2,000/μL 以下	20,000/μL 以上
ヘモグロビン	8.0 g/dL 以下（男性） 8.0 g/dL 以下（女性） 15.0 g/dL 以下（新生児）	18.0 g/dL 以上（男性） 17.0 g/dL 以上（女性） 20.0 g/dL 以上（新生児）
血小板数	50,000/μL 以下	700,000/μL 以上
一般培養	血液あるいは髄液で「陽性」の場合	
抗酸菌染色	「陽性」の場合	

LD：乳酸脱水素酵素，AST：アスパラギン酸アミノトランスフェラーゼ，ALT：アラニンアミノトランスフェラーゼ，CK：クレアチンキナーゼ
［聖路加国際病院 異常値一覧表（日本臨床検査標準協議会：JCCLS 共用基準範囲に準拠）より引用］

4 　検査結果に影響を及ぼす因子

　個々の患者の特性やそのときの状態，検査工程における誤差は，しばしば検査結果に影響を与える．

A 　生理的変動要因

　臨床検査値の生理的変動の要因は，主として次の3つに分けられる（表Ⅲ-1-2）．

1）遺伝的要因

　遺伝的要因として代表的なものは性差である．赤血球数，ヘモグロビン濃度，ヘマトクリット値，クレアチニンなどは，成人の男女間で性差があり，これらには一般に性別の基準値が設けられている．また，当然のことながら，

表Ⅲ-1-2 検査値の生理的変動要因の例

変動要因			変動検査項目（例）
遺伝的要因	個体間変動 性差	男性＞女性	ヘモグロビン（Hb），ヘマトクリット（Ht），赤血球数，尿素窒素（UN），クレアチニン，血清鉄，クレアチンキナーゼ（CK）
		女性＞男性	HDL コレステロール
時間的要因	個体間変動 年齢	幼児＞成人	AST, ALT, 乳酸脱水素酵素（LD），無機リン
		思春期高値	アルカリホスファターゼ（ALP）
		閉経後高値（女性）	総コレステロール，中性脂肪（TG），ALP
	個体内変動 日内変動	朝＞夜	副腎皮質刺激ホルモン（ACTH），コルチゾール，血清鉄
		夜＞昼	UN, アミラーゼ
生活環境要因	個体間変動 生活習慣	高脂肪食	総コレステロール，LDL コレステロール，TG
		飲酒により高値	γ-GT, TG, ALT
		喫煙により高値	白血球数，C反応性タンパク（CRP），CEA
	個体内変動 食事	食後＞空腹時	血糖，インスリン，TG
		空腹時＞食後	遊離脂肪酸，無機リン
	運動	運動後＞運動前	CK, LD, AST, 白血球数

［日本臨床検査医学会ガイドライン作成委員会（編）：臨床検査のガイドライン JSLM2021 検査値アプローチ/症候/疾患，p.7，日本臨床検査医学会，2021 より許諾を得て改変し転載］
HDL：高比重リポタンパク，LDL：低比重リポタンパク，γ-GT：γ-グルタミルトランスフェラーゼ，CEA：がん胎児性抗原

性ホルモンをはじめとする多くの血中ホルモン濃度にも性差がある．人種差，血液型も遺伝的要因に由来する．

2）時間的要因

時間的要因は，時間の経過や時間帯の違いによる影響を指す．

新生児期，幼児期，学童期，思春期，そして成人と，成長に伴い個体検査値は変動する．一方，成人でも加齢に従って変化する項目がある．基準値を求める際の健常者群は，20〜60 歳代である場合が多いため，年齢を考慮した判断が必要である．

また，個人においても，1日のなかで検査値が変動する項目があるため注意が必要である．

3）生活環境要因

生活環境要因としては，食習慣，飲酒，喫煙，運動，薬剤，妊娠などが挙

げられ，検査成績に及ぼす影響は大きい．医師が問診の段階で必ず聴取するが，看護師による患者情報の収集も重要である．また，検体検査では，食事の前後で検査値に大きく影響する項目がある．場合によっては，早朝空腹時採血など，採血の条件を指定することが求められる[2]．

B 誤差

誤差は，検査の準備から結果の判定までのさまざまな場面で発生する．血液検査を例にすると，採血の方法，採血部位や体位，検体（採取した血液）を検査室に運ぶまでの時間や温度条件，検査室での検体処理上の要因，検査の手技や分析機器といった要因によって発生する測定誤差などである．各々の要因による誤差は小さくても，それが積み重なることにより検査結果が大きく違ってしまう．検査を行う際には，食事，安静，体位など各々の検査で決められている条件を守り，少しでも誤差を少なくすることが正しい検査結果を得るために重要である．

5 検査結果の判断の仕方

検査結果を評価する場合，多くは基準値や臨床判断値が用いられる．しかし，基準値や臨床判断値の範囲内であっても，その患者にとっては病的な状態であることもある．逆に基準値を外れていても，その患者にとっては普通の状態であるということもある．検査結果の評価には，その人が健康なときの検査値と比較し判断する必要がある．そのためにも，定期的な健診や検診を受けることが大切である．また，検査結果を判断する際には，検査結果に与えるさまざまな要因を考慮することも忘れてはならない．

6 各種検査の概要

A 検体検査

検体検査は患者から得た検査材料（**検体**）を用いて行う検査である．検体には，尿・便・喀痰など患者に排出を促すものと，血液・髄液・消化液・組織など医師・看護師・検査技師などの医療従事者が採取するものがある．検査に適した検体を採取するためには，いずれも患者によく説明し，協力してもらうことが大事である．

検体検査と生体検査

人体から採取した材料を検査する「検体検査」に対し，直接人体を調べる検査を「生体検査」という．心電図検査や脳波検査，呼吸機能検査，超音波検査，X線検査，CT検査，MRI検査，内視鏡検査などがある．

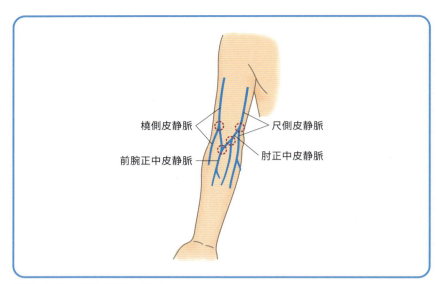

図Ⅲ-1-2 前腕屈側の静脈

1) 採尿（尿検査）

　尿の採取の仕方として，**1回尿**と**蓄尿**がある．

　1回尿には，早朝尿（朝起きた直後に採取した尿）と，随時尿（検査が必要なときにその場で採取した尿）がある．採尿の際は，尿道の常在菌や分泌物の混入を防ぐために最初の 50 mL 程度は捨て，その後の尿（中間尿）50〜100 mL くらいを採尿コップに採取するよう患者に説明する．ただし尿道炎が疑われるような場合には，出始めの尿（初尿）を採取することもある．採取した尿を放置すると，尿の成分に変化が生じて検査値に影響を及ぼすため，採尿後は速やかに検査を行う．

　1日の尿の排泄量や24時間中に排泄された物質の量を測定する場合には，24時間の尿を集めて（蓄尿）検査する．検査項目に応じた保存剤を添加した蓄尿容器に1日分の尿をため，尿量を測定後，撹拌し一部を採取して検査する．毎回の尿をためなければならないため，外出できないなど，患者にとってはやや負担の多い検査である．

2) 静脈血採血（血液検査）

　血液検査のほとんどは**静脈**からの採血で行われる．一般的には，肘正中皮静脈，尺側皮静脈，橈側皮静脈などの太くて弾力性のある血管から採血する（図Ⅲ-1-2）．ただし，橈側皮静脈の手関節より 10 cm までは神経損傷の危険性があるため採血をしない．採血は，看護師にとっては基本的な技術であり，しかも頻繁に行うものだが，患者にとっては苦痛を伴う検査であるため，採血前にしっかりと準備を整え手際よく行いたい．看護師自身も，血液を介した感染を起こさないよう手袋を着用し，**針刺し事故を起こさない**

1 検査概論 95

表Ⅲ-1-3　主な採血管の種類と検査項目

採血管の種類	主な検査項目
無添加	血中薬物濃度測定など
血清分離用凝固促進剤入り	生化学検査，免疫血清学検査，腫瘍マーカーなど
抗凝固剤（ヘパリン）入り	動脈血ガス分析，染色体分析，リンパ球培養などの検査
抗凝固剤（EDTA-2K）入り	血球算定検査や血液塗抹標本などの血液学的検査
抗凝固剤（クエン酸Na）入り	血沈，凝固系の検査
抗凝固剤（フッ化Na）入り	血糖検査

血漿と血清

両者は似た言葉だが違うものである．血漿は血液の液体成分（細胞成分［赤血球，白血球，血小板］以外）をいい，血清は血漿からフィブリノゲンなどの凝固因子を除いたものをいう．

溶血

溶血とは血清や血漿が赤みがかった状態のことで，血液中の赤血球が壊れて，赤血球中のヘモグロビン（血色素）が血清や血漿中に出てくることにより起こる．採血の手技が原因で起こる場合（23Gより細い針では，血液が針の中を通る際に赤血球が破壊されやすくなる）と，病気によって起こる（溶血性疾患）場合がある．溶血すると，正しい検査値が得られなくなる．

よう気をつけなければならない．

採血は，使い捨ての採血針とシリンジまたは真空管ホルダーを使用し，真空採血管に血液を採取する．採血管は，用途に応じていろいろな種類がある．検査で血清を使用する場合は，無添加の採血管や凝固促進剤が添加された採血管を使用する．血漿や全血を使用する検査では，抗凝固剤が添加されている採血管を使用する．抗凝固剤は，血液が凝固するのに不可欠なカルシウムイオンと結合したり，活性型凝固因子の作用を抑制するなど，血液が固まる（凝固する）のを防ぐ役割を果たす．血清や血漿の検査に使用する採血管には，血球と血清・血漿を分離しやすくするために血清分離剤・血漿分離剤が入っているものもある．検査項目に応じて採血管の添加剤の有無や種類が違うため，間違えずに選択しなければならない（**表Ⅲ-1-3**）．

アルコール過敏症の患者には，他の消毒剤を使用するため事前に確認し準備する．

採血時の注意点として次のようなことがある．患者を呼び入れたら，まず患者確認を行う．また，採取容器にはあらかじめ患者氏名を記載したラベルを貼っておく．次に，駆血帯を採血部位の7～10 cm上側に巻き，静脈を怒張させる．穿刺部位を70%アルコールで消毒して乾燥するのを待ってから，21～23 Gの採血針で穿刺する．23 Gよりも細い針は，溶血しやすくなるため注意を要する．また，吸引に時間がかかると血液が凝固してしまい，血球算定検査（血算）や凝固検査ができなくなってしまう．さらに，うっ血時間が長いと血液の成分が変化してしまうため，できるだけ手早く採血する．採血では，規定量を採取する必要があるが，とくに液体の抗凝固剤が添加されているものは，抗凝固剤と血液の割合が決まっているため注意が必要である（p.106参照）．抗凝固剤の入った採血管は，採血直後に静かに転倒混和する．駆血帯を外して，採血針を抜き，アルコール綿で刺入部を圧迫して止血し，終了する[3]．採血による合併症は極めて少なく，また軽症なものが多いとさ

れているが，ごくまれに神経損傷や血管迷走神経反射，皮下出血などの合併症を引き起こすことがある．採血は，リラックスした雰囲気のなかで行い，手指のしびれや疼痛の訴えがないか，気分不快や顔面蒼白など患者の様子に注意を払う．また，採血後には十分な圧迫止血をするよう患者の協力を仰ぐ．

B 微生物学的検査

微生物学的検査は，細菌による感染が疑われる場合に，起因菌（原因となる菌）を特定する検査である．感染症治療の際には，適切な薬剤を選択するために薬剤感受性検査を行う．検体採取時には採取部位の消毒に留意し，滅菌した器具・容器を用い，常在菌の混入をできるだけ防ぐようにする．

コラム　常在菌と日和見感染

健康な人の身体に日常的に存在する微生物を常在菌という．常在菌は，皮膚や口腔内，鼻腔内，腸管内，腟内などの決まった場所に集団で存在し，普段は，侵入してきた病原微生物の繁殖を抑えたり健康を守る働きをしている．また，人が生活している環境には，健康な人には感染症を引き起こさない弱い細菌やウイルスが存在している．抗がん薬の投与によって免疫機能が低下した患者や免疫不全の患者，体が弱った高齢者では，異常に増えた常在菌や，普段は害のない弱い細菌やウイルスが原因で感染症を引き起こすことがある．これを日和見感染という．日和見感染を起こす細菌のなかには，抗菌薬が効かないもの（薬剤耐性菌）もある．日頃から環境の整備，手洗い，手指衛生に努め，薬剤耐性菌による院内感染を防ぐことが大切である．

C 病理検査

病理検査とは，病変部から組織や細胞を採取し，悪性か良性かの判別をしたり，病変の進行度を判断する検査である．大きく分けて，病理組織検査（生検）と細胞診検査の2つがある．

D 遺伝子検査

遺伝子検査とは，遺伝子や染色体を調べる検査である．先天性の疾患や腫瘍性の疾患，感染症などで行われる．倫理的な問題やプライバシーの問題があるため，医師や遺伝カウンセラーからの十分な説明が必要である．

E 生理学的検査

　生理学的検査は**生理機能検査**ともよばれ，患者の心臓，肺，脳，神経，筋肉など，体の内部の状態や反応を観察する検査である．専用の器具を患者に装着して心臓や脳などの動きを電気的にとらえ，波形として表す．循環器系の検査としては心電図検査，脈波検査が，呼吸器系の検査としては呼吸機能検査，動脈血ガス分析が，脳・神経系の検査としては脳波検査，筋電図検査，神経伝導検査などがある（p.134〜135，**表Ⅲ-2-20** 参照）．

F 画像検査

　画像検査とは，体の内部の状態や疾患による形態上の変化を画像化して観察する検査をいう．**超音波検査**，**X線検査**，**血管造影検査**，コンピュータ断層撮影検査（**CT検査**，**MRI検査**）や**核医学検査**（シンチグラフィ，PETなど)がある．検査画像を各診療科の専門医や放射線科専門医が丹念に観察し，異常の有無の確認など，医学的判断をすることを**読影**という．

G 内視鏡検査

　内視鏡検査は，**内視鏡**（先端に小型カメラやレンズを内蔵した細長い管）を口，鼻腔あるいは肛門より挿入し，気道，食道，胃，十二指腸や大腸の内部を観察し病変を調べる検査である．病変が見つかった場合，そのまま組織の採取や切除を行う．体表皮膚より内視鏡を挿入し腹腔内を観察する腹腔鏡検査，関節のなかを調べる関節鏡検査もある．

H 感覚機能の検査

　感覚は，**特殊感覚**，**体性感覚**および**内臓感覚**に大別され，よく検査が行われるのは特殊感覚と体性感覚である．特殊感覚には視覚，聴覚，味覚，嗅覚，前庭感覚（平衡感覚）があり，眼科・耳鼻科の領域で検査が行われる．体性感覚は表在感覚と深部感覚に分けられ，表在感覚には触覚，痛覚，温度覚，深部感覚には位置覚，運動覚，振動覚がある．感覚障害の診断やリハビリテーション（理学療法，作業療法）の評価の1つとして検査が行われる．

I 摂食・嚥下機能の検査

　食物を口から取り込み，胃に送るまでの一連の流れを「摂食・嚥下」といい，この機能のどこかに障害があると，むせたり飲み込みにくくなったりす

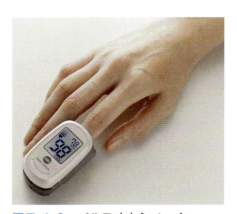

図Ⅲ-1-3　パルスオキシメータ
指先に装着し，簡易に経皮的に酸素飽和度を測定できる
[写真提供：コニカミノルタジャパン株式会社]

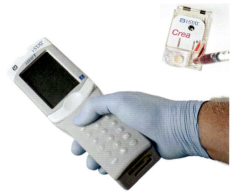

図Ⅲ-1-4　動脈血ガス分析装置
カートリッジ（右上）に血液を滴下し，本体にセットすると画面に分析結果が表示される
[写真提供：アボットジャパン合同会社]

る．水や食べ物が食道ではなく肺のほうへ入ってしまうことを誤嚥（ごえん）といい，誤嚥によって肺炎を引き起こすことがある（誤嚥性肺炎）．摂食・嚥下機能の検査には，スクリーニング検査（反復唾液嚥下テスト，改訂水飲みテスト，フードテスト，頸部聴診法），X線透視による嚥下造影検査，内視鏡を使った嚥下内視鏡検査などがある．

7　迅速・簡便な検査の活用

POCT：point of care testing

　POCT検査といって，患者のベッドサイドで医師や看護師などの医療従事者が行う検査がある（臨床現場即時検査）．小型分析器や迅速診断キットの開発が進んだことにより，簡便にリアルタイムな検査が可能となり，開業医や在宅医療，救急医療の現場，手術室，病棟とさまざまな場で利用されている．患者の傍らで検査を行うことで，検査時間が短縮できることや患者が検査を身近に感じるという利点を活かして，迅速かつ適切な診療・看護，疾病の予防，健康増進などに役立っている．

　看護師が行う機会の多いPOCT検査としては，心電図，パルスオキシメータ（図Ⅲ-1-3）による経皮的動脈血酸素飽和度（SpO_2）の測定，動脈血ガス分析（図Ⅲ-1-4），簡易血糖測定（図Ⅲ-1-5），尿定性検査，新型コロナウイルス抗原やインフルエンザウイルス抗原を検出する簡易キットを用いた検査などがある[4]．

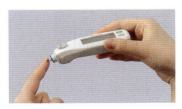 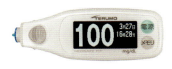

図Ⅲ-1-5　簡易血糖測定器
指先などを穿刺して（左），簡易に血糖値を測定できる
［写真提供：テルモ株式会社］

●引用文献

1) 浅野嘉延：看護のための臨床検査，p.2-17，南山堂，2015
2) 日本臨床検査医学会ガイドライン作成委員会：臨床検査のガイドライン JSLM2021 検査値アプローチ/症候/疾患，p.6-10，日本臨床検査医学会，2021
3) 日本臨床検査標準協議会/標準採血法検討委員会：標準採血法ガイドライン（GP4-A3），p.18-29，日本臨床検査標準協議会，2019
4) "医療検査と自動化"編集委員会：POCT ガイドライン第5版．医療検査と自動化（日本医療検査科学会誌）48：11-12，2023

2 検査各論

1 | 検体検査各論

A 尿検査（表Ⅲ-2-1）

検査の目的

尿中には，タンパク，核酸代謝の終末産物や中間代謝物，種々の有機・無機塩類，電解質，微量のビタミン，ホルモン，酵素が排泄される．また，健康な人の尿中にはほとんど出現しない物質（タンパク，ブドウ糖，ヘモグロビン，ビリルビン，赤血球，白血球，円柱，細菌など）が排泄されることもある．これらの成分の変化や出現状況を検査することにより，腎機能や尿路の異常を調べるほか，循環器，内分泌，代謝系などのさまざまな機能や病態を把握することができる．

検査の方法

試験紙法は，尿に試験紙を浸して色調変化をみるだけで多項目の検査を短時間で行えるため，性状検査と合わせて，スクリーニング検査として広く利用されている（図Ⅲ-2-1）.

生化学的物質やホルモンの排泄量を調べたい場合は，定量検査を行う.

尿沈渣検査は，尿を遠心分離後，沈渣（沈殿物）を顕微鏡で観察し，尿中の有形成分を鑑別する検査である.

基準値，異常の原因

主な尿検査の基準値と異常の原因を表Ⅲ-2-2に示す.

検査の注意点

検査目的により，採尿方法が異なるので注意が必要である．一般的には，早朝尿または随時尿を用い，中間尿を採取する．尿を放置すると成分に変化が生じたり，有形成分が崩壊変形したりするため，速やかに検査に提出する．蓄尿で保存剤を添加する場合は，検査項目に適した保存剤を選択する必要がある.

蓄尿に用いる保存剤

蓄尿に使用する保存剤としては，トルエンや6N塩酸がよく用いられる．
保存剤は毒物・劇物に該当するものが多いため，安全面，管理面から代替となる専用の安定化剤が使用されるようになってきている.

表Ⅲ-2-1　主な尿検査

種類	調べる項目
性状検査	尿量，尿色調，混濁，臭気，泡の有無など
尿試験紙法	pH，比重，ブドウ糖，タンパク，ウロビリノーゲン，ビリルビン，ケトン体，潜血反応，白血球反応，亜硝酸塩など
試験紙法以外の定性検査	先天性代謝異常症の尿のスクリーニング検査，バニリルマンデル酸（VMA），ポルフィリン，ベンス・ジョーンズ（Bence Jones）タンパクなど
定量検査	電解質，タンパク，アルブミン，ブドウ糖，尿素，尿酸，クレアチニン，β_2-マイクログロブリン，N-アセチル-β-D-グルコサミニダーゼ（NAG），カテコールアミン，17-KS，17-OHCS など
尿沈渣検査	赤血球，白血球，円柱，上皮細胞，結晶，細菌，原虫など

そのほかの尿検査
尿細菌検査，尿細胞診，乱用薬物スクリーニング検査，尿妊娠検査，尿排卵予知検査，尿中肺炎球菌抗原検査，尿中レジオネラ抗原検査，淋菌検査，クラミジア・トラコーマチス検査など

17-KS：17-ketosteroid，17-OHCS：17-hydroxycorticosteroid

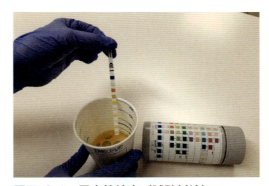

図Ⅲ-2-1　尿定性検査（試験紙法）

B　便検査（表Ⅲ-2-3）

検査の目的

　消化吸収の状態や消化管からの出血の有無，細菌やウイルスの感染，寄生虫の存在を調べる．

検査の方法

　便性状の観察は，消化管の異常を知るために非常に重要である．**便潜血検査**には化学的便潜血検査と免疫学的便潜血検査があるが，化学的便潜血検査は食事や一部の薬剤などの摂取で偽陽性を呈することがあるため，一般的には免疫学的便潜血検査がスクリーニング検査として用いられている．寄生虫

表Ⅲ-2-2 主な尿検査の基準値と異常の原因

項目	基準値	異常の原因
尿量/尿色	量：1,000～1,500 mL 色：麦わら黄色～淡黄褐色	●尿量の増加：尿崩症，糖尿病など ●尿量の減少：脱水状態，腎不全，ネフローゼ症候群など
比重	1.002～1.030	●高比重：糖尿病，脱水症，ネフローゼ症候群，心不全など ●低比重：尿崩症，腎不全，慢性腎炎など
pH	5.0～7.5	●アルカリ尿：尿路感染症，アルカローシス，利尿薬の投与など ●酸性尿：アシドーシス，糖尿病，発熱，酸性薬剤の投与など
尿タンパク	（−）	●陽性：ネフローゼ症候群，糸球体腎炎，腎硬化症，糖尿病性腎症など
尿中 β_2-マイクログロブリン	250 μg/L 以下	●高値：急性尿細管壊死，慢性糸球体腎炎，糖尿病性腎症，悪性腫瘍など
ベンス・ジョーンズタンパク	（−）	●陽性：多発性骨髄腫，悪性リンパ腫，原発性マクログロブリン血症など
尿糖	（−）	●陽性：糖尿病，甲状腺機能亢進症，慢性膵炎，クッシング（Cushing）症候群，重症腎障害など
尿潜血	（−）	●陽性：腎臓・尿路系の炎症，尿路のがん，尿路結石，溶血性貧血など
尿ビリルビン	（−）	●陽性：肝炎，肝硬変，腸閉塞，腫瘍，胆道閉塞，溶血性貧血など
ケトン体	（−）	●陽性：重症糖尿病，脱水症，甲状腺機能亢進症，クッシング症候群など
尿中 N-アセチル-β-D-グルコサミニダーゼ（NAG）	0.0～10.0 U/L	●高値：急性尿細管壊死，腎不全，糸球体腎炎，ループス腎炎，ネフローゼ症候群，糖尿病性腎症など ●低値：進行した慢性腎不全

表Ⅲ-2-3 主な便検査

種類	調べる項目
便性状検査	形状，色調，混入物など
化学的検査	便潜血反応，ビリルビン，ウロビリン体，糞便中脂肪定量など
感染症検査	寄生虫検査（回虫，蟯虫，条虫，鉤虫，鞭虫，吸虫など），細菌学的検査，ヘリコバクター・ピロリ抗原，ノロウイルス抗原，ロタウイルス抗原など

EIA：enzyme immunoassay

検査では，虫卵や虫体を肉眼的または顕微鏡で観察する．便中のヘリコバクター・ピロリ抗原やノロウイルス抗原，ロタウイルス抗原などは EIA 法やイムノクロマト法で検出する．

異常の原因

便に異常をきたす原因を**表Ⅲ-2-4**に示す．

表Ⅲ-2-4　主な便検査と異常の原因

種類		異常の原因
便性状検査	形状の異常	●下痢便：腸管の水分吸収不良，蠕動運動亢進 ●白色下痢便：ロタウイルス感染症 ●兎糞状便：宿便，けいれん性便秘 ●鉛筆様便：大腸のけいれん性収縮，直腸の狭窄
	色調の異常	●鮮血色便：下部消化管出血，痔疾 ●タール便：上部消化管出血，胃がん ●黒色便：鉄剤の服用，消化管出血 ●灰白色便：胆道閉塞，バリウム服用時 ●黄色便，緑色便：下痢，薬剤投与時
	混入物	●血液：痔疾，大腸がん，大腸ポリープ ●粘液：腸管の炎症，感染症 ●膿：感染症，大腸の潰瘍性疾患 ●異物：胆石，膵石，消化不良，誤飲による
便潜血検査		●陽性：消化器のがん・潰瘍・炎症，大腸ポリープ，痔疾，食道静脈瘤，血液疾患，鼻出血，口内出血，月経など

┃ 検査の注意点

　便は，時間が経過すると色調・反応などが変化し，また発酵・腐敗をきたし変質するため，排便後なるべく速やかに検査する．便潜血反応は，鼻出血，口内出血，痔出血，月経などでも陽性になり，必ずしも消化管からの出血とは限らないので注意が必要である．感染症が疑われる場合には，手洗い・消毒を徹底し，汚物の処理を確実に行うようにする．

C　血液学的検査（表Ⅲ-2-5）

┃ 検査の目的

　血液学的検査は大きく分けて，血球計数算定や血液像などの**血球細胞の検査**と，凝固・線溶*検査，出血時間などの**止血機能関連の検査**がある．血球細胞の検査は，貧血や造血器腫瘍などの血液疾患はもちろん，感染症やアレルギー疾患をはじめとする非常に多くの疾患の診断や健康診断などのスクリーニング検査として実施される．止血機能関連の検査は，出血・血栓傾向を示す患者に対して原因を調べたり，抗凝固薬治療のモニター検査として行う．血液疾患の診断や治療には，細胞表面マーカーや染色体・遺伝子検査などの特殊な検査が駆使されており，その重要性が増している．

> ***凝固・線溶**
> 血管が傷ついた際に止血機構が働いて血液が固まることを「凝固」といい，傷が修復され，凝固していた血液が溶けることを「線維素溶解（線溶）」という．

┃ 検査の方法

1）血球細胞の検査

　血球計数検査は自動血球分析装置で測定されることが多い．自動分析装置

表Ⅲ-2-5　主な血液学的検査

種類	調べる項目
血球計数検査	赤血球数（RBC），ヘモグロビン濃度（Hb），ヘマトクリット値（Ht），赤血球恒数（MCV, MCH, MCHC），網赤血球数，血小板数（PLT），白血球数（WBC），白血球分画
末梢血液像	白血球分画，白血球系形態，赤血球系形態，血小板系形態
凝固・線溶検査	プロトロンビン時間（PT），活性化部分トロンボプラスチン時間（APTT），フィブリノゲン（Fib），フィブリン・フィブリノゲン分解産物（FDP），Dダイマー（D-D），アンチトロンビンⅢ（ATⅢ）など
そのほか	出血時間，血小板機能，赤血球沈降速度（赤沈，ESR），寄生虫検査（マラリアなど），異常ヘモグロビン，細胞表面マーカー検査，染色体・遺伝子検査など

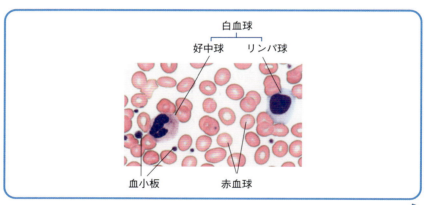

図Ⅲ-2-2　正常血液の塗抹標本（メイ・グリュンワルド・ギムザ二重染色）

ギムザ染色

血液・骨髄塗抹標本の染色法．通常は，ライト液とギムザ液，メイ・グリュンワルド液とギムザ液など2種類の染色液を組み合わせて使用することが多い．染色液中の塩基性色素により好塩基性物質（核のDNA，細胞質のRNA，アズール顆粒など）は青から紫青色に染まり，酸性色素により好酸性物質（赤血球，好酸球顆粒など）は赤から桃色に染まる．

で異常な分画や細胞が認められた場合は，血液塗抹標本（図Ⅲ-2-2）を作製し顕微鏡で目視する．

2）止血機能関連の検査

凝固・線溶検査も多くは自動分析装置で測定される．

出血時間はランセットという器具で皮膚を穿刺し，湧き出る血液を30秒ごとに濾紙に吸い取り，血液が濾紙につかなくなるまでの時間を測定する．耳を穿刺するデューク（Duke）法と前腕に傷をつけて行うアイビー（Ivy）法があり，現在，日本ではデューク法が広く用いられている．

基準値，異常の原因

主な血液学的検査の基準値と異常の原因を**表Ⅲ-2-6**に示す．

2 | 検査各論　105

表Ⅲ-2-6　主な一般血液検査の基準値と異常の原因

検査項目と基準値		異常の原因
白血球数（WBC） 3.3〜8.6×10³/μL	好中球 34.6〜71.4%	●増加：細菌感染症，炎症，悪性腫瘍，慢性骨髄性白血病，心筋梗塞，腎不全，副腎皮質ステロイド薬投与など ●減少：ウイルス感染症，急性白血病，再生不良性貧血，無顆粒球症，抗がん薬・解熱薬などの副作用，放射線障害，膠原病（全身性エリテマトーデス［SLE］）など
	好酸球 0〜7.8%	●増加：アレルギー性疾患，寄生虫症，皮膚疾患など ●減少：感染症の初期，再生不良性貧血，悪性貧血など
	好塩基球 0〜1.8%	●増加：慢性骨髄性白血病，アレルギー性疾患，粘液水腫など
	リンパ球 19.6〜52.7%	●増加：ウイルス感染症，慢性リンパ性白血病，マクログロブリン血症など ●減少：急性感染症の初期，悪性リンパ腫，後天性免疫不全症候群（AIDS）など
	単球 2.4〜11.8%	●増加：感染症，単球性白血病など
赤血球数（RBC） ・男性：4.35〜5.55×10⁶/μL ・女性：3.86〜4.92×10⁶/μL		●高値：脱水症，赤血球増加症，多血症など ●低値：鉄欠乏性貧血，悪性貧血，再生不良性貧血，白血病，溶血性貧血など
ヘモグロビン（Hb） ・男性：13.7〜16.8 g/dL ・女性：11.6〜14.8 g/dL		●高値：脱水症，赤血球増加症，多血症など ●低値：各種貧血，胃・腸管の障害による鉄吸収不足など
ヘマトクリット値（Ht） ・男性：40.7〜50.1% ・女性：35.1〜44.4%		●高値：多血症 ●低値：貧血
網赤血球数 ・男性：1.6±0.5% ・女性：1.4±0.5%		●増加：溶血性貧血 ●貧血があっても増加しない場合：白血病，再生不良性貧血など
赤血球沈降速度（赤沈，ESR） ・男性：2〜10 mm ・女性：3〜15 mm		●亢進：感染症，膠原病，悪性腫瘍，貧血，原発性マクログロブリン血症，多発性骨髄腫など ●遅延：多血症，播種性血管内凝固症候群（DIC），低フィブリノゲン血症など
血小板数（PLT） 158〜348×10³/μL		●高値：血小板血症，慢性骨髄性白血病，鉄欠乏性貧血，感染症，慢性炎症，外傷などによる出血後，脾臓摘出後など ●低値：急性白血病，抗がん薬投与，再生不良性貧血，血小板減少性紫斑病，悪性貧血，自己免疫性溶血性貧血など
出血時間（デューク［Duke］法） 1〜5分		●出血時間延長：血小板減少，血小板機能異常（血小板無力症，骨髄腫，尿毒症など），血管の異常，凝固因子異常，アスピリンなどの薬剤の影響など
プロトロンビン時間（PT） INR 0.8〜1.2		●延長：外因系凝固因子欠乏症，ビタミンK欠乏症，劇症肝炎，肝硬変，DIC，ワルファリン・ヘパリンなどの薬剤投与時など ●短縮：血栓症など
活性化部分トロンボプラスチン時間（APTT） 25〜36秒		●延長：血友病，DIC，先天性凝固因子欠乏症，薬剤投与時など ●短縮：血栓症など
フィブリノゲン（Fib） 185〜352 mg/dL		●高値：感染症，悪性腫瘍，炎症性疾患，脳血管障害など ●低値：DIC，肝障害，悪性貧血，無・低フィブリノゲン血症など
フィブリン・フィブリノゲン分解産物（FDP） 5.0 μg/mL 以下		●高値：DIC，血栓性血小板減少性紫斑病（TTP），悪性腫瘍，劇症肝炎，各種血栓症，ウロキナーゼ大量投与時など
Dダイマー（D-D） 1.0 μg/mL 以下		●高値：DIC，血栓症，心筋梗塞，脳梗塞，白血病など
アンチトロンビンⅢ（ATⅢ） 75〜125%（活性）		●低値：DIC，血栓症，肝硬変，ネフローゼ症候群，ATⅢ欠損症，肺梗塞，心筋梗塞など

SLE：systemic lupus erythematosus，AIDS：acquired immunodeficiency syndrome，DIS：disseminated intravascular coagulation，TTP：thrombotic thrombocytopenic purpura

第Ⅲ章　検査

表Ⅲ-2-7　主な血液生化学検査

検査項目	具体的な項目
血清タンパク，アミノ酸，窒素化合物など	総タンパク（TP），アルブミン，プレアルブミン，血清タンパク分画，フェリチン，トランスフェリン，β_2-マイクログロブリン，レチノール結合タンパク，C反応性タンパク（CRP），尿素窒素（UN），尿酸（UA），クレアチニン（Cr），アンモニア（NH_3），アミノ酸分析など
糖質，代謝関連物質	血糖（Glu，BS），ヘモグロビンA1c（HbA1c），グリコアルブミン（GA），1,5-アンヒドロ-D-グルシトール（1,5-AG），乳酸，ピルビン酸，ケトン体，ビリルビンなど
脂質	総コレステロール（TC），LDLコレステロール，HDLコレステロール，中性脂肪（TG）など
血清酵素	AST，ALT，γ-GT，ALP，LD，CK，コリンエステラーゼ（ChE），アミラーゼ（AMY），リパーゼ，エラスターゼ，アイソザイム分析など
電解質，金属	ナトリウム（Na），カリウム（K），塩素（クロール，Cl），カルシウム（Ca），無機リン（IP），マグネシウム（Mg），鉄（Fe），亜鉛（Zn），銅（Cu）など
そのほか	ビタミンB_1・葉酸・ビタミンB_{12}などのビタミン，血中薬物濃度測定，心筋トロポニンT，心筋トロポニンI

検査の注意点

　血液学的検査には抗凝固剤入りの採血管を用いるが，検査の項目によって用いる抗凝固剤の種類が異なるため注意する．凝固・線溶検査に使用する抗凝固剤は液状で，抗凝固剤と血液の比が1：9の割合で混和される必要があるため，採血量を厳守する．組織液の混入を防ぐため採血はスムーズに行い，採血後は抗凝固剤とゆっくり十分に混和して凝固しないよう注意する．

D　血液生化学検査（表Ⅲ-2-7）

検査の目的

　血液生化学検査では，血清中に含まれるタンパクや脂質，糖質，酵素，電解質などの物質の量や分画（種類）を化学的に分析する．これらの成分は健康状態や病気の種類，程度によりさまざまに変動するため，幅広い疾患の診断や治療，健康診断のスクリーニング検査として用いられている．

　血清タンパクの検査では，肝機能や腎機能に異常がないか調べたり，各種炎症，腫瘍の有無などを知ることができる．窒素化合物は腎疾患の指標となる．糖質の検査は糖尿病に代表される糖代謝の異常による病気，また脂質検査は脂質異常症や動脈硬化症などの診断や経過観察に欠かせない．酵素は血中や肝臓，心臓などの臓器に存在するが，組織傷害による酵素の血中への逸脱（逸脱酵素）や分泌，排泄路の異常により血中濃度が変動するため，臓器障害の程度や重症度を反映する．またそれぞれの酵素は，臓器や細胞により性質が違う（アイソザイム）ことがあるので，アイソザイム型を調べることにより疾病の原因となる臓器を推定することができる．電解質や金属は，

逸脱酵素

たとえば心筋梗塞で心臓の筋肉に血液がいきわたらなくなると，血液が届かなくなった部分の細胞が壊死し，CK，ALT，LDなどの酵素が血中に出てくる．とくにCKのアイソザイムであるCK-MBは心筋に多く存在するため，心筋梗塞の診断や発作時のモニタリングに有用な検査項目である．

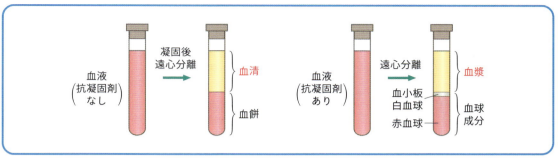

図Ⅲ-2-3 血清と血漿

体内で一定の濃度を保ち，体液の恒常性や生理機能の維持に働いており，腎臓の機能障害や，ホルモンの分泌異常，そのほかさまざまな疾患の病態把握に必要不可欠である．

> **もう少しくわしく**
>
> **血清タンパク**
>
> 血清中には6.3〜8.0 g/dLのタンパクが含まれている．主な成分は**アルブミン**と**グロブリン**で，アルブミンは総タンパク量の50〜70%を占めている．グロブリンはさらに4つのグループに分かれ，それぞれ異なる機能をもっている．
>
> | 種類 | | 機能 |
> |---|---|---|
> | アルブミン | | 血清の濃度を調節し，血清中の各種物質，色素や薬剤などを運搬する |
> | グロブリン | α1-グロブリン | 血液を凝固させる |
> | | α2-グロブリン | リポタンパク，ビタミン，ホルモン，銅を運搬する |
> | | β-グロブリン | リポタンパク，ビタミン，ホルモン，鉄，銅，亜鉛を運搬する |
> | | γ-グロブリン | 主に免疫グロブリン（IgD, IgM, IgG, IgA, IgE）をいう |

*血清
抗凝固剤などが入っていない状態で血液を静置してできた上澄み部分．抗凝固剤が入っている試験管中で静置後にできる上澄みは血漿という．

検査の方法

採取した血液から遠心分離機を用いて有形成分（血球）を分離し，得られた上清（血清*または血漿）を検査する（**図Ⅲ-2-3**）．多くの項目が自動分析装置で測定されている．

基準値，異常の原因

主な血液生化学検査の基準値と異常の原因を**表Ⅲ-2-8**に示す．

表Ⅲ-2-8　主な血液生化学検査の基準値と異常の原因

項目と基準値	異常の原因
総タンパク（TP） 6.6～8.1 g/dL	●高値：感染症，多発性骨髄腫，肝硬変，膠原病，原発性マクログロブリン血症，ショック，脱水症，栄養過剰など ●低値：肝機能障害，ネフローゼ症候群，タンパク質不足など
アルブミン/グロブリン比（A/G比） 1.32～2.23	●高値：低・無グロブリン血症 ●低値（アルブミン↓）：肝機能障害，炎症性疾患，ネフローゼ症候群，栄養不良など ●低値（グロブリン↑）：多発性骨髄腫，慢性炎症，自己免疫性疾患，感染症など
尿素窒素（UN） 8～20 mg/dL	●高値：急性・慢性糸球体腎炎，ネフローゼ症候群，腎結石，尿路結石，うっ血性心不全，消化管出血など ●低値：肝硬変，急性肝不全，尿崩症，低タンパク食など
クレアチニン（Cr） ・男性：0.65～1.07 mg/dL ・女性：0.46～0.79 mg/dL	●高値：腎不全，尿毒症，糸球体腎炎，うっ血性心不全，尿路結石，脱水症，先端肥大症など ●低値：筋ジストロフィー症，尿崩症，妊娠，人工透析など
尿酸（UA） ・男性：3.7～7.8 mg/dL ・女性：2.6～5.5 mg/dL	●高値：痛風，腎機能障害，悪性高血圧，糖尿病，肥満，アルコール中毒，妊娠中毒症など ●低値：キサンチン尿症，ウィルソン（Wilson）病，低プリン体食など
アンモニア（NH$_3$） 12～66 μg/L	●高値：肝性脳症，劇症肝炎，尿毒症．尿素サイクル酵素欠損症など ●低値：タンパク質摂取不足，貧血
ナトリウム（Na） 138～145 nmol/L	●高値：水分の欠乏（脱水症，尿崩症など），ナトリウム過剰症（塩分過剰摂取，クッシング症候群，原発性アルドステロン症）など ●低値：ナトリウム欠乏症（ネフローゼ症候群，アジソン［Addison］病，下痢，嘔吐など），肝硬変，腎不全など
カリウム（K） 3.6～4.8 nmol/L	●高値：高カリウム血症，腎不全，アジソン病，低アルドステロン症，糖尿病性ケトアシドーシスなど ●低値：アルドステロン症，クッシング症候群，代謝性アルカローシス，低栄養，嘔吐，下痢など
クロール（Cl） 101～108 nmol/L	●高値：腎不全，呼吸性アルカローシス，代謝性アシドーシス，低アルブミン血症など ●低値：呼吸性アシドーシス，代謝性アルカローシス，副腎皮質機能低下症，利尿薬投与時など
カルシウム（Ca） 8.8～10.1 mg/dL	●高値：副甲状腺機能亢進症，白血病，多発性骨髄腫，悪性腫瘍の骨転移，ビタミンD過剰摂取など ●低値：副甲状腺機能低下症，腎不全，急性膵炎，ビタミンD欠乏症，カルシウム摂取不足など
マグネシウム（Mg） 1.7～2.4 mg/dL	●高値：腎不全，甲状腺機能低下症，アジソン病，脱水症，マグネシウム過剰摂取など ●低値：副甲状腺機能亢進症，下痢，アルコール性肝障害，下痢，マグネシウム摂取不足など
無機リン（IP） 2.7～4.6 mg/dL	●高値：腎不全，副甲状腺機能低下症，低カルシウム血症など ●低値：副甲状腺機能亢進症，吸収不良症候群など
鉄（Fe） 40～188 μg/dL	●高値：再生不良性貧血，急性肝炎，肝硬変など ●低値：鉄欠乏性貧血，大量出血，悪性腫瘍など

（つづく）

表Ⅲ-2-8　つづき

項目と基準値	異常の原因
血糖 (Glu, BS) 73～109 mg/dL（空腹時）	●高値：糖尿病，急性膵炎など ●低値：膵島腺腫，肝がんなど
総コレステロール (TC) 142～248 mg/dL	●高値：家族性高コレステロール血症，動脈硬化，糖尿病など ●低値：内分泌疾患，栄養不良など
中性脂肪 (TG) ・男性：40～234 mg/dL ・女性：30～117 mg/dL	●高値：肥満，家族性脂質異常症など ●低値：内分泌疾患，肝硬変，がん末期など
LDL コレステロール (LDL-C) 65～163 mg/dL	●高値：高 LDL コレステロール血症（将来的な動脈硬化性疾患の危険因子となる） ●低値：低 LDL コレステロール血症
HDL コレステロール (HDL-C) ・男性：38～90 mg/dL ・女性：48～103 mg/dL	●高値：高 HDL コレステロール血症 ●低値：肝硬変，脂肪肝，糖尿病，肥満，腎不全など
アミラーゼ (AMY) 44～132 U/L	●高値：膵臓疾患，糖尿病，腎不全，アミラーゼ産生腫瘍など ●低値：慢性膵炎，膵がん末期，シェーグレン（Sjögren）症候群
アルカリホスファターゼ (ALP) 38～113 U/L	●高値：肝疾患，胆道系疾患 ●低値：低アルカリホスファターゼ血症，低栄養，亜鉛欠乏
乳酸脱水素酵素 (LD) 124～222 U/L	●高値：心筋梗塞，急性肺炎，白血病 ●低値：抗腫瘍薬・免疫抑制薬投与
コリンエステラーゼ (ChE) ・男性：240～486 U/L ・女性：201～421 U/L	●高値：脂肪肝，ネフローゼ症候群，甲状腺機能亢進症 ●低値：慢性肝炎，肝硬変
アスパラギン酸アミノトランスフェラーゼ (AST) 13～30 U/L	●高値：肝炎，肝硬変，肝がん ●低値：ビタミン B_6 欠乏症，慢性透析
アラニンアミノトランスフェラーゼ (ALT) ・男性：10～42 U/L ・女性：7～23 U/L	●高値：肝炎，肝硬変 ●低値：ビタミン B_6 欠乏症，慢性透析
γ-グルタミルトランスフェラーゼ (γ-GT) ・男性：13～64 U/L ・女性：9～32 U/L	●高値：閉塞性黄疸，肝硬変，アルコール性肝障害
クレアチンキナーゼ (CK) ・男性：59～248 U/L ・女性：41～153 U/L	●高値：心筋梗塞，心筋炎，多発性筋炎，進行性筋ジストロフィー，脳梗塞 ●低値：甲状腺機能亢進症，長期臥床
総ビリルビン (TB) 0.4～1.5 mg/dL	●高値：肝炎，肝硬変，胆石症，肝がん
ヘモグロビン A1c (HbA1c) 4.9～6.0%（NGSP 値）	●高値：糖尿病 ●低値：溶血性貧血
C 反応性タンパク (CRP) 0.00～0.14 mg/dL	●高値：肺炎，肝炎，がん，白血病，心筋梗塞

NGSP：National Glycohemoglobin Standardization Program

表Ⅲ-2-9 主な腫瘍マーカー

がんの種類	腫瘍マーカー
食道がん	SCC, CYFRA
肺がん	CEA, SLX, SCC, NSE, ProGRP, CYFRA21-1
肝細胞がん	AFP, AFP-L$_3$分画, PIVKA-Ⅱ
胆嚢がん	CA19-9, CEA, CA-50, DUPAN-2
前立腺がん	PSA, PAP
神経芽細胞腫	NSE
乳がん	CA15-3, CEA, NCC-ST-439, BCA225, HER2
胃がん	CEA, STN
膵がん	CA19-9, CEA, Dupan-2, Span-1
大腸がん	CEA, NCC-ST-439, STN
子宮がん	βHCG, SCC, CA125
卵巣がん	βHCG, CA125, STN, SLX

検査の注意点

　血糖値や脂質の検査は食事の影響を受けやすい．また，日内変動や運動により変化する検査項目もあるため，採血は早朝空腹時に行う場合が多い．カリウム，LD，AST などは溶血により検査値が高くなってしまうので，採血手技に十分注意する．

E　腫瘍マーカー（表Ⅲ-2-9）

検査の目的

　腫瘍マーカーは，腫瘍ができたときに産生される特徴的な物質で，悪性腫瘍の診断の補助として，また治療効果の判定や再発・転移の経過観察を目的として検査される．

検査の方法

　血液生化学検査と同様に，血清を自動分析装置で測定することが多い．

基準値，異常の原因

　主な腫瘍マーカーの基準値と異常の原因を**表Ⅲ-2-10** に示す．

検査の注意点

　腫瘍マーカーの検査は，感度，特異度ともに 100％ではないうえ，腫瘍の部位を特定することもむずかしい．また，がんの早期から陽性を示すのは，AFP* や PSA* などで非常に少ない．画像診断などと併せ，補助的に利用するものである．

＊AFP
α-フェトプロテイン．肝臓がんの腫瘍マーカー．

＊PSA
前立腺特異抗原．前立腺がんの腫瘍マーカー．

表Ⅲ-2-10 主な腫瘍マーカーの基準値と異常の原因

項目	基準値	異常の原因
CEA（がん胎児性抗原）	5.0 ng/mL 以下	大腸がん，胃がん，膵がん，肺がん，胆嚢がん，甲状腺髄様がん，乳がん，胚細胞腫瘍，喫煙者，肺結核，慢性肝炎，肝硬変など
AFP	10 ng/mL 以下	肝細胞がん，肝芽腫，慢性肝炎，肝硬変，妊娠など
PIVKA-Ⅱ	40 mAU/mL 未満	肝細胞がん，慢性肝炎，肝硬変，ワルファリンや抗菌薬の投与など
CA-19-9	37 U/mL 以下	膵がん，胆道がん，胆嚢がん，慢性膵炎，胆石，胆嚢炎など
CA-15-3	27 U/mL 以下	乳がん，卵巣がん，肺がん，肝硬変など
CA125	35 U/mL 以下	卵巣がん，子宮がん，膵がん，肝がん，良性卵巣腫瘍，子宮内膜症など
PSA	4.0 ng/mL	前立腺がん，前立腺肥大症，前立腺炎など
CYFRA21-1	3.5 ng/mL 以下	肺がん，子宮頸がん，食道がんなど

フィードバック機構

体内の状態（内部環境）を一定に保つ（恒常性の維持）ために，ホルモン分泌は「負のフィードバック」により調節されている．たとえば，甲状腺ホルモンは脳の視床下部から甲状腺刺激ホルモン放出ホルモン（thyrotropin-releasing hormone：TRH）が分泌されることで分泌されるが，血中の甲状腺ホルモンの濃度がある程度以上になると，視床下部がそれを感知し，TRH の分泌が低下し，結果的に甲状腺ホルモンの分泌も低下する．

反対に，血中のホルモン濃度の上昇を感知して，さらに機能を亢進させようとする働きを「正のフィードバック」という．たとえば，分娩時に下垂体後葉から分泌されるオキシトシンは子宮収縮を起こし，それが神経反射を介して間脳を刺激し，オキシトシンがさらに分泌されて分娩にいたる．

OGTT：oral glucose tolerance test

F ホルモン検査（表Ⅲ-2-11）

検査の目的

　ホルモンは内分泌腺から血中に分泌され，特定の組織や器官の機能を調節する．多くの種類があり，分泌の促進・抑制は主にフィードバック機構により調節されている．関連するホルモンを測定することにより，内分泌腺の機能亢進や機能低下，フィードバック機構の異常による病態を調べる．

検査の方法

　血中ホルモンは微量にしか存在しないため，検出感度の高い分析法により測定する．内分泌疾患の診断では，ホルモン濃度の測定だけでは確定診断が困難な場合があり，負荷試験がしばしば行われる．内分泌負荷試験は，薬物やホルモンなどを投与し，投与前後のホルモンの変化を調べることで体内のホルモン分泌の動態を把握する．種々の検査があるが，経口ブドウ糖負荷試験（OGTT）はよく行われる負荷試験の１つである．

表Ⅲ-2-11 主なホルモン検査

分泌部位	ホルモン
視床下部-下垂体系機能	成長ホルモン（GH），プロラクチン（PRL），抗利尿ホルモン（ADH）など
下垂体-甲状腺系機能	甲状腺刺激ホルモン（TSH），甲状腺ホルモン（T3, T4），遊離型甲状腺ホルモン（FT3, FT4）など
下垂体-副腎皮質系機能	副腎皮質刺激ホルモン（ACTH），コルチゾール，アルドステロン，レニンなど
下垂体-性腺系機能	黄体形成ホルモン（LH），卵胞刺激ホルモン（FSH），テストステロン，エストロゲン，プロゲステロンなど
膵内分泌機能	インスリン（IRI），グルカゴン
そのほか	副甲状腺ホルモン（PTH），エリスロポエチン，アドレナリン，ノルアドレナリン，ドパミン，ヒト絨毛性ゴナドトロピン（hCG），ガストリン，脳性 Na 利尿ペプチド（BNP）など

もう少しくわしく

経口ブドウ糖負荷試験（OGTT）

経口ブドウ糖負荷試験は，ブドウ糖摂取後のインスリンの働きをみる検査で，血糖値の変動から糖尿病の有無を判断する．検査の手順は次のとおりである．
① 8 時間以上の絶食後に，空腹時血糖（ブドウ糖の負荷前）の採血をする．
② 75 g ブドウ糖溶液を 5 分以内に飲む．
③ 30 分後，1 時間後，2 時間後にそれぞれ採血をして血糖値を測定し，判定基準（下表）に従って型を判定する．

●経口ブドウ糖負荷試験の判定基準

正常型 （以下①②両方の条件を満たすとき）	境界型	糖尿病型* （以下①②どちらかの条件を満たすとき）
①空腹時血糖値 110 mg/dL 未満 ②2 時間後血糖値 140 mg/dL 未満	正常型，糖尿病型のどちらにもあてはまらない	①空腹時血糖値 126 mg/dL 以上 ②2 時間後血糖値 200 mg/dL 以上

＊実際の糖尿病の診断基準には，このほか「随時血糖値」「HbA1c」がある．
※日を替えて 2 回，「糖尿病型」と判定されれば糖尿病と診断できる．
[日本糖尿病学会：糖尿病治療ガイド 2018-2019, p.21, 文光堂, 2018 を参考に作成]

異常の原因

主なホルモンの作用と異常の原因を**表Ⅲ-2-12** に示す．

検査の注意点

ホルモンの分泌量は，年齢や性別はもちろん，食事，睡眠，運動，体位，ストレスなどの環境要因の影響がみられるものが少なくない．また，日内変

2 | 検査各論　113

表III-2-12　主なホルモンの作用と異常の原因

ホルモン	分泌される部位	主な作用	分泌過剰の原因	分泌低下の原因
成長ホルモン（GH）	下垂体前葉	成長促進，脂質・糖代謝の調節	先端巨大症，下垂体性巨大症，低栄養状態	下垂体機能低下症 下垂体性低身長症
プロラクチン（PRL）	下垂体前葉	乳汁の産生・分泌の促進	プロラクチノーマ，原発性甲状腺機能低下症	下垂体機能低下症 シーハン（Sheehan）症候群
抗利尿ホルモン（ADH，バソプレシン）	下垂体後葉	水の再吸収の促進 体液浸透圧と体液量を一定に保つ	ADH不適合分泌症候群 腎性尿崩症	中枢性尿崩症 心因性多飲症
甲状腺刺激ホルモン（TSH）	下垂体前葉	甲状腺ホルモンの合成・分泌の促進	甲状腺機能低下症，クレチン病，TSH産生腫瘍	甲状腺機能亢進症
遊離トリヨードサイロニン（FT3）遊離サイロキシン（FT4）	甲状腺	基礎代謝亢進，酸素摂取量増加	甲状腺機能亢進症（バセドウ［Basedow］病，プランマー［Plummer］病など），亜急性甲状腺炎	甲状腺機能低下症（粘液水腫，クレチン病），慢性甲状腺炎（橋本病）
副腎皮質刺激ホルモン（ACTH）	下垂体前葉	副腎皮質ホルモンの合成促進	アジソン病，クッシング病，先天性副腎皮質過形成	副腎性クッシング症候群，下垂体機能低下症
コルチゾール	副腎皮質	糖，脂質，タンパクなどの代謝に関与 抗炎症作用	クッシング症候群 異所性ACTH産生腫瘍	下垂体機能低下症 アジソン病
アルドステロン	副腎皮質	腎臓の尿細管でのナトリウムの再吸収，カリウムの排出促進	原発性アルドステロン症，腎血管性高血圧，悪性高血圧	21水酸化酵素欠乏症，アジソン病，偽性アルドステロン症
黄体形成ホルモン（LH）	下垂体前葉	排卵，黄体形成の促進（女性）テストステロン分泌促進（男性）	卵巣性無月経，ターナー（Turner）症候群，クラインフェルター（Klinefelter）症候群	黄体機能不全 下垂体機能低下症
卵胞刺激ホルモン（FSH）	下垂体前葉	卵胞発育促進，性周期調節（女性）精子形成促進（男性）	卵巣性無排卵，ターナー症候群，クラインフェルター症候群	下垂体機能低下症 カルマン（Kallmann）症候群
インスリン（IRI）	膵臓	血糖降下作用	インスリノーマ，インスリン自己免疫症候群，肥満	I型糖尿病，慢性膵炎，膵がん
副甲状腺ホルモン（PTH）	副甲状腺（上皮小体）	血中カルシウムとリンの調節	副甲状腺機能亢進症	副甲状腺機能低下症
エリスロポエチン	腎臓	赤血球産生刺激作用	各種貧血，肺疾患，心疾患	腎性貧血
カテコールアミン（アドレナリン，ノルアドレナリン，ドパミン）	副腎髄質	血圧上昇，心拍数増加，血糖上昇	褐色細胞腫，神経芽細胞腫，本態性高血圧，心筋梗塞，うっ血性心不全	起立性低血圧，家族性自律神経失調症
ヒト絨毛性ゴナドトロピン（hCG）	胎盤の絨毛組織	妊娠の維持	妊娠，胞状奇胎，絨毛がん	異常妊娠（流産，子宮外妊娠）
脳性Na利尿ペプチド（BNP）	心室	Na利尿	慢性腎不全，慢性心不全，本態性高血圧症，急性心筋梗塞	——

表Ⅲ-2-13 主な免疫検査

種類	調べる項目
感染症検査	抗ストレプトリジン-O（ASO），マイコプラズマ抗体価，エンドトキシン，β-D-グルカン，肝炎ウイルス検査（A型肝炎ウイルス，B型肝炎ウイルス，C型肝炎ウイルス），梅毒検査，ヒト免疫不全ウイルス（HIV），成人T細胞白血病ウイルス（HTLV-1），そのほかウイルス感染検査（麻疹，水痘，風疹，ムンプス，サイトメガロウイルスなど）
自己抗体検査	抗核抗体（ANA），リウマトイド因子（RF），抗DNA抗体，抗アセチルコリンレセプター抗体，抗CCP抗体，抗ミトコンドリア抗体，TSHレセプター抗体，抗甲状腺ペルオキシダーゼ抗体など
免疫グロブリン・補体系	免疫グロブリン（IgG，IgA，IgM），補体検査（C3，C4，CH50）など
アレルギー検査	総IgE，アレルゲン特異IgE抗体など
リンパ球機能検査	T細胞・B細胞百分率，薬剤リンパ球刺激試験（DLST）など
サイトカイン検査	インターロイキン，顆粒球コロニー刺激因子（G-CSF），腫瘍壊死因子（TNF-α）など
輸血関連検査	血液型検査，抗赤血球抗体（抗グロブリン試験），交差適合試験（クロスマッチ）

動を有するものもあるので，検査は原則として早朝空腹時に安静にして行う．また，レニンや副甲状腺ホルモン（PTH）のように室温での保存安定性がわるく，採血後はただちに冷却するなど処理方法に気をつけなければならないものもある．

G 免疫検査（表Ⅲ-2-13）

検査の目的

　ヒトは，体内に侵入した微生物などの異物や，体内で生じた異物を効率よく排除する免疫とよばれる働きをもっている．この働きの低下により病気にかかりやすくなったり（免疫不全），また免疫系の異常によって反応が過剰に働いてしまうことで自己免疫疾患やアレルギーを引き起こすことがある．このような免疫機能の異常を調べたり，生体の免疫機能に着目して微生物の感染の有無や感染症の既往を判別する．輸血関連検査は，輸血に際して必ず実施される重要な検査である．

検査の方法

　微生物などの異物（抗原）に対して，生体はそれに対抗するタンパク質（抗体）をつくる．抗原と抗体は特異的に結合する性質をもつので，それらの抗原抗体反応を利用して血液中の抗原や抗体を測定する．

表Ⅲ-2-14　主な免疫検査の異常の原因

項目	異常の原因	考えられる疾患
抗ストレプトリジン-O	A群β溶連菌感染	猩紅熱，リウマチ熱，急性糸球体腎炎，血管性紫斑病，急性扁桃炎
マイコプラズマ抗体価	マイコプラズマ感染	マイコプラズマ肺炎
β-D-グルカン	真菌感染	カンジダ症，アスペルギルス感染症，クリプトコッカス症
肝炎ウイルス検査	肝炎ウイルス感染	急性肝炎，慢性肝炎，肝硬変，肝がん
梅毒検査	梅毒トレポネーマ感染	梅毒，先天梅毒
ヒト免疫不全ウイルス検査	HIVウイルス感染	後天性免疫不全症候群，無症候性キャリア
抗核抗体	細胞核物質に対する自己抗体	膠原病（全身性エリテマトーデス，シェーグレン症候群，進行性全身性強皮症，混合性結合組織病など）
リウマトイド因子	IgGと反応する自己抗体	関節リウマチ，シェーグレン症候群，全身性エリテマトーデスなど

異常の原因

　免疫検査で調べる項目のうち，免疫グロブリンは，血清総タンパクのうちγ-グロブリン分画に含まれるタンパクで，抗体としての役割を果たす．体内免疫系の動態を反映し，感染症，免疫疾患，悪性腫瘍などで高値になる．補体も血清タンパクの1つで，抗原と抗体の複合体や細菌やウイルスなどの異物に反応して活性化し抗体の働きを助けたり，溶菌作用をもつ．血清補体価は，膠原病や腎疾患，肝疾患などで低下する．そのほか，主な免疫検査の異常の原因を表Ⅲ-2-14に示す．

検査の注意点

　疾患に対して特異性の高い項目が多いが，偽陽性を示すこともあるので注意が必要である．感染症検査は，感染初期には陰性となる場合もあるので，感染を強く疑う場合には期間をおいて再度検査する．

H　骨髄検査

　骨髄検査は，原因不明の貧血や白血球減少，血小板減少があるときや末梢血中に異常な細胞が出現したときに行われる検査であり，造血器の悪性腫瘍の診断や，治療効果の判定，経過観察に必要な検査である．胸骨や腸骨を穿刺し骨髄液を採取して検査する．末梢血検査と比べて多大に侵襲的な検査であるため，患者への説明を十分に行う．

I 喀痰検査

喀痰検査は，痰のなかに微生物やがん細胞などが含まれていないかを調べる検査で，呼吸器疾患の診断によく用いられる（p.124 参照）．マイコプラズマ肺炎やレジオネラ肺炎，結核菌などの感染を疑う場合は，それぞれの微生物に特有の遺伝子を同定する検査も行われる．

J 穿刺液検査

穿刺液検査では，生体内の腔内に貯留した液を穿刺して採取し，液の性状などを検査する．

1）胸水，腹水，心囊液

胸腔，腹腔，心膜腔に貯留するものをそれぞれ胸水，腹水，心囊液という．これらの液を穿刺・採取し，液が滲出液*か濾出液*かを鑑別し，性状を詳しく調べることにより液が貯留する原因となる疾患を推測する．

2）脳脊髄液（髄液）

脳脊髄液（髄液）は脳室やくも膜下腔を満たす液で，脳および脊髄を保護し，また脳脊髄の分解不要物を除去する役割をもつ．脳・脊髄の感染症，腫瘍，脳・くも膜下腔への出血，髄膜炎などの診断の際に採取される．

3）関節液

関節液は，関節滑膜から分泌される特異タンパクやヒアルロン酸，コンドロイチン硫酸塩および血中から移行した血清成分や細胞成分などからなっている．関節炎や関節リウマチ，痛風などの関節疾患の診断の際に採取される．

K 胃液・十二指腸液検査

消化性潰瘍や胃液または十二指腸液の逆流により起こる逆流性食道炎の補助診断として，胃内のpHをモニタリングし評価する検査が行われる．また，結核の診断のために胃液を採取することがある．

＊滲出液
炎症を起こしたときに，血管中から組織内に血液成分が漏れ出したもの（タンパク量が多い）．

＊濾出液
うっ血など非炎症性の原因により血液中の液体成分の一部が血管壁からしみ出したもの（タンパク量が少ない）．

2 微生物学的検査各論

A 細菌検査

検査の目的

　病原微生物には肉眼で観察できる大きさの真菌（カビ）から，電子顕微鏡下でしか見ることのできないウイルスまであり，さまざまな検査方法で疾患の原因となっている病原微生物を特定する（**表Ⅲ-2-15**）．ここでは，細菌検査について述べる．

検査の方法

　塗抹鏡検，細菌培養・同定・薬剤感受性検査を行う．

　塗抹鏡検は，検体をスライドガラスに塗り，染色して顕微鏡で観察する．染色方法として，一般細菌はグラム（Gram）染色，結核菌などの抗酸菌はチール-ネルゼン（Ziehl-Neelsen）染色，蛍光染色が行われる（**図Ⅲ-2-4，Ⅲ-2-5**）．検体をそれぞれに適した培地に塗抹し，発育に適した条件下で培養すると，細菌は菌種によって特徴的な形態や色，におい，生化学的性状をもつコロニーを形成する（**図Ⅲ-2-6**）．このコロニーから菌種の同定と薬剤感受性検査を行う．菌種の同定，薬剤感受性検査は用手法による目視判定が行われるが，自動機器による検査方法も広く導入されている．

薬剤感受性検査

ある菌種に対する抗菌薬の効き方を調べる検査．菌種により効果のある薬剤がある程度決まっているが，薬剤が効かない耐性菌が年々増加しており，同じ菌種でも，菌株の違いにより抗菌薬に対する感受性が異なることもあるため，薬剤の効き方を調べる検査が必要である．

コラム　感染症の検査

　感染症の検査は，病原微生物そのものの検出以外にもいろいろな検査法を併用して診断や治療効果の判定を行う．たとえば，結核の感染の有無を調べる検査では，喀痰や胃液をサンプルとした塗抹鏡検や培養，遺伝子検査による結核菌の検出のほかに，補助診断としてツベルクリン反応が利用される．近年では，結核菌特異抗原の刺激によってリンパ球から産生されるインターフェロンγの産生能を調べる検査（クォンティフェロン，T-Spot）も多く行われている．また，ヘリコバクター・ピロリ感染の検査では，胃の生検材料で培養や鏡検，迅速ウレアーゼ試験などを行うほかに，ピロリ菌がもつウレアーゼという酵素が尿素を分解する働きを利用して行う尿素呼気試験や血中や尿中の抗体検査，便中抗原検査などがある．

表Ⅲ-2-15　微生物の種類と検査方法

病原微生物の種類	一般細菌，抗酸菌，真菌，ウイルス，スピロヘータ，クラミジア，リケッチア，原虫など
検査方法	塗抹鏡検，細菌培養・同定・薬剤感受性検査，遺伝子検査，抗原検出，血清学的診断

a. グラム陽性球菌　　　　b. グラム陰性桿菌

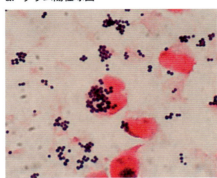 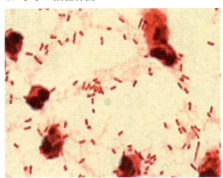

図Ⅲ-2-4　グラム染色像
a：紫色の粒状のものがブドウ球菌．b：桃色の棒状のものが大腸菌．

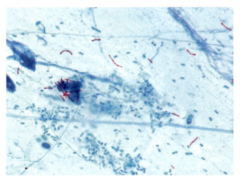

図Ⅲ-2-5　チール-ネルゼン染色像
桃色を呈しているのが結核菌．

異常の原因

　血液，髄液などは本来無菌であり，菌が検出された場合は重篤な細菌感染であることが多い．便，喀痰，鼻咽頭分泌液などは常在菌が混入するため，検出された菌が起因菌（炎症の原因となっている菌）かどうかを判断する必要がある．採取した検体から起因菌が検出された場合に疑われる疾患を**表Ⅲ-2-16**に示す．

検査の注意点

　細菌検査に供する検体を採取する場合は，雑菌による汚染を防ぐため滅菌された器具を使用し，採取部位の消毒に留意する．膀胱尿は通常無菌であるが，尿道，尿道口の常在菌が混入してしまうと，腎盂腎炎や膀胱炎などの尿路感染症の判断がむずかしくなるので，常在菌が混入しないように中間尿を採取する．喀痰の採取時は，うがいで口腔内を清潔にした後，強く咳をして

a. 黄色ブドウ球菌　　　b. 大腸菌

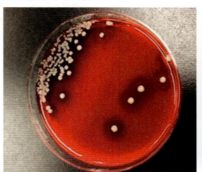
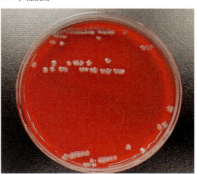

図Ⅲ-2-6　細菌のコロニー

表Ⅲ-2-16　検体から細菌が検出された場合に疑われる疾患

検体の種類	疑われる疾患
血液	敗血症，感染性心内膜症
髄液	髄膜炎
尿	腎盂腎炎，膀胱炎，尿道炎
便	感染性腸炎（病原性大腸菌，腸炎ビブリオ，サルモネラ，カンピロバクターなどによる食中毒）
喀痰	肺炎，気管支炎，肺結核など
鼻咽頭分泌液	扁桃炎，扁桃周囲膿瘍，咽頭炎
膿	化膿性炎症

痰を滅菌容器に採取する．いずれも検査前に患者によく説明することが必要である．

　血液培養の検体を採取する際は，針の刺入部の皮膚をよく消毒し，皮膚表面の常在菌を混入させないように気をつける．血液培養は，好気性用と嫌気性用のボトルを1セットとして血液をそれぞれのボトルの注入口を消毒してから注入する（**図Ⅲ-2-7**）．部位を変えて2セット以上採血（採取）するのが原則である．

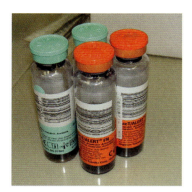

図Ⅲ-2-7　血液培養ボトル

B 病原体遺伝子検査（病原体核酸検査）

　病原微生物の核酸（DNAあるいはRNA）を検出・解析する検査で，らい菌や赤痢アメーバ，各種ウイルスなど，培養の困難な微生物や従来の同定法では同定不可能な病原微生物の検査法として用いられる．患者検体から直接微生物を検出することも可能で，結核菌などの抗酸菌やレジオネラ菌，マイコプラズマ，クラミジアなど，培養に時間がかかる微生物の検出や，致死的感染症で迅速な診断が必要な場合にも行われる．また，微生物の毒素産生性や薬剤耐性などの遺伝子の検出にも有用である．

3 病理検査各論

　病理検査は患者の身体の組織や細胞を採取して調べる検査で，**組織診断**と**細胞診断**がある．病理検査は最終診断となることも多く，治療方針の決定や治療効果の判定などに不可欠である．よい診療を行うためには，よい病理検査が求められる．

A 組織診断

　組織診断とは，採取した組織検体を染色し，顕微鏡で観察して病気の診断または病変の拡大の程度を調べるための検査である．

組織検体の種類

　組織検体には，**生検検体**と**手術検体**がある．生検検体には，胃や大腸など消化管の内視鏡検査で採取された組織，皮膚組織，子宮頸部組織などがある．手術検体とは，手術で摘出した臓器・器官（胃，大腸，肺，乳腺，子宮，腎

a. ホルマリン固定容器　　b. 固定液の入った密封容器

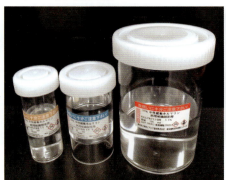
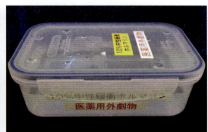

図Ⅲ-2-8　検体提出用の容器

臓など）をいう．

1）生検検体の提出方法

　生検検体は，固定液（10％中性緩衝ホルマリン）に入れて提出する．検体に合ったサイズの容器に入れるようにする（図Ⅲ-2-8a）．

　固定液の量は，組織1に対しホルマリン10以上が望ましい．検体に対して小さい容器のなかに組織を詰め込むと，組織内にホルマリンが少量しか入らず，固定不良となってしまうのに加えて，固定された組織は硬くなるので，容器の形のままの組織塊ができあがり，元どおりの形に修復することは困難になるので注意が必要である．

　また，検体の取り違え防止として患者氏名，検体の個数に注意する．

2）手術検体の提出方法

　手術検体も同様に，固定液（10％中性緩衝ホルマリン）に入れて提出する．検体に合ったサイズの密封容器などに入れるようにする（図Ⅲ-2-8b）．

　分子標的治療やがんゲノム医療が推進され，病理検体を用いたコンパニオン診断や遺伝子検査を目的として作製される検体に対し，核酸（DNA，RNA）の変性を最小限にとどめるために一定水準以上の品質が求められるようになった．

　ホルマリンは，検体品質に極めて大きな影響を与えるため，手術により切除された臓器は，摘出後は速やかに固定液に浸漬し，固定を行う．ただちに固定を行えない場合は，冷蔵庫などで4℃に保管し，遅くとも3時間以内に固定を行うことが望ましい．摘出後30分以上室温で保持することは極力回避する．ホルマリン固定時間も6〜48時間の固定を行うことが望ましい．

組織診断の流れ

　組織診断の一般的な流れは，受付 → 切り出し（脱水 → 置換 → パラフィン浸透） → 標本作製（包埋 → 薄切 → 染色）→鏡検・診断である．

> **固定の目的**
> 固定とは，組織や細胞の自家融解による腐敗を抑えて，生きていた状態になるべく近い状態に保つために，ホルマリンを用いてタンパク質を固めることをいう．採取された組織は速やかに固定液に浸漬しなければならない．

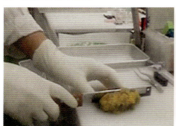
a. 検体の切り出し

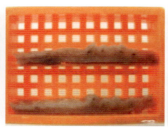
b. カセットに入れた検体

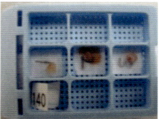

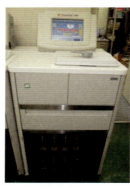
c. 自動固定包埋装置

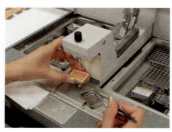
d. 検体のパラフィン包埋

図Ⅲ-2-9　切り出し

1）受付

組織検体は，固定液（10％中性緩衝ホルマリン）に入れられた状態で病理検査室に搬送される．

提出された検体は，オーダーラベル*を病理システム*で読み取り，採取部位や検体の個数，臨床所見を確認することで，患者の取り違えを防止する．

受付した検体は一晩ホルマリン固定した後，翌日に切り出しを行う．

2）切り出し（脱水→置換→パラフィン浸透）

手術検体などは，必要な部分を，一定の大きさ・厚さに切り出す（**図Ⅲ-2-9a**）．

カセットとよばれる容器に入れられた検体（**図Ⅲ-2-9b**）は，自動固定包埋装置という機械にかけられる（**図Ⅲ-2-9c**）．ここで脱水置換を行い，パラフィンというロウのような液体に浸透させる．組織を顕微鏡で観察できるようにするためには，検体を薄く切る必要がある．しかし組織片はそのままでは柔らかく弾力があったり，硬かったりするため，薄く切ることができない．そこで，薄く切ることができるように検体をパラフィンで固める（**図Ⅲ-2-9d**）．

---

*オーダーラベル
臨床（手術室や各検査室など）から病理検査室に検体が運ばれてくる際に貼付される検体識別ラベルのこと（検体名，患者氏名，ID番号などが印字されている）．

*病理システム
電子カルテと連携し，検査受付から診断報告までの検査業務をトータルにサポートするシステムのこと．検体情報（受付，検体，ブロック，染色依頼，所見，診断など）と画像情報（ミクロ，マクロ，依頼書イメージなど）の一元管理が可能となっている．

> **もう少しくわしく　脱水置換**
>
> 組織の 70〜80％は水分であるため，そのままではパラフィンは組織内に入らない．そこでまず，組織内の水をアルコールで完全に除く．アルコールもパラフィンには馴染まず，そのため，組織内のアルコールをパラフィンと相溶性のある中間剤（キシレン）に置き換える必要がある．アルコールで組織を脱水し，次にアルコールおよびパラフィンと溶け合う中間剤（キシレン）に浸し，組織中のアルコールを中間剤（キシレン）で置換し，最後に溶融パラフィンに浸漬し，組織に浸透した中間剤（キシレン）をパラフィンに置換する．

3）標本作製（包埋 → 薄切 → 染色）

　パラフィン浸透された臓器は包埋皿に入れられ，そこへパラフィンを流し込み，冷却しブロックにしていく（**図Ⅲ-2-10a**）．

　次にミクロトームという機械を使用して薄く（細胞が重ならず，組織構造が簡単に観察できる厚さである 3〜4 μm 程度に）切っていく（**図Ⅲ-2-10b**）．その後，目的に応じてさまざまな染色法を用いて，組織の各成分を染め分ける（**図Ⅲ-2-10c**）．

　基本となる染色は，HE（ヘマトキシリン・エオジン）染色である（**図Ⅲ-2-10d**）．細胞核が青紫色に染色され，細胞質や赤血球が桃色に染色される．また，必要に応じて特殊染色（粘液，病原体，結合組織などを染め分ける）や免疫組織化学染色（上皮関連，非上皮関連，ホルモン関連，細胞周期関連）を行う（**図Ⅲ-2-10e**）．

> **HE染色**
>
> 光学顕微鏡レベルで組織像を把握することを目的とした最も基本的な染色法．ヘマトキシリンとエオジンの2種類の色素を用いて，細胞核と核以外の組織成分を青紫色と桃色にコントラストよく染め分ける．

4）鏡検・診断

　完成した標本を病理医が顕微鏡で観察し診断する．主として，腫瘍の分類（p.32 参照）・異型度・転移の有無・病変の広がりなどを観察する．

　組織分類，深達度，リンパ管侵襲，静脈侵襲，切除断端，リンパ節転移，腫瘍の進行期分類などを診断し，これらの情報が登録されて組織診断報告書が作成される．

　検体提出から診断結果の登録までは，通常 2 日〜2 週間程度を要する．

B　細胞診断

　細胞診断とは，がんの早期発見や早期診断を目的に，細胞の一部を採取した細胞診検体を顕微鏡で観察し，悪性細胞の有無を調べるための検査である．

細胞診検体の種類

　人体から剥離した細胞を検査する剥離細胞診の検体として，子宮頸部，内膜，尿，喀痰，胸水，腹水，胆汁，脳脊髄液などがある．また，針を病変に

a. パラフィン包埋ブロック　　b. ミクロトームによる検体の薄切と薄切切片

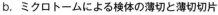
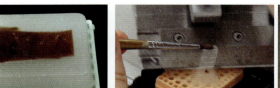
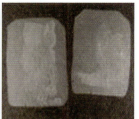

c. HE染色標本　　d. HE染色（組織像；左），自動封入装置と自動染色装置（右）

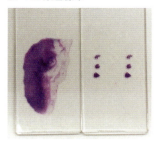
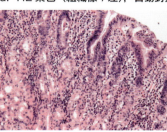
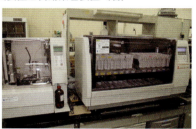

e．免疫組織化学染色（HER2染色；左），自動免疫染色装置（右）

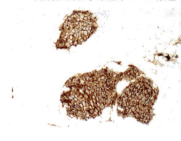
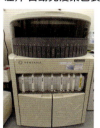

図Ⅲ-2-10　標本作製

穿刺して細胞を採取する穿刺吸引細胞診の検体には，乳腺，甲状腺，肺，リンパ節などがある．

細胞診検体は採取が比較的容易で患者負担が少なく，反復検査が可能である．

細胞診検体の提出方法

採取した検体の種類によって次のように異なる．

1）喀痰

すぐに提出できない場合は，喀痰保存液（喀痰固定液）が入った容器に喀痰を入れ，提出する（図Ⅲ-2-11a）．

入院患者などすぐに提出できる場合は，シャーレに喀痰を生のまま直接入れ，提出する（図Ⅲ-2-11b）．

> **喀痰採取時の注意点**
> 早朝一番の喀痰が望ましい．患者には，口を綺麗にすすいでから喀痰を吐き出してもらう．唾液のみでは材料不適扱いとなる．

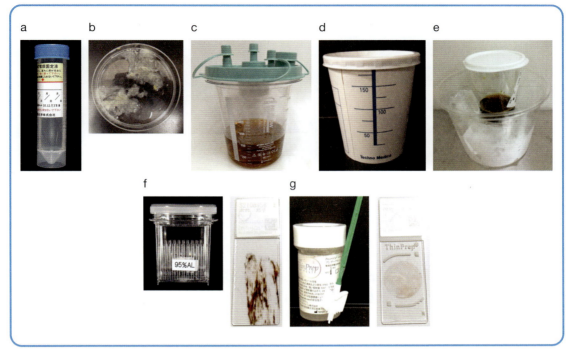

図Ⅲ-2-11　各種細胞診検体の提出容器
a：喀痰保存液が入った容器．b：喀痰を入れたシャーレ．c：体腔液が入った容器．d：採尿カップ．e：胆汁・膵液が入った容器．
f：ドーゼと検体を塗抹したスライドガラス．g：LBC法のバイアルとブラシ，塗抹標本．

2）体腔液（胸水，腹水）

胸水や腹水を専用の容器に入れて提出する（図Ⅲ-2-11c）．有核細胞が必要となるため，量は100〜300 mL提出することが望ましい．

3）尿

採尿カップや蓋付容器に尿を入れ，提出する（図Ⅲ-2-11d）．

4）胆汁・膵液

氷冷しながら採取し，氷冷したまま速やかに提出する（図Ⅲ-2-11e）．

5）直接塗抹標本

固定液（95％アルコール）が入ったドーゼ*に，検体を塗抹したスライドガラスを入れて提出する（図Ⅲ-2-11f）．スライドガラスのスリ部分に患者氏名を鉛筆で記載する（固定液がアルコール溶液であり，油性ペンでは文字が消えてしまうため不可）．

細胞は厚くならないように均等に塗抹し，ただちに固定液に入れる（乾燥に注意する）．

*ドーゼ
スライドガラスを入れる固定容器のこと．Doseはドイツ語で小容器を指す．

6）液状化検体細胞診（LBC法）

採取した細胞を専用の保存液で回収し，専用の容器を用いて塗抹標本を作製する方法で，近年，婦人科細胞診検査で普及してきている（図Ⅲ-2-11g）．

LBC：liquid-based cytology

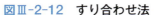
図Ⅲ-2-12 すり合わせ法

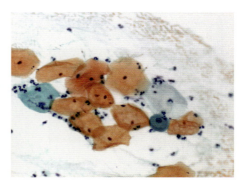
図Ⅲ-2-13 パパニコロウ染色（細胞像）

臨床医がブラシをそのまま専用バイアルに入れ，各社の標本作製システムにて作製する．

従来法である直接塗抹標本と比べ細胞の重なりが少なく限られた範囲に細胞が均一に塗抹される特徴があり，不適正標本の発生を軽減させるという利点がある．

細胞診断の流れ

細胞診断の一般的な流れは，受付 → 検体処理 → 標本作製（染色）→ 鏡検（細胞検査士による）・診断（病理医による）である．

1）受付，検体処理，標本作製

細胞診検体は，検体によりさまざまな状態で提出される．固定液（95％アルコール）に入れられた状態であったり，喀痰や尿など生の状態であったり，胆汁や膵液などはタンパク分解酵素が含まれ，細胞変性や細胞融解が起こりやすいため氷冷して提出される．組織診断の場合と同じく，提出された検体に貼付してあるオーダーラベルを病理システムで読み取り，患者の氏名やID番号，採取部位や検体の個数，臨床所見を確認し，患者の取り違えを防止する．

受付した検体は各種の処理を行い，固定した後，染色を行う．胸水，腹水などの液状検体は遠心分離し，バフィーコート（有核成分が多い部分）を引きガラス法，塗抹法，すり合わせ法（図Ⅲ-2-12）などで標本作製する．作製した標本はただちに固定液に入れる．なお，特殊染色の1つであるギムザ（Giemsa）染色は乾燥固定（冷風ドライヤーで急速に乾燥）を行う．

基本となる染色は，パパニコロウ（Papanicolaou）染色（図Ⅲ-2-13）である．必要により特殊染色（PAS反応，ギムザ染色など）を行う．

2）鏡検・診断

細胞検査士による鏡検を経て病理医が最終診断を行う．標本作製に半日程度を必要とし，診断結果の登録まで3〜4日ほどかかる．

PAS：periodic acid Schiff

細胞検査士の役割

標本作製後，顕微鏡で塗抹標本上のすべての細胞を観察して正常な細胞のなかからがん細胞や異常な細胞を探す．悪性所見の有無を判別する検査過程をスクリーニングといい，その主要な業務を行う検査技師を細胞検査士とよぶ．

表Ⅲ-2-17　判定（3段階分類）

分類	特徴
陰性	異型細胞はみられない
疑陽性	境界病変．異型細胞をみるが悪性の確定はできない
陽性	悪性と診断可能な異型細胞をみる

表Ⅲ-2-18　パパニコロウ分類

クラス	評価
Ⅰ	異常細胞または異型細胞を認めない
Ⅱ	異常細胞または異型細胞を認めるが，悪性細胞ではない
Ⅲ	悪性を疑うが，確定的ではない
Ⅳ	悪性細胞を強く疑う
Ⅴ	悪性と断定できる

表Ⅲ-2-19　ベセスダシステム2001準拠子宮頸部細胞診報告様式

ベセスダシステムによる細胞診結果	略語
陰性	NILM
意義不明な異型扁平上皮細胞	ASC-US
HSILを除外できない異型扁平上皮細胞	ASC-H
軽度扁平上皮内病変	LSIL
高度扁平上皮内病変	HSIL
扁平上皮癌	SCC
異型腺細胞	AGC
上皮内腺癌	AIS
腺癌	Adenocarcinoma
その他の悪性腫瘍	Other malig.

NILM：negative for intraepithelial lesion or malignancy, ASC-US：atypical squamous cells of undetermined significance, ASC-H：atypical squamous cells cannot exclude HSIL, LSIL：low grade squamous intraepithelial lesion, HSIL：high grade squamous intraepithelial lesion, SCC：squamous cell carcinoma, AGC：atypical glandular cells, AIS：adenocarcinoma *in situ*

3）判定

　細胞診判定は，顕微鏡で細胞の形態を観察し，所見から総合判断し，どのような病態かを推定することである．陰性・疑陽性・陽性の3段階分類（**表Ⅲ-2-17**）およびパパニコロウ分類（悪性の可能性を段階的に示す分類）（**表**

Ⅲ-2-18）を行う．肺がん検診には A・B・C・D・E 分類などがある．

　なお，最近では，臓器ごとに報告様式の標準化が求められるようになり，検体適否の評価，細胞判定，推定診断，細胞所見などを明記するようになった．

　子宮頸部細胞診のベセスダ（Bethesda）システム（**表Ⅲ-2-19**）は，診断できる標本が，適正であるか不適正かを判定し，それを明記する．ほかにも，乳腺，甲状腺，泌尿器，唾液腺など新しい細胞診報告様式が提唱されている．

4 ｜ 遺伝子検査各論

A 遺伝子の構造と機能

遺伝子の構造（図Ⅲ-2-14）

DNA：deoxyribonucleic acid

　ヒトの**遺伝子**（gene）は細胞の**核**内と**ミトコンドリア**内にある．核内に保存されている **DNA**（核 DNA）はおよそ 30 億という膨大な数の塩基対から構成されているが，そのすべてが遺伝子を構成するわけではなく，遺伝子としての働きがある領域は全体の 2% 程度，2 万～3 万ヵ所ほどである．遺伝子のサイズは，短いものでも 1,000 塩基対，長いものだと 200 万塩基対から構成されている．対してミトコンドリア内の DNA（ミトコンドリア DNA）は，約 16,000 塩基対で構成された環状の DNA である．その塩基配列上にある遺伝子は 13 種類である．

> **核酸**
>
> 核酸には DNA と RNA の 2 種類がある．RNA は DNA の二重らせんの片方の鎖を元にして合成される，一本鎖の核酸である．RNA の配列では，チミン（T）の代わりに**ウラシル**（uracil：U）が並んでいる．

RNA：ribonucleic acid

　DNA（**デオキシリボ核酸**）は遺伝子を構成する分子で，**二重らせん**（double helix）**構造**になっている．この構造のなかで，**アデニン**（adenine：A），**チミン**（thymine：T），**グアニン**（guanine：G），**シトシン**（cytosine：C）という 4 種類の塩基が重要であり，T と A，C と G とがそれぞれ結合する．

　細胞の核内には通常 **23 対（46 本）の染色体**があるが，その本体は核 DNA が折り畳まれたものである．46 本の染色体は，22 対 44 本（22 種類）の**常染色体**と，1 対 2 本の**性染色体**から構成される．性染色体の組み合わせは，男性型は X 染色体と Y 染色体が 1 本ずつ，女性型は X 染色体が 2 本の組み合わせである．

遺伝子の働き

　遺伝子はアミノ酸の配列を決定する情報を有している．遺伝子の塩基配列を元にアミノ酸の配列を決める情報が RNA としてコピーされ（**転写**），アミノ酸がいくつも連なって生体内の構造や機能に必要なタンパク質（protein）を合成する（**翻訳**）．

　遺伝子内には転写される領域である**エクソン**（exon）と，タンパク質の情報として使用されずにスキップされる領域である**イントロン**（intron）とが

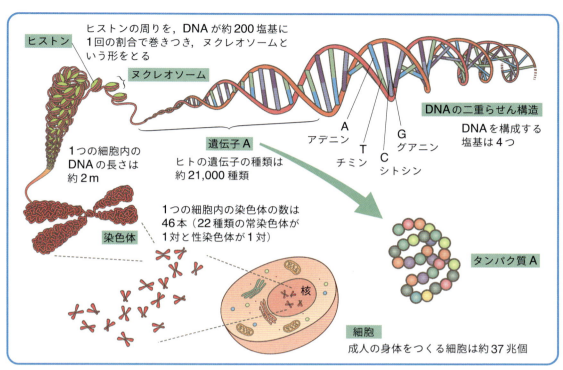

図Ⅲ-2-14　ヒトの遺伝子の構造

ある．DNAの配列や染色体核型のほとんどは人類共通ではあるが，誰もが少しずつ異なる部分をもつ．

B 遺伝子・染色体の異常とメンデル遺伝の形式

遺伝子の変異

　遺伝子の塩基配列が変化していることを変異（バリアント，variant）とよぶが，変異があることでつくられるタンパク質が変化して疾患を引き起こす場合と，変異があっても疾患原因にはならない場合とがある．ある一定の同じ変異が，集団のなかで1％以上の頻度でみられる場合は多型（polymorphism）とよばれる．

染色体異常の種類

　通常，ヒトの染色体は23対（46本）あるが，卵子や精子（配偶子）をつくる減数分裂から受精にいたる過程で本数の変化が起こることがある（数的異常）．数的異常には1対の常染色体が3本ある**トリソミー**や1本しかない**モノソミー**，性染色体の組み合わせの変化（Xモノソミー，XXY，XYY，XXXなど）がある．また染色体の一部の欠失や，重複，異なる染色体どうしで位置が入れ替わっている（転座）ような変化が認められることもある（構造

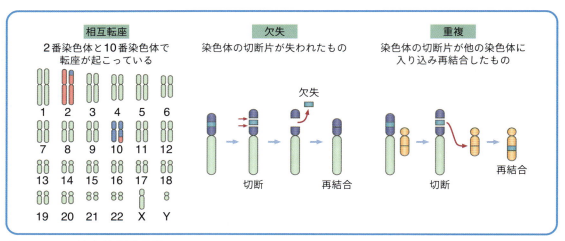

図Ⅲ-2-15 染色体構造異常

異常）（図Ⅲ-2-15）．これらの染色体異常は自然流産の原因や出生児の先天異常の原因になる場合もあれば，日常生活に影響がない場合もある（均衡型構造異常）．

メンデル遺伝の形式（常染色体顕性遺伝，常染色体潜性遺伝，X連鎖遺伝）

遺伝情報は両親それぞれから受け継ぐ．常染色体上の遺伝情報では，受け継いだ1組の遺伝情報の片方に変異（variant）を有することで機能が変化する場合（**常染色体顕性遺伝**）と，両方に変異を有することで機能が変化する場合（**常染色体潜性遺伝**）とがある（図Ⅲ-2-16）．

またX染色体上の遺伝情報に関しては，男性型はX染色体を1本，女性型は2本もつため，遺伝情報に変化が生じたときの発症頻度や症状に性差が生じることがある（**X連鎖遺伝**）．

C 遺伝子関連検査

臨床で用いられる遺伝子関連検査には，病原体遺伝子検査（病原体核酸検査），ヒト体細胞遺伝子検査，ヒト遺伝学的検査の3種類がある．このうち，病原体遺伝子検査については「微生物学的検査」の項（p.120）を参照されたい．ここでは**ヒト体細胞遺伝子検査，ヒト遺伝学的検査**について解説する．

なお，医療機関を通さず直接消費者に提供される，いわゆるDTC遺伝学的検査についてはこの項目には含まない．

遺伝形式の名称変更

遺伝形式の名称は，従来の「優性遺伝」「劣性遺伝」という用語から遺伝子の機能に優劣があるかのような誤解を招きかねないという懸念があり，遺伝子の発現様式を表現した「顕性遺伝」「潜性遺伝」に変更された．

DTC：direct to consumer test

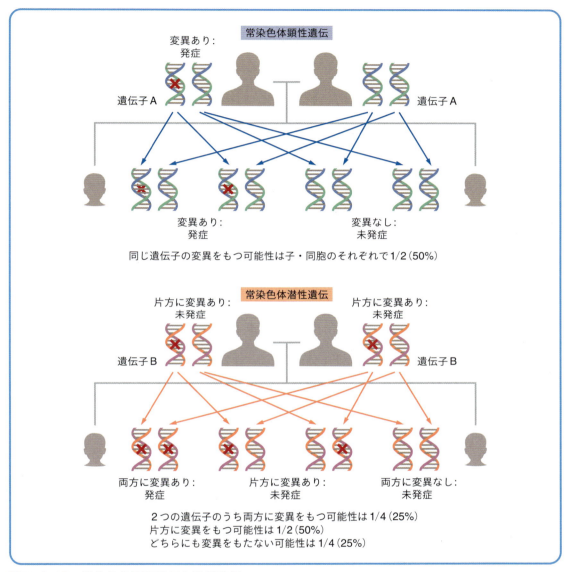

図Ⅲ-2-16 常染色体顕性遺伝と潜性遺伝

ヒト体細胞遺伝子検査

1) 概要

　悪性腫瘍は，細胞が生来もっている遺伝子情報に変化が起きて細胞が増殖するものであり，この細胞にみられる遺伝子の構造の変化や遺伝子の発現などを調べるのがヒト体細胞遺伝子検査である．疾患病変部・組織に限局し，病状とともに変化しうる遺伝子情報であり，次世代に引き継がれることはない．

EGFR：epidermal
growth factor receptor

> **コラム　抗がん薬の選択に用いられる遺伝子解析**
>
> 大腸がん組織における *RAS* 遺伝子変異の有無や，肺がん組織における EGFR（上皮成長因子受容体）の遺伝子変異の有無などは，抗がん薬の選択に用いられている．これらは原則として腫瘍組織を用いて遺伝子解析を行う．がん組織の一部の遺伝子のみではなく，数百種類の遺伝子を解析することでより有効な抗がん薬選択に役立てる試みも始まっている（がん遺伝子パネル検査）．こうした解析をする場合には，次に述べる生殖細胞系列の遺伝情報も併せて判明することがあるため，検査前後での適切な情報提供が必要となる．

2）目 的

検査の目的は，そのヒトにがん細胞があるかどうかを調べる場合と，腫瘍組織の DNA を解析して治療方針に役立てる場合とがある．

ヒト遺伝学的検査

1）概 要

ヒトが生まれつきもっている，すなわち受精卵の段階からもっている遺伝子の情報を調べる検査である．次世代には引き継がれない体細胞系列の検査に対し，生殖細胞系列の検査として区別される．ヒト細胞の核内にある染色体分析を行う場合と，染色体を構成する DNA およびミトコンドリア DNA を対象に DNA 分析を行う場合とがある．

2）目 的

遺伝性疾患の診断や薬剤への反応特性を調べたりするために行われる．遺伝性疾患が疑われる場合の診断確定として行われるが，とくに症状が多彩で診断に難渋する場合などに役立つ．あるいはほかの血縁者の発症予測に役立つこともある．先天的形態異常や成長・発達の遅れがある小児，あるいは死産，新生児死亡の場合に，児の予後のみならず次子での再発率の予測のため，しばしば遺伝学的検査が行われる．また，薬剤の治療効果や副作用発現の予測に用いられることもある．

3）注意点

これらの遺伝情報は生涯変化しないこと，血縁者間で一部共有されていることに十分留意する必要がある．診断の確定を得ることができる一方で，患者本人だけではなく，その親，同胞（きょうだい），子やそのほかの血縁者も同様の遺伝性疾患の素因をもつ可能性がある．すなわち，本人には発症の可能性がないものの次世代での遺伝性疾患を引き起こす可能性を調べる保因者（非発症保因者）診断や，まだ病気を発症していない人の発症リスクを診断する発症前診断，また人工妊娠中絶が選択肢になりうる出生前診断に利用できる場合などがあり，なおかつこれらが血縁関係にある親族にも影響する場合

遺伝子変異の評価

遺伝学的検査の結果で明らかになった変異は，これまでに蓄積されたデータから疾患との関連についての解釈を加えられ，「病的変異あり（pathogenic）」「病的変異が疑わしい（likely pathogenic）」「病的意義のない（benign）」「病的意義のほとんどない（likely benign）」と表現される．現時点では病的変異か否かの評価ができない場合は，未確定（variant of uncertain significance：VUS）と報告される[1]．

| | 2 | 検査各論 | 133 |

> **臨床で役立つ知識** **遺伝カウンセリングとは**
>
> 遺伝カウンセリングは「疾患の遺伝学的関与について，その医学的影響，心理学的影響および家族への影響を人々が理解し，それに適応していくことを助けるプロセス」[i]と定義される．とくにほかの血縁者にも影響する生殖細胞系列の遺伝学的検査を行う場合には，検査前の遺伝カウンセリングが重要となる．遺伝カウンセリングにかかわる専門職は，日本人類遺伝学会と日本遺伝カウンセリング学会から資格認定された臨床遺伝専門医と認定遺伝カウンセラーである．また日本看護協会からは，遺伝看護専門看護師も認定されている．遺伝カウンセリングが可能な施設は「全国遺伝子医療部門連絡会議」のウェブサイトなどで閲覧できる．
>
> ●**引用文献**
> i) 日本医学会：医療における遺伝学的検査・診断に関するガイドライン（2011年2月/2022年3月改定），2022

があるために，**遺伝カウンセリング**を考慮するなど，慎重に対応する必要がある．

すでに発症している患者を対象に，確定診断や鑑別診断を目的として行われる場合には，主治医が遺伝学的検査の意義と目的，家族に対する影響も説明したうえで，各診療科で検査を指示するという対応でよいが，非発症保因者診断，発症前診断，出生前診断を目的に行われる遺伝学的検査は遺伝カウンセリングを経たうえで検査を実施することが求められる．

5 | 生理学的検査各論

生理学的検査の各検査の種類とそれぞれの目的・適応を**表Ⅲ-2-20**に示す．以下，主な検査について解説する．

5-1 | 循環器系の検査

ECG：electrocardiography

A 心電図検査（ECG）

12誘導心電図検査

1）検査の目的

心臓の電気的活動を体の表面につけた電極から波形として記録し，胸痛，動悸，労作時息切れ，欠神などの症状がある場合や，以下の診断または判定のために行う．

●不整脈

表Ⅲ-2-20　生理学的検査の一覧

	検査項目	検査の概要	目的・適応
循環器系の検査	心電図検査（ECG）	四肢・胸部に電極を装着し，心臓が収縮するときに生じる活動電位を記録	胸痛，動悸，息切れなどの症状があるとき．不整脈，狭心症，心筋梗塞などの心臓疾患やペースメーカー機能の診断・判定
	負荷心電図検査	マスター2階段，トレッドミル，エルゴメータを使い，運動しながら心電図を記録	安静時ではわからない心電図変化や胸痛などの症状を意図的に誘発して狭心症や不整脈を診断
	心肺運動負荷試験（CPX）	エルゴメータを使って運動しながら，心電図記録や呼気ガス分析を実施	息切れの原因検索や心不全の重症度判定，運動耐容能，運動能力の評価．心臓リハビリテーションでの運動処方作成時に実施
	ホルター心電図検査	日常生活での心電図を記録	不整脈の診断，狭心症発作時の心電図変化を検出
	心音図検査（PCG）	胸部に心音マイクロホンを装着して，心臓からの音を記録	心臓弁膜症，先天性心疾患などの診断
	心臓超音波検査	胸部に超音波をあてて，心臓を画像として描出	心臓の大きさ，形，壁の厚さ，動き，弁，血流の観察．心筋梗塞，弁膜症，心不全，心筋症，先天性心疾患などの診断
	血管超音波検査	頸部，上下肢，腹部から超音波をあてて，血管を描出	血管壁厚，狭窄，閉塞，血流，血栓の有無などの観察　動脈：動脈硬化の評価，動脈瘤や動脈解離の診断など　静脈：静脈血栓症，下肢静脈瘤の診断など
	血圧脈波検査（ABI/PWV）	四肢の血圧と脈波の計測	・足関節/上腕血圧比（ABI）：動脈の狭窄や閉塞を評価　・脈波伝播速度（PWV）：動脈硬化の程度
	血流依存性血管拡張反応（FMD）	腕を5分間圧迫し，開放後の動脈の拡張を計測	血管内皮機能検査．動脈硬化の早期進行リスクを評価
呼吸器系の検査	呼吸機能検査	肺の容積や換気機能の測定	気管支喘息，慢性閉塞性肺疾患（COPD），間質性肺炎などの診断や手術前に行う検査
	呼気 NO 検査	呼気中に含まれる一酸化窒素濃度を測定	喘息の診断や経過観察
	呼吸抵抗検査	安静呼吸を行い，気道の抵抗を測定	気管支喘息，COPD の診断，治療効果の確認
	睡眠時無呼吸検査	センサーを装着し，睡眠中の呼吸状態や無呼吸・低呼吸を測定	・簡易検査：睡眠時無呼吸症候群（SAS）のスクリーニング検査　・終夜睡眠ポリグラフィ検査（PSG）：睡眠の質の評価，SAS の重症度と確定診断，治療効果判定
	血液ガス分析	通常は動脈血を採取．血中の酸素分圧（Pao_2），二酸化炭素分圧（$Paco_2$），水素イオン指数（pH），重炭酸イオン濃度（HCO_3^-）などを測定	呼吸（ガス交換）や体内の pH 調節（酸塩基平衡）の状態を調べるときに行う検査

PCG：phonocardiography，COPD：chronic obstructive pulmonary disease

（つづく）

- 虚血性心疾患（狭心症，心筋梗塞など）
- 心房・心室の肥大・負荷
- 電解質異常（カリウム，カルシウム）
- 薬剤の影響（ジギタリス，抗不整脈薬などの効果や副作用）
- ペースメーカー機能

表Ⅲ-2-20 つづき

検査項目	検査の概要	目的・適応
脳波検査 (EEG)	脳の活動によって発生する電気的変化を頭皮上につけた電極から記録	機能的異常，器質的な障害の判定 てんかん，脳腫瘍，脳血管障害，頭部外傷，薬物中毒，意識障害などの診断や脳死判定
誘発電位検査	音刺激や視覚刺激による誘発電位の測定 術中神経生理モニタリングにも用いられる	・聴性脳幹反応（ABR）：難聴や脳幹障害の診断 ・視覚誘発電位（VEP）：視神経の機能検査 ・体性感覚誘発電位（SEP）：多発硬化症，脳幹から大脳にかけての腫瘍・梗塞・出血，血管性病変などの診断
筋電図検査 (EMG)	筋内に針電極を刺入し，発生した活動電位の測定	筋萎縮や筋力低下の病因検索 筋原性：筋ジストロフィー，多発性筋炎など 神経原性：末梢神経障害，筋萎縮性側索硬化症など
神経伝導検査 (NCS)	末梢神経を電気刺激し，得られる波形から神経の状態を調べる検査	末梢神経障害，ギラン-バレー症候群，慢性炎症性脱髄性多発神経炎（CIDP），手根管症候群，肘部管症候群などの診断

ABR：auditory brainstem response, VEP：visual evoked potential, SEP：somatosensory evoked potential

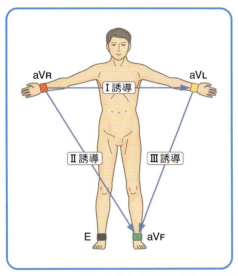

図Ⅲ-2-17　標準（双極）肢誘導と単極肢誘導

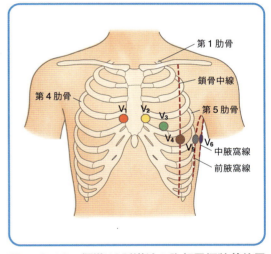

図Ⅲ-2-18　標準12誘導法の胸部電極装着位置

そのほかの誘導の種類

標準12誘導法以外にも，以下のように状況に応じた誘導法が選択される．
・右胸心や右室梗塞が疑われる場合：右側胸部誘導
・左室後壁梗塞が疑われる場合：背側部胸部誘導
・ブルガダ症候群：V₁〜V₃誘導を，通常より1肋間または2肋間上の位置で記録したものを追加

2) 検査の方法

　ベッドに仰向けに寝た状態で行う．**標準12誘導法**では，患者の両手両足の4ヵ所（**図Ⅲ-2-17**）と胸部の6ヵ所（**図Ⅲ-2-18**）に電極を装着する．金属製の電極を使用する場合はあらかじめクリームを皮膚に塗布する．胸部誘導では，電極が1肋間ずれるだけで記録される波形が異なってしまうため，正確な位置への装着が必要となる．

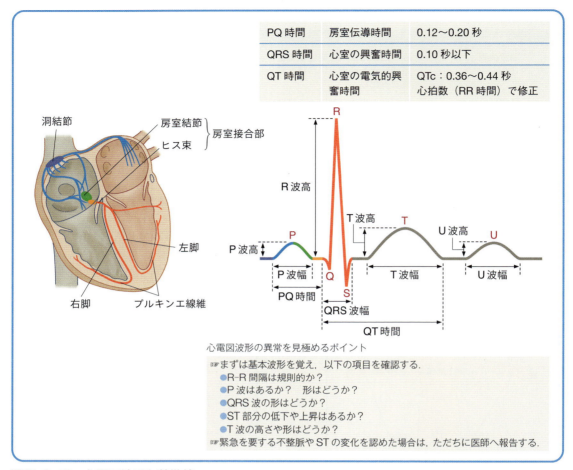

図Ⅲ-2-19 心電図波形と基準値

3）心電図の成り立ちと基本波形

洞結節で発生した電気的興奮は**刺激伝導系**を通って心房筋を収縮させ，続いて**房室結節**から**ヒス束，左右の脚，プルキンエ（Purkinje）線維**から心室筋へ伝わる．電気的興奮の伝導の様子と心電図の基本波形との関係を，**図Ⅲ-2-19**に示す．

①異常心電図の波形と特徴

異常な心電図波形について，それぞれの波形の特徴を**表Ⅲ-2-21，Ⅲ-2-22**に示す．

②検査時の注意点

心電図の記録に際して想定されるトラブルとその注意点，対応策を**表Ⅲ-2-23**に示す．

表Ⅲ-2-21 異常な心電図波形と特徴

心電図波形	特徴
洞徐脈　sinus bradycardia Ⅱ	洞調律で心拍数 50/分以下.
洞頻脈　sinus tachycardia Ⅱ	洞調律で心拍数 100/分以上.
洞不整脈　sinus arrhythmia Ⅱ	洞調律で PP 間隔変動が 0.16 秒以上. 小児や若年成人で正常にみられる所見で, 呼吸性に PP 間隔が変動する (呼吸性変動).
上室期外収縮　supraventricular premature contraction (SVPC) Ⅱ	基本調律 (洞調律) の P 波よりも早期に異所性の P 波が出現. P 波は QRS のなかに埋もれたり QRS の直後に出現することもある. 期外収縮がより早期に出現した時には, 変行伝導を伴った幅広い QRS となる. また, 伝導がブロックされた場合は QRS が欠落する.
心室期外収縮　ventricular premature contraction (VPC) Ⅱ 間入性　　　　　代償性	基本調律 (洞調律) の QRS 波より早期に幅の広い QRS 波が出現. P 波は伴わない. 間入性と代償性がある. R on T: 先行する T 波の頂点付近に期外収縮が重なって出現. この場合は心室頻拍や心室細動に移行しやすい.
心房細動　atrial fibrillation (AF) V₁	P 波はみられず基線が不規則に揺れる f 波が認められる. RR 間隔は不正で絶対性不整脈となる. 洞調律から AF へ移行し, その後洞調律へ戻る場合を発作性心房細動 (paroxysmal atrial fibrillation：PAF) という.
心房粗動　atrial flutter (AFL) Ⅱ	P 波はみられず鋸歯状の F 波が規則的に出現. 房室伝導は 3：1 や 4：1 と規則的なことが多い. 2：1 伝導の場合の心拍数は 150〜170/分となる.
上室頻拍　supraventricular tachycardia (SVT) Ⅲ	心拍数 140/分以上. QRS 波は規則的, 変行伝導を伴うと幅広くなる. P 波は認識できないこともある.

(不整脈)

（つづく）

表Ⅲ-2-21　つづき

	心電図波形	特徴
不整脈	**心室頻拍　ventricular tachycardia（VT）**	幅広い変形したQRS波がP波とは無関係に120/分以上の頻度で3連発以上出現. QRS軸が周期的に捻じれるような波形（torsade de pointes：トルサード・ド・ポアント）を示した場合は心室細動に移行する危険性が高い.
	心室細動　ventricular fibrillation（VF）	P波，QRS波，T波はなく，不規則な基線の揺れを認める. 秩序が失われた心室の興奮により循環を保つことができない. 致死性不整脈.
脚ブロック，刺激伝導系の異常	**右脚ブロック　right bundle branch block（RBBB）**	幅広いQRS波（0.12秒以上）. QRS波形はV$_1$，V$_2$でrSR'型，V$_5$，V$_6$では幅広いS波をもち結節やスラーを伴う. PQ間隔は正常.
	左脚ブロック　left bundle branch block（LBBB）	幅広いQRS波（0.12秒以上）. QRS波形はV$_1$，V$_2$でQS型，V$_5$，V$_6$では結節やスラーを認める. PQ間隔は正常.
	WPW症候群　Wolff-Parkinson-White syndrome	PQ時間短縮（0.12秒以内）. デルタ波を認め，QRS幅は広くなる. QRS波がV$_1$で上向きをA型，下向きをB型，陰性デルタ波をV$_1$で認めた場合はC型と分類.
	洞房ブロック　sinoatrial（SA）block	洞結節と心房との間の伝導障害により1個ないし数個のP波が脱落. そのため，QRSも脱落しRR間隔が延長する. 下位中枢からの補充収縮を認める場合がある. 洞停止（sinus arrest）との鑑別がむずかしいこともある.
	Ⅰ度房室ブロック　atrioventricular（AV）block	PQ間隔は延長（0.20秒以上）. PP間隔，RR間隔は規則的.
	Ⅱ度房室ブロック（ウェンケバッハ型）　Wenckebach second degree atrioventricular block	PQ間隔が徐々に延長しQRS波が脱落. PP間隔は一定.

（つづく）

表Ⅲ-2-21 つづき

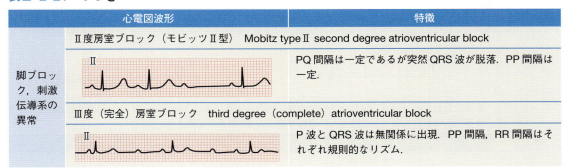

	心電図波形	特徴
脚ブロック，刺激伝導系の異常	Ⅱ度房室ブロック（モビッツⅡ型）Mobitz type Ⅱ second degree atrioventricular block	PQ間隔は一定であるが突然QRS波が脱落．PP間隔は一定．
	Ⅲ度（完全）房室ブロック third degree (complete) atrioventricular block	P波とQRS波は無関係に出現．PP間隔，RR間隔はそれぞれ規則的なリズム．

もう少しくわしく　アーチファクトと対策

アーチファクト（人工産物）とは，心電図に混入するノイズである．アーチファクトの混入により，誤った診断につながることもあるため，その種類から対策を考えることが必要である（下表参照）．

アーチファクトの種類	原因	対策
筋電図の混入	●緊張や手足の震えはないか？	●痛みを伴わない検査であることを説明し，リラックスできる環境を整える ●室温を調節する ●手足の向きや位置を変えてみる ●手足が震える疾患の場合は四肢電極の装着位置を移動する
交流障害	●アースは接続されているか？ ●近くに電気機器はないか？	●アースを確認する ●必要のない電気機器のコードは電源コンセントから抜く ●誘導コードはなるべく束ねる
基線の動揺	●皮膚の汚れや発汗はないか？ ●電極の装着部にクリームはついているか？ ●呼吸による胸の動きは大きくないか？	●皮膚をアルコール綿などで清拭する ●クリームを使用し，接触抵抗を低くする ●皮膚が乾燥している場合は濡れたガーゼなどで拭く ●静かに呼吸してもらう．可能であれば一時呼吸を止めてもらう
スパイク状のノイズ	●静電気が起こりそうな状況はないか？ ●電源・誘導コードの断線はないか？	●化学繊維のカーテンや着衣の影響を確認する ●コード類を揺するなどしてノイズに変化があれば交換する

表Ⅲ-2-22 狭心症と心筋梗塞の心電図波形

狭心症

労作性狭心症　angina of effort

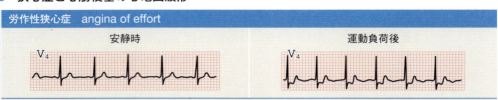

安静時　　　　　運動負荷後

原因は冠動脈の狭窄で，運動などの労作時に胸痛が出現する．非発作時には心電図変化を認めず，運動負荷にて心筋の内側（心内膜側）の虚血を反映しST低下が出現する．

血管（冠）攣縮性狭心症　vasospastic angina （異型狭心症，安静時狭心症）

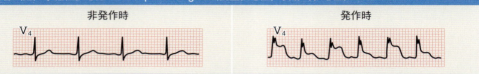

非発作時　　　　　発作時

原因は冠動脈のけいれん（スパズム）によって一過性に狭窄ないし閉塞をきたす．胸痛発作は安静時，とくに夜間から早朝に多く，非発作時には心電図変化を認めない．冠動脈の血流の減少，短時間の血流の途絶によって，心筋の虚血が心内膜側から心外膜側に及ぶことによりST上昇を認める．

心筋梗塞

心電図の特徴	Ⅰ誘導	V_1誘導
発症前 正常		
発症直後 T波増高　ST上昇		
数時間後 R波減高　ST上昇 T波増高　Q波出現		
12時間後 異常Q波出現 異常Q波：深さはR波の25％以上，幅0.04ms以上のQ波		
1週間後 ST上昇改善 陰性T波（冠性T波）出現		
3ヵ月～1年 陰性T波改善		
1年以上 異常Q波は残る		

冠動脈の閉塞によって血流が途絶えることにより，心筋の壊死をきたす．Q波の出現している誘導から心筋梗塞の部位を推定することができるが，心筋梗塞であっても貫壁性の梗塞でない場合は異常Q波を認めないこともある．

2 | 検査各論 141

表Ⅲ-2-23　心電図検査時の注意点

想定されるトラブル	注意点，対応策
胸部誘導で隣の電極と同じ波形がみられた場合	●クリームの塗りすぎや隣接する電極同士の接触に注意する
手足のギブス装着，義足・義手の場合	●四肢電極は装着位置の変更可能（手首から腕のつけ根，足首から足のつけ根までの間に電極の位置を変更する）
どうしても筋電図や基線の動揺，交流のアーチファクトが除去できない場合	●筋電（高域）フィルターやドリフト（低域）フィルター，交流（AC）フィルターを使用する ●どのフィルターも心電図波形に影響を及ぼすため，必要な場合のみの使用とする
胸部電極が外れやすい場合	●シールタイプのディスポーザブル電極を使用する（この場合は四肢胸部ともに同じ種類の電極を用いる）

4）心電図の記録の条件

　心電図の記録紙の横軸は時間（電気的興奮が心臓内を進む時間）を，縦軸は電位（電気的興奮の強さ）を表している．記録の際の設定は，通常以下のとおりとなっている．

- 紙送り速度：25 mm/秒　➡記録紙の横軸 25 mm 分の幅＝1 秒
- 感度：1 mV/cm　➡記録紙の縦軸 1 cm（10 mm）分の幅＝1 mＶ（ミリボルト）
- ノイズカットのためのフィルター：オフ

負荷心電図検査

1）検査の目的

　<u>運動負荷</u>による心電図の変化を記録する．安静時の心電図ではわからない狭心症などの隠れた冠動脈疾患や不整脈を評価する．そのほか，心疾患患者の運動耐容能（どの程度の運動に耐えられるか）と重症度の評価，薬剤の効果判定などに用いられる．

2）検査の方法

　運動負荷の方法にはマスター 2 階段，トレッドミル，自転車エルゴメータがある．心電図，血圧，心拍数などを記録する．検査中に心筋梗塞や重篤な不整脈が出現することもあるため，救急治療に対応できる設備や薬剤を準備する必要がある．

3）検査時の注意

　検査中に胸痛，息切れ，疲労感，めまい，ふらつきなどの体調変化が現れたら，ただちに申し出るよう伝える．

4）運動負荷試験の禁忌

　急性心筋梗塞発症早期，不安定狭心症，コントロール不良の不整脈，高度大動脈弁狭窄，重症心不全，肺梗塞，心膜炎，解離性大動脈瘤などの重篤な

CPX：cardiopulmonary exercise test

AT：anaerobic threshold

もう少しくわしく　**心肺運動負荷試験（CPX）**

運動中の心臓の機能と肺の機能（呼気ガス分析）を同時に測定する．嫌気性代謝閾値（AT）などを求め，運動耐容能を評価する．
なお，嫌気性代謝閾値とは，軽い運動から強い運動へと負荷を徐々に上げた場合，筋肉への酸素供給が十分に足りている状態（有酸素運動）から，酸素不足が生じ血液中の乳酸が急激に増加し始める状態（無酸素運動）へと切り替わる点での運動強度のことである．心臓リハビリテーションでは心臓への負担なく，安全に効率よくトレーニングができる運動強度を決定するための値として用いられる．

血管病変では運動負荷試験はリスクが高いため禁忌である．

ホルター（Holter）心電図検査

1）検査の目的

　安静時の心電図検査ではとらえられない夜間，早朝，食事中，自覚症状出現時など，日常生活中の心電図変化を記録する．不整脈や狭心症発作の種類，回数，発作の時刻や持続時間を解析する．

2）検査の方法

　胸にシール電極を貼り（**図Ⅲ-2-20**），24 時間の心電図記録を行う．記録中は行動や症状を行動記録用紙に記入する必要がある．24 時間後に装置を取り外し，データの解析を行う．7 日間以上の記録が可能な小型で軽量のパッチ型心電計（**図Ⅲ-2-21**）は，1 日の検査ではとらえにくい発作性心房細動（PAF）や無症候性不整脈などの検出に有用である．

3）検査時の注意

　防水タイプの機器でない場合，シャワーや入浴はできない．

B　心臓超音波検査（echocardiography）

1）検査の目的

　心臓の形態，機能，血流情報から心筋梗塞，心臓弁膜症，先天性心疾患，心筋症などの診断に行う**画像診断法**である（**図Ⅲ-2-22**）．心エコー検査ともいう．超音波検査は**非侵襲性**のため，スクリーニングや経過観察のための繰り返し検査が可能である．

2）検査の方法

　左側臥位または仰臥位にて胸骨左縁，心尖部，胸骨上窩，心窩部から心臓用の探触子（プローブ）をあてて画像を描出する．必要に応じて息止めなどの呼吸調節を行う．プローブを肋間の隙間に押しつけて検査するため，圧迫痛を感じる場合がある．

経食道心エコー検査

上部消化管内視鏡検査で用いるようなプローブを食道に挿入し，心臓の裏側から心臓を観察する検査である．通常の心エコー検査では見えない部位を観察することができ，弁の状態や脳梗塞の原因となるような疾患や心臓内の血栓を調べる場合に有用である．

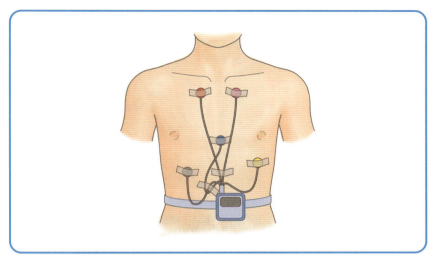

図Ⅲ-2-20　ホルター心電図

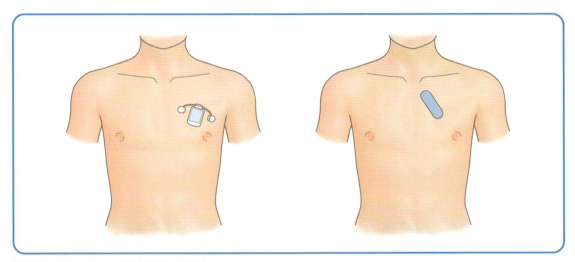

図Ⅲ-2-21　パッチ型心電計の形状

3）評価項目

　形態，壁厚，左室収縮機能（駆出率），局所壁運動，血行動態，弁の形態・逆流・狭窄，左右短絡（心房中隔欠損や心室中隔欠損）などを確認する．

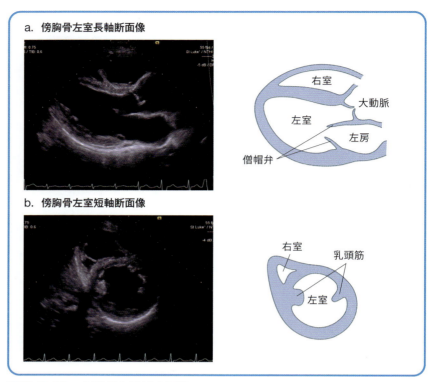

図Ⅲ-2-22 心臓超音波検査画像

C 頸動脈超音波検査（carotid ultrasonography）

1）検査の目的

頸部から血管（総頸動脈，内頸動脈，椎骨動脈）を観察し，**動脈硬化の評価**を行う．頸動脈はアテローム性動脈硬化の好発部位であり，全身の動脈硬化の評価に適する．また，脳血管疾患の原因診断にも用いられる．

2）検査の方法

仰臥位にて頭を少し横に傾けた状態で検査する．頸部に探触子（プローブ）をあてて画像を描出し，頸動脈の詰まりや狭窄の有無を調べる．

3）評価項目

①**内膜中膜厚**（IMT）

血管壁は3層構造（外膜，中膜，内膜）をしているが，外側の高エコー層を除く内膜中膜複合体（IMC）を測定する（**図Ⅲ-2-23**）．IMTは通常1 mm未満であるが，1.1 mmを超えた隆起性病変を**プラーク**とする．

②石灰化，プラークの性状

低エコーのプラークや潰瘍形成しているプラーク，可動性プラークは脳梗

IMT：intima-media thickness

IMC：intima-media complex

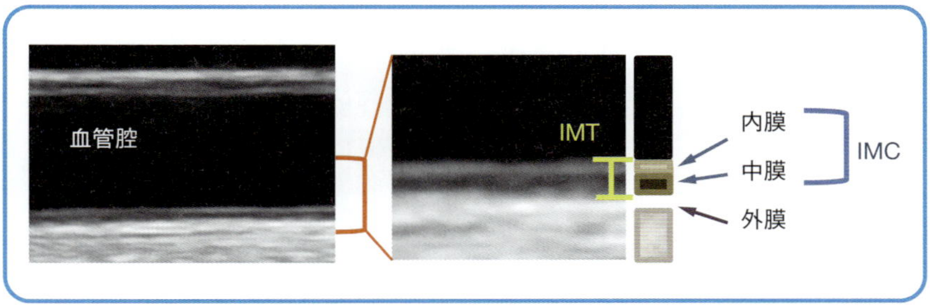

図Ⅲ-2-23　内膜中膜厚（IMT）の計測

塞や心血管イベントの危険性が高くなる.
③血流波形，血流速度
④狭窄率

D　血圧脈波検査

ABI：ankle-brachial
pressure index

足関節/上腕血圧比（ABI）

1）検査の目的

　上腕と足首（足関節）の血圧を同時に測定して下肢動脈の狭窄や閉塞を評
価する．末梢動脈疾患（PAD）の早期発見に有用である．一般的に上腕より

PAD：peripheral artery
disease

下肢の血圧はやや高い値を示すが，下肢の動脈に狭窄や閉塞があると，その
部分の血流がわるくなるために足首の血圧は低く測定される.

2）検査の方法（図Ⅲ-2-24）

　ベッドに仰臥位にて行う．四肢に血圧計のカフ，心電図の電極，心音マイ
クを装着する.

3）評価項目

　ABI（＝左右それぞれの足関節の収縮期血圧/左右いずれか高いほうの上腕
の収縮期血圧）を算出して評価する.

4）評価基準

　表Ⅲ-2-24 に評価基準を示す.

5）禁　忌

　動脈瘤，深部静脈血栓症のある場合は検査できない．また，血液透析のた
めのシャント造設がされているなど，血圧測定禁止部位での測定は行わない.

TBI：toe-brachial index

足趾上腕血圧比（TBI）

1）検査の目的・方法

　ABI の項（上記）を参照.

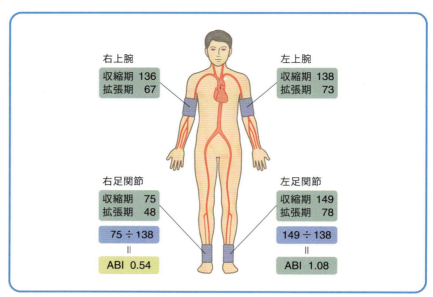

図Ⅲ-2-24　ABI測定モデル

表Ⅲ-2-24　ABIの評価基準

ABIの値	評価基準
0.90≧	動脈の狭窄・閉塞を疑う
0.91〜0.99	境界域
1.00〜1.40	標準値
1.41≦	動脈の高度石灰化を疑う

［日本循環器学会ほか（編）：末梢動脈疾患ガイドライン　2022年改訂版, p.15,〔https://www.j-circ.or.jp/cms/wp-content/uploads/2022/03/JCS2022_Azuma.pdf〕（最終確認：2024年9月6日）を参考に作成］

2）評価項目・基準

　糖尿病や透析患者では，足関節から中枢側での石灰化による動脈硬化が起こりやすいため足関節血圧が高くなり，ABIは本来よりも高値を示す．このように足関節血圧が正確に測定できない場合は，足趾の血圧を測定する．

　TBI＝左右それぞれの足趾の収縮期血圧／左右いずれか高いほうの上腕の収縮期血圧

　TBIが0.6以下の場合，狭窄や閉塞などの血管障害を疑う．

脈波伝播速度（PWV）

PWV：pulse wave velocity

1）検査の目的

　心臓の拍動が血管壁を伝わる速度から動脈硬化の程度を調べる．肥厚や硬化により動脈壁の弾力性がなくなると，脈波が速く伝わる．その速度が速い

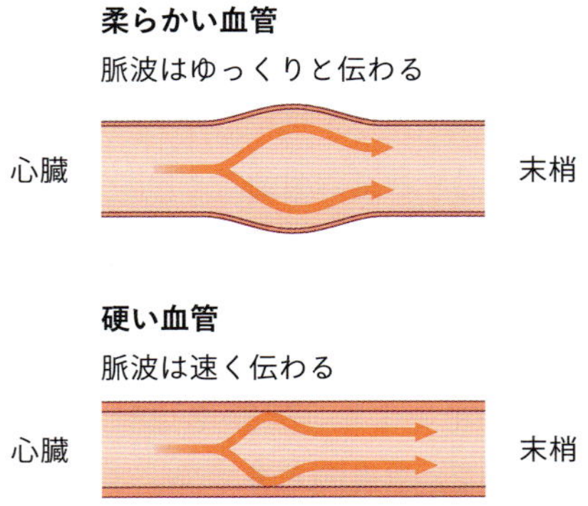

柔らかい血管
脈波はゆっくりと伝わる

心臓　　　　　　　　　　　　末梢

硬い血管
脈波は速く伝わる

心臓　　　　　　　　　　　　末梢

図Ⅲ-2-25　PWV の原理

ほど，血管の硬さが進行していると診断する（**図Ⅲ-2-25**）．

2）検査の方法

　ABI と同時に測定できる．この場合の脈波検出部位は上腕動脈と足首動脈となる．

3）評価項目

baPWV：brachial-ankle pulse wave velocity

　上腕–足首間脈波伝播速度（**baPWV**）1,400 cm/秒以下が基準値とされているが，年齢とともに高くなり，年代別，性別，血圧レベル別に基準範囲が考案されている[2]．

FMD：flow mediated dilation

E　血流依存性血管拡張反応（FMD）

1）検査の目的

　早期の動脈硬化を調べる．動脈硬化が起こる際は，血管壁の硬化に先立って血管内皮細胞の機能障害が起こる．内皮機能が低下すると血管拡張物質である一酸化窒素（NO）の産生が低下し，血管の拡張が少なくなることから，血管径を計測して血管内皮機能を評価する．

2）検査の方法

　カフで上腕を5分間駆血し，安静時と駆血解除後の拡張期血管径を計測する．

3）評価項目

　FMD（％）（［駆血開放後最大拡張血管径－安静時血管径］/安静時血管径×100）を算出して評価する．6％以上を基準値としている機器もあるが，明確な基準値は現在のところ存在しない[3]．

5-2 呼吸器系の検査

A 呼吸機能検査

1) 検査の目的

肺の容積や空気を出し入れする**換気機能**を調べる．主に呼吸器疾患の病態把握，診断，治療効果判定，経過観察，手術適応の決定，障害認定などに用いられる．**スパイログラム**や**フローボリューム曲線**[*]のパターンから病態を把握する（図Ⅲ-2-26，Ⅲ-2-27）．

> [*]**フローボリューム曲線**
> 努力性呼気曲線を，縦軸に気流，横軸に気量で表したグラフ．疾患により特徴的なパターンを示す．

2) 検査の方法

スパイロメータという測定機器を使用する．鼻をノーズクリップでつまみ，呼吸管を接続したマウスピースを口にくわえ，息を吸ったり吐いたりする．

VC：vital capacity

①肺活量（VC）

安静換気を数回繰り返した後，最大まで息を吐き，次に最大まで大きく息を吸い，再び最大まで息を吐く．

FVC：forced vital capacity

②努力性肺活量（FVC）

安静換気を数回繰り返した後，最大まで大きく息を吸い，一気に強く息を吐ききる．呼気開始から1秒間の呼出量を1秒量（FEV$_1$）という．

FEV$_1$：forced expiratory volume in one second

RV：residual volume

③残気量（RV）

息を吐ききっても肺内に残っている空気量を精密肺機能検査用の装置を用

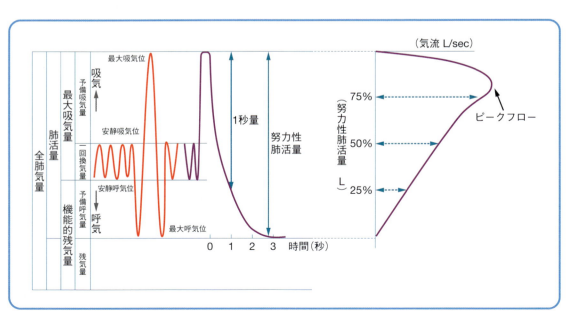

図Ⅲ-2-26　肺気量分画（スパイログラム，フローボリューム曲線）

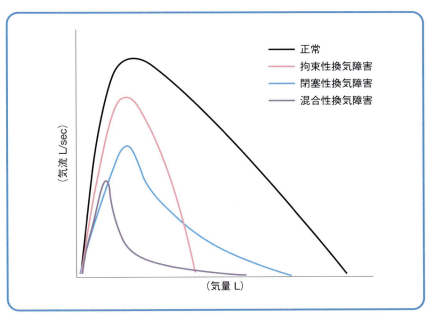

図Ⅲ-2-27　フローボリューム曲線と異常パターン

FRC：functional residual capacity

DLco：lung carbon monoxide diffusing capacity

いて調べる．予備呼気量と残気量の和を**機能的残気量（FRC）**とよび，安静呼吸で息を吐いたときに肺内に残っている空気量を表す．

3）その他の検査

①肺拡散能（DL_{CO}）

　吸い込んだ空気（酸素）を動脈血中に取り込む能力を表す指標である．

②気道可逆性検査

　気管支拡張薬吸入前後での1秒量の改善率やフローボリューム曲線のパターンの変化を評価する．気管支喘息の診断，およびほかの閉塞性肺疾患の鑑別に重要である．

4）評価項目と換気障害のパターン

　％肺活量と1秒率の数値によって換気障害のパターンを判定する（**図Ⅲ-2-28**）．

①％肺活量（％VC）

　実測肺活量（VC）/予測肺活量（pred VC）×100 で算出する（予測肺活量は年齢・性別・身長から算出される）．80％以上を正常とする．

②1秒率（FEV_1％）

　1秒量（FEV_1）/努力性肺活量（FVC）×100 で算出する．70％以上を正常とする．

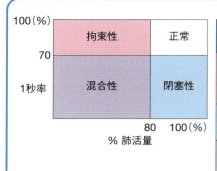

図Ⅲ-2-28 換気障害のパターン

5) 検査の注意点

患者の努力の程度, 理解力, 体位 (坐位, 立位, 臥位) などにより, 結果に影響が出るため注意する. また, 検査中の転倒を防ぐため, 基本的には坐位で行う. 喘息発作中や気胸のほか, 安静が必要な病態での検査は禁忌である.

B 血液ガス分析

1) 検査の目的

動脈血中の**酸素分圧**(Pao_2), **二酸化炭素分圧**($Paco_2$), **水素イオン指数**(**pH**)を測定して, 肺の機能(**ガス交換能**)障害の有無, 生体の**酸塩基平衡**を評価する.

2) 検査の方法

血液ガス分析専用のシリンジを用いて**動脈より採血**する. 気泡が混入しないように注意し, 採血後はただちに測定を行う.

3) 評価項目

pH＜7.35の場合を**アシドーシス**, pH＞7.45の場合を**アルカローシス**という. また, 二酸化炭素分圧($Paco_2$)と重炭酸イオン(HCO_3^-)の値からアシドーシス/アルカローシスが**呼吸性**か**代謝性**かを判断する(**表Ⅲ-2-25**). 各検査項目の基準値は以下のとおりである.

①pH: 7.36〜7.44
②動脈血酸素分圧(Pao_2): 80〜100 Torr (mmHg)
③動脈血二酸化炭素分圧($Paco_2$): 35〜45 Torr (mmHg)
④重炭酸イオン(HCO_3^-): 22〜26 mEq/L
⑤酸素飽和度(Sao_2): 95〜98%
⑥塩基余剰(BE): −2〜+2 mEq/L

Sao_2とSpo_2

- 酸素飽和度: 動脈血中の酸素と結合しているヘモグロビンの割合.
- 動脈血酸素飽和度(arterial oxygen saturation: Sao_2): 動脈血を採血し, 血液ガス分析装置にて酸素飽和度を測定.
- 経皮的動脈血酸素飽和度(percutaneous oxygen saturation: Spo_2): パルスオキシメータを指尖に装着して経皮的に酸素飽和度を測定. 採血をする必要がなく, Sao_2とは近似値となる. 寒冷による末梢血管収縮, マニキュア・指先の汚れ, 体動, 一酸化炭素中毒, 異常ヘモグロビンの存在では正確に測定できない場合があるので注意を要する.

表Ⅲ-2-25　動脈血ガス分析の値とアシドーシス/アルカローシスの分類

分類	病態	Pa_{CO_2}/HCO_3^-	pH
呼吸性アシドーシス	呼吸不全，肺炎，COPD など	Pa_{CO_2}　増加	↓
呼吸性アルカローシス	過換気症候群など	Pa_{CO_2}　減少	↑
代謝性アシドーシス	腎不全，下痢など	HCO_3^-　減少	↓
代謝性アルカローシス	激しい嘔吐，低カリウム血症など	HCO_3^-　増加	↑

C　睡眠時無呼吸検査

1）検査の目的

SAS：sleep apnea syndrome

睡眠時無呼吸症候群（SAS）をはじめとした睡眠呼吸障害や睡眠障害の鑑別診断に行う．SAS による低酸素血症や高炭酸ガス血症は，生活習慣病（高血圧，不整脈，虚血性心疾患，心不全，脳血管障害，糖尿病，認知症など）を引き起こす可能性がある[4]．

2）検査の方法

①簡易検査（簡易モニター）

呼吸センサーや経皮的動脈血酸素飽和度（Sp_{O_2}）を測定するパルスオキシメータを装着して就寝し，無呼吸の有無とその頻度を調べる．

PSG：polysomnography

②終夜睡眠ポリグラフィ検査（PSG）

1泊入院して行う．簡易検査の項目に加え，脳波や筋電図・眼球の動きなどを同時に測定して，睡眠状態（眠りの深さや睡眠の質）と呼吸状態を評価する．

3）評価項目

①無呼吸（apnea）

10 秒以上の気流の停止．

②低呼吸（hypopnea）

換気の明らかな低下に加え，酸素飽和度（Sp_{O_2}）が3% 以上の低下，あるいは睡眠から覚醒する状態．

AI：apnea index

③無呼吸指数（AI）

睡眠1時間あたりの無呼吸の回数．

AHI：apnea hypopnea index

④無呼吸低呼吸指数（AHI）

睡眠1時間あたりの無呼吸と低呼吸の合計回数．この数値によって重症度を分類する（**表Ⅲ-2-26**）．

4）呼吸状態と睡眠時無呼吸の分類

呼吸状態の特徴による睡眠時無呼吸の型の分類を**表Ⅲ-2-27** に示す．

表Ⅲ-2-26 無呼吸低呼吸指数（AHI）に基づく重症度分類

重症度	AHIの値
軽症	5≦AHI＜15
中等症	15＜AHI＜30
重症	30≦AHI

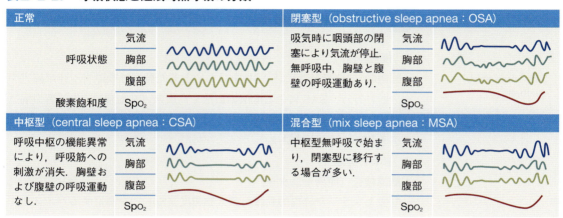

表Ⅲ-2-27 呼吸状態と睡眠時無呼吸の分類

CPAP：continuous positive airway pressure

OSA：obstructive sleep apnea

> **もう少しくわしく　持続気道陽圧療法（CPAP）**
>
> CPAPは，睡眠中に鼻に装着したマスクから空気を送り込み，上気道を陽圧状態に保つことで，気道の開存が維持され，閉塞性睡眠時無呼吸症候群（OSA）の発症を予防する．

5-3 脳・神経系の検査

EEG：electroencephalography

A 脳波検査（EEG）

1）検査の目的

脳の活動によって発生する電気的変化（活動電位）を記録し，脳の機能障害の程度，範囲などを評価する．てんかん，頭部外傷，脳血管障害，脳腫瘍，脳炎・脳症，代謝および内分泌障害，睡眠障害，各種意識障害などの鑑別，

表Ⅲ-2-28　基礎波形

基礎波の分類	周波数帯域	波形 1sec	状態
δ波 （デルタ）	1〜4（Hz） 徐波		深い睡眠，昏睡
θ波 （シータ）	4〜8（Hz） 徐波		まどろみ，浅い睡眠
α波 （アルファ）	8〜12（Hz）		安静，閉眼，覚醒状態で健常成人の頭頂部，後頭部で優位に出現 リラックス・思考・集中・瞑想
β波 （ベータ）	14〜（Hz） 速波		緊張，イライラ

小児では発達の評価としても用いられる．また，**脳死判定**では大脳皮質活動の消失を確認する検査として必須項目となっている．

2）検査の方法

　頭皮上に22個の電極を配置し，安静・閉眼・覚醒状態を基本として記録する．異常脳波を誘発するため開閉眼・光刺激・過呼吸・睡眠などの賦活を行う．意識障害のある患者の場合は，声かけや痛み刺激などによる変化も観察する．

3）脳波の周波数分類と成人の正常脳波

　脳波は，周波数により δ波，θ波，α波，β波に分類される（**表Ⅲ-2-28**）．健常成人の安静・閉眼・覚醒時には後頭部優位に α波の左右差がなく，振幅の漸増漸減を示し出現する．開眼時には α波の出現が抑制，または消失する（α-attenuation/α-blocking）．

①年齢による変化

　小児の脳波では高振幅な徐波が出現し，不規則で左右差が目立つ．脳の発達に応じて変化するため，正常範囲は年齢によって異なり，個人差も大きい．一方，健常高齢者では α波の周波数が減少し，広汎化傾向を示す．

②睡眠による変化

　睡眠期の脳波パターンにより，覚醒期，入眠期，軽睡眠期，中等度睡眠期，深睡眠期，レム（REM）睡眠期といった眠りの深さを判断することができる．

4）異常脳波

　棘波・鋭波などの突発的な波の出現や，それらが連続的・周期的に出現する（**表Ⅲ-2-29**）．正常に出現すべき脳波の欠如や振幅の減少，増大も異常で

レム睡眠とノンレム睡眠

レム睡眠（rapid eye movement sleep）：急速眼球運動を伴う睡眠で，眠りは浅い状態．身体は休息しているが，脳は覚醒している．夢を見ていることが多いとされている．
ノンレム睡眠（non-rapid eye movement sleep）：急速眼球運動を伴わない睡眠で，眠りは深い状態．脳は休息しているが，身体を支える筋肉は働いている．

表Ⅲ-2-29　異常波形の分類

異常波の分類	波形 1sec	波形 1sec
棘波（spike）	3 Hz 棘徐波複合	14&6 Hz 陽性棘波
持続：20～70 msec 先の尖った波形		
鋭波（sharp wave）	鋭徐波複合	突発性徐波
持続：70～200 msec 先の尖った波形		
多棘波（multiple spike, polyspike）	多棘徐波複合	三相波
2 個以上連続した棘波		

ある.

5）検査の注意点

　事前に緊張や不安を与えないよう，苦痛を伴わない検査であることを説明する．また，検査時間が1時間前後と長いため，検査前に排尿を済ませておくようにする．乳幼児や安静を保つことができない患者では，睡眠薬を使用する場合がある．

　検査前日に洗髪し，整髪料の使用は避けるようにする．ただし検査後は，頭皮や毛髪に電極装着に用いるペーストが付着するため，洗髪する必要がある．

EMG：electromyography

B　筋電図検査（EMG）

1）検査の目的

　筋線維が興奮する際に発生する活動電位を記録し，筋萎縮や筋力低下の原因検索を行う．

2）検査の方法

　筋肉に針電極を刺入し，針刺入時，安静時，随意収縮時での波形を記録する．

3）筋電図の異常

①筋原性変化

1つの運動単位*が支配する筋線維数が減少（筋ジストロフィー，多発性筋炎など）する．

> *運動単位
> 単一の運動ニューロンにより支配される筋線維群のこと．

②神経原変化

脱神経に伴う1つの運動単位における筋線維数が増加（末梢神経障害，筋萎縮性側索硬化症など）する．

4）検査の注意点

針筋電図検査は痛みを伴う検査であり，患者の協力が不可欠である．とくに出血性素因がある患者には注意が必要となる．

C 神経伝導検査（NCV）

NCV：nerve conduction velocity

1）検査の目的

手足や顔面の末梢神経を皮膚の上から電気刺激して，誘発される活動電位から末梢神経障害の評価を行う．

2）検査の方法

①運動神経伝導検査（MCV）

MCV：motor nerve conduction velocity

運動神経を電気刺激し，支配筋上に装着した表面電極から筋活動電位を記録する．

②感覚神経伝導検査（SCV）

SCV：sensory nerve conduction velocity

感覚神経を電気刺激し，神経走行上に装着した電極より感覚神経活動電位を記録する．

3）伝導異常

①軸索障害

神経線維の減少により記録される複合活動電位の振幅が小さくなる．

②髄鞘障害

脱髄では跳躍伝導が妨げられるため，伝導遅延による伝導速度低下と伝導ブロック（波形の乱れ）が認められる．

各種ニューロパチー，糖尿病性神経障害などの末梢神経障害，ギラン-バレー（Guillain-Barré）症候群，慢性炎症性脱髄性多発神経炎（CIDP），手根管症候群，肘部管症候群などの診断に有用である．

CIDP：chronic inflammatory demyelinating polyneuropathy

4）検査の注意点

電気刺激を不快と感じる患者もいるが，十分な刺激によって検査をする必要がある．

6 画像検査各論

A カテーテル検査（血管造影検査）

カテーテル検査（血管造影検査）とは

血管内に**造影剤**を注入し，**血管**および**病変**を描出する検査である．

原理

まず，鼠径部（**大腿動脈**）や手首（**橈骨動脈**）などの穿刺部を局所麻酔する．続いて**カテーテル**とよばれる細い管を血管内に挿入し，X線で連続撮影しながら目的とする部位までカテーテルを進めていく．そして目的となる場所から造影剤を注入し，撮影を行う．

特徴

任意の血管を選択し造影することで，出血や病変の血流などの詳しい情報を得ることができる（図III-2-29）．また，カテーテルから止血用コイルや抗がん薬などの薬剤を注入することで，診断と同時に治療を行うことが可能である．さらに，特殊なカテーテルを用いれば狭窄した血管をバルーンで拡張したり，血管内の圧を測定することもできる．

B X線検査

X線検査とは

X線検査は「レントゲン写真」や「単純写真」ともよばれ，1895年にレントゲン（Röentgen）により**X線**が発見されて以降，最もよく用いられてきた画像検査である．

原理

管球から**放射線**（X線）を照射し，人体を透過したX線を"影絵"のように画像に変換する（図III-2-30）．X線の大部分は人体を透過するが，一部はその過程で吸収される．吸収されるX線量は組織の密度などに比例して変化する．金属や骨といったものはX線が多く吸収され，X線写真上では白く写る．一方，空気や肺といったものはX線の吸収が少なく，X線写真上で黒くなる（図III-2-31）．

特徴

X線検査は，撮影に時間がかからない，被曝量が少ない，コストが低いなどの利点から，スクリーニングや疾患の初回評価，フォローアップなどに好んで用いられる．病棟のベッドサイドまで持ち運び可能なポータブル機器もあり，検査室まで移動できない患者に対しても検査可能である．

とくにX線検査で観察しやすい**肺病変**（図III-2-31）や**骨病変**（図III-2-

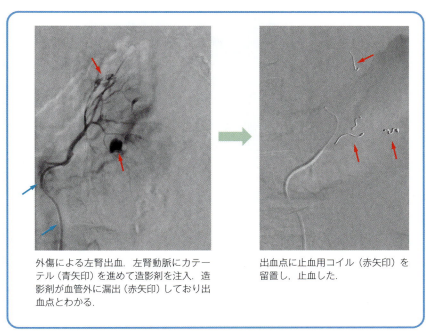

図Ⅲ-2-29　左腎動脈造影画像

外傷による左腎出血．左腎動脈にカテーテル（青矢印）を進めて造影剤を注入．造影剤が血管外に漏出（赤矢印）しており出血点とわかる．

出血点に止血用コイル（赤矢印）を留置し，止血した．

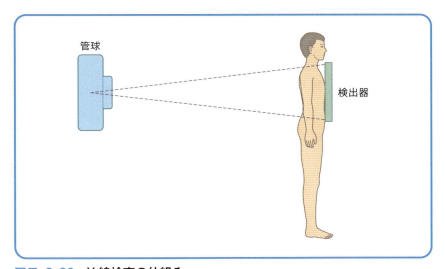

図Ⅲ-2-30　X線検査の仕組み
管球から照射されたX線が，被検者の身体を透過して検出器に到達する．

32）に有用であるが，一方で病変と周囲の正常組織の間でX線吸収量の差が少ない病変，たとえば頭蓋内や腹部の腫瘍などについては評価が困難となる．

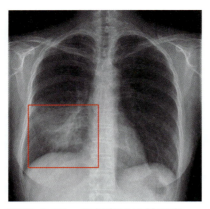

図Ⅲ-2-31　胸部単純X線写真

右肺炎の例．右下肺（向かって左側，赤線で囲われた部位）が対側と比べ白く描写されており，肺炎の所見である．

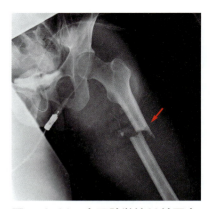

図Ⅲ-2-32　左下肢単純X線写真

高所からの転落による左大腿骨骨折（赤矢印）の例．

> **もう少しくわしく　X線と被曝**
>
> X線を用いた検査では被曝が発生する．被曝の影響は，ある一定の被曝量を超えると発生し始める「確定的影響」と，少量であっても被曝量に応じた発生率を示す「確率的影響」がある．前者の代表として白内障や脱毛，後者の代表として発がんなどが挙げられる．
> われわれは日常生活でも宇宙や土壌，食事などから被曝しており，その値は1年で約 2.4 mSv とされている．検査における被曝量は，X線検査では 0.04 mSv，腹部CT検査では 7.6 mSv，核医学検査では 0.2～8 mSv であり，X線検査は非常に少ない．

C　CT検査

CT検査とは

CT：computed tomography

　CT（コンピュータ断層撮影）検査は，X線検査と同様に **X線** を用いる検査で，精密検査の際によく用いられている．日本のCT保有台数は米国を抑え世界第1位であり，検査数も世界的にみて非常に多い．

原理

　撮影時に管球と検出器をらせん状に回転させながら撮影することで，"影絵"ではなく 断層面 として情報を得ることができる（図Ⅲ-2-33）．この収集したデータをコンピュータで再構成することで，任意の断面画像が得られる．X線検査同様に金属や骨は白く，脂肪や空気は黒く描出される．また断面画像のみならず，3D画像として再構成することもできる．

2 | 検査各論　159

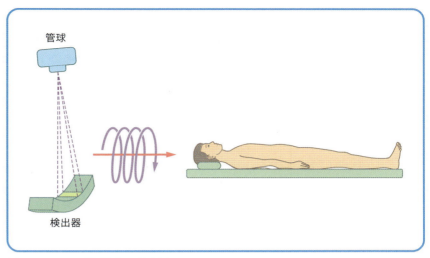

図Ⅲ-2-33　CT検査の仕組み
管球と検出器が回転しながら，被検者をらせん状にスキャンする．

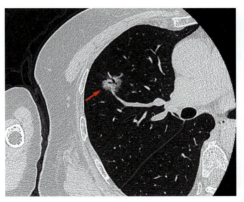

図Ⅲ-2-34　胸部CT画像
肺がんの例．空気が多くX線が透過しやすい肺は黒く，それ以外の透過しづらい部分（がん病変，血管など）は白く描出される（赤矢印で示した部分）．

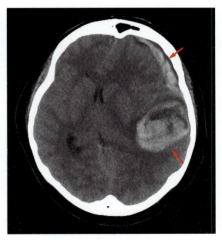

図Ⅲ-2-35　頭部CT画像
脳出血の例．血腫はヘモグロビン（鉄分）を多く含んでおり，周囲の脳組織よりも白く描出される（赤矢印で示した部分）．

| **特徴**

　X線検査よりも得られる情報量は圧倒的に多く，病変評価のための精密検査として最も一般的な画像検査である．比較的短時間で撮影できるため，慢性病変や悪性腫瘍（**図Ⅲ-2-34**）に対する評価だけでなく，脳卒中や動脈損傷などの急性期・救急疾患の評価の第一選択となる（**図Ⅲ-2-35**）．さらに撮影前あるいは撮影中にX線吸収量の大きい造影剤を血管内に投与すること

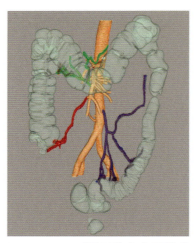

図Ⅲ-2-36　CT画像から再構成した3D画像

正常の例．大腸内のガスや大腸に分布する血管を立体像として再構成し，色づけしている．

で，血管や血流の多い腫瘍を白く描出することができる．前述した3D画像（**図Ⅲ-2-36**）は視覚的にわかりやすく，手術計画や患者本人への説明などにも向く．

CT検査のデメリットとしては，被曝量がX線検査と比較して非常に大きいことが挙げられ，とくに妊婦や小児に対しての施行は原則的に避けるべきである．また造影剤を使用する場合は，重篤なアレルギー反応（アナフィラキシーショック）や腎不全に注意する必要がある．

D　MRI検査

MRI検査とは

MRI：magnetic resonance imaging

MRI（磁気共鳴画像）検査は強力な磁場によって画像を得る検査である．1980年代に臨床現場に登場した比較的新しい検査法だが，日本の保有台数（人口1人あたりでは世界1位）は米国に次いで世界第2位であり，CT検査同様に目にする機会は多い．

原理

体内の水素原子に磁場や電磁波を照射し，それによって核スピン* が変化した水素原子からの信号を画像化する．得られる画像は基本的に断面画像となるが，撮影法によっては立体データも得ることができる．放射線を使用しないため被曝はない．

*核スピン
原子は原子核と周囲の電子より成り立っている．この原子核が行うコマのような自転運動を核スピンという．核スピンの軸は通常ランダムな方向を向いているが，磁場の中では一方向に整列しようとする．

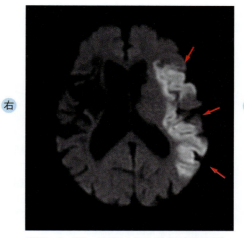

図Ⅲ-2-37　頭部 MRI 拡散強調画像
急性期左脳梗塞の例．左大脳に高信号（白く写し出されている赤矢印で示した部分）があり，水分子の拡散が制限されている（動きづらくなっている）ことがわかる．右大脳には陳旧性の梗塞があるが，高信号はみられない．

> **T1・T2 強調画像の見え方**
> T1 強調画像では水成分が多いもの（水，尿など）は黒く，脂肪やタンパク成分を含んでいると白く描出される．正常実質臓器は中間色の灰色に描出される．
> T2 強調画像では水成分は白く描出される．黒く描出されるものは石灰化や線維組織，陳旧性の血腫などである．T2 強調画像でも正常実質臓器は中間色の灰色に描出される．

特徴

　異なる組織のコントラストの描出に優れており，とくに頭蓋内や腹部の領域では CT 検査以上に得られる情報が多い．T1 強調画像や T2 強調画像，拡散強調画像といったさまざまな撮影法がある．たとえば，拡散強調画像は水分子の拡散制限，すなわち動きづらさを画像にしたものであり，急性期脳梗塞では水分子の動きづらさを反映して高信号を示す（図Ⅲ-2-37）．CT 検査のように造影剤を用いることも可能である．

　CT 検査と比較すると空間分解能，すなわち画像の精細さには劣るが，組織分解能に優れており，わずかな組織の違いを画像に反映できる．臨床では CT 検査では写りづらい急性期脳梗塞を疑ったときや，CT 検査で見つかった腫瘍の性状を詳しく調べるときなどに用いられる．

　前述したように被曝がないため，妊婦や小児に対しても安全に施行することができる（ただし，器官形成期の胎児に対する安全性は確立していないため，妊娠初期の妊婦に対する MRI 検査施行については注意が必要である）．

　デメリットとしては，強力な磁場を用いるため検査室内に持ち込める物品に制限があるという点が挙げられる．ストレッチャーや酸素ボンベなども非磁性体のものを使用せねばならない．磁性体の酸素ボンベを誤って持ち込み，ボンベが磁力に引き込まれ，患者と衝突し死にいたらしめた例が報告されている．また検査時間が長いことも欠点であり，検査室への入退室を含めて 5〜10 分程度で終了する CT 検査と比べ，MRI は 20〜60 分ほどの時間が

かかるため，状態のわるい患者や，安静を保てない患者には施行しにくい．

コラム　強い磁力の落とし穴に要注意！

MRI 検査室の強い磁力は放射線科において最も危険なものの 1 つであり，患者，医療従事者ともに検査室に入る際は細心の注意が必要である．ネックレスやピアスなどはもちろん，眉墨やタトゥーも発熱し熱傷を負う危険性がある．また，一見してわからない体内金属については十分な問診が必要となる．インプラントや人工関節などの医療金属は，体内に留置後 20 年以内のものであればほぼ安全であるが，20 年以上前の手術の既往や海外で手術されたものについては撮影の可否に苦慮することになる．

また医療従事者も，車いす，ストレッチャーや酸素ボンベなどの大きなものは注意していても，つい腕時計や磁気カード（ID カードやクレジットカードなど）を持ち込み故障させることがよくあるため気をつけたい．とくに緊急時など，急いでいるときほど事故を起こしやすいので，MRI 検査室に入る際は毎回装飾品やポケットの中をチェックすべきである．

E　核医学検査

核医学検査とは

RI：radioisotopes

　核医学検査とは，「シンチグラフィ」ともよばれ，微量の放射線（主としてγ線）を出す放射性医薬品（RI）を体内へ投与し発生する放射線の分布を撮像する検査である．

原理

　たとえば骨シンチグラフィの場合，リン酸化合物に放射性医薬品である ^{99m}TC（テクネシウム）を標識し，それを経静脈的に投与する．投与後 3〜5 時間後に撮影を行うことで全身の薬剤分布がわかる（図Ⅲ-2-38）．リン酸化合物は骨代謝が活発なところに集積する性質をもつため，骨折や骨腫瘍の検出が可能である．基本的には X 線検査のような"影絵"が得られるが，CT 検査のように任意断面を得る方法（SPECT）もある．

SPECT：single photon emission computed tomography
FDG：fluorodeoxyglucose
PET：positron emission tomography

　FDG-PET は近年よく行われる核医学検査で，FDG（フルオロデオキシグルコース：グルコース，糖分）に放射性医薬品を標識したものを投与し，全身への取り込みを評価する．正常組織と比べて悪性腫瘍や炎症はグルコースをよく取り込むため，全身のどこに病変があるかや，悪性腫瘍の転移の有無を評価することができる．この FDG-PET の画像と CT 検査の画像を合成することで，病変の位置をわかりやすくした PET-CT という検査が一般的に用いられる（図Ⅲ-2-39）．

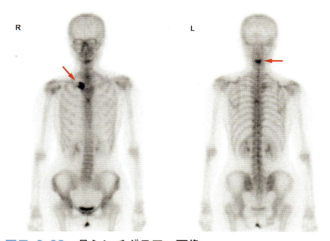

図Ⅲ-2-38　骨シンチグラフィ画像
骨新生が亢進している部分（悪性腫瘍の骨転移，赤矢印で示した部分）に放射性医薬品が集積している．

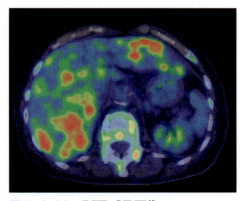

図Ⅲ-2-39　PET-CT画像
悪性腫瘍の肝転移，骨転移の例．FDGの取り込み亢進部位が緑〜黄〜赤で表示されている．赤に近いほど取り込みが強い．

特徴

　これまで述べてきたほかの画像検査との最大の違いは，形態でなく機能をみる検査であるということである．放射性医薬品の種類によって集積する対象も変化するため，全身の骨病変や炎症病変の検出，甲状腺や副腎などの内分泌機能などを評価することができる．全身を一度に評価できる利点がある一方で画像の解像度が低く，小さな病変の検出には限界がある．そのほかのデメリットとしては被曝がある．体内の放射性医薬品は大部分が尿から排泄されるため，オムツなどの取り扱いには注意が必要である．

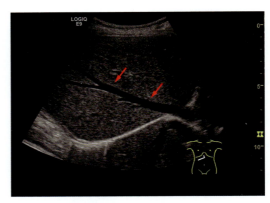

図Ⅲ-2-40　腹部エコー画像
肝臓の正常例．肝臓の中を走行する血管が無エコーな（超音波の反射がない）帯状構造（赤矢印）として描出される．

F　超音波検査

超音波検査とは

超音波検査（**エコー検査**）とは，人間の耳には聞こえない高周波音である超音波を用いた検査である．

原理

探触子（プローブ）から発射された超音波は体内を進む途中で少しずつ反射される．その反射されてプローブへ返ってくるまでの時間から距離を計算し，体内の様子を画像化している（図Ⅲ-2-40）．

特徴

非常に簡便かつ安全な検査で，CT検査やMRI検査のような大きな機器も必要ないため，ベッドサイドで使用が可能である．一刻を争う救急現場でも使われる一方で，膀胱内尿量を自動で計算してくれる超音波検査機器（ゆりりん®）は病棟での看護でもよく使用されている．

腹部や乳腺，甲状腺，下肢静脈といった骨が邪魔にならず体表に近い病変の評価に適しているが，頭蓋内や肺内などは骨，空気で超音波が阻害されるため評価に適さない．

7　内視鏡検査各論

内視鏡検査は，気管支や膀胱，関節など，さまざまな部位が検査対象となるが，ここでは，最もよく出合う消化器内視鏡検査（一部，内視鏡治療も含む）について述べる．

正常例	胃潰瘍の例	進行胃がんの例
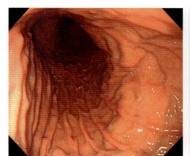	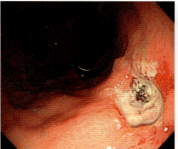	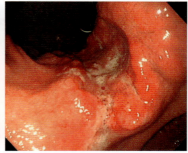
きれいな胃　胃体部全体に襞を認める.	胃体下部小彎の胃潰瘍　15mm程度.	胃体部小彎の大きな進行胃がん.

図Ⅲ-2-41　上部消化管内視鏡検査画像

A　上部消化管内視鏡検査

上部消化管内視鏡検査とは

　口もしくは鼻から内視鏡を挿入し，食道，胃，十二指腸を観察する（図Ⅲ-2-41）．経鼻内視鏡は5mm程度と径が細く，鼻から挿入することで嘔吐反射が起こりにくいが，経口内視鏡に比べてやや画質が落ちる．経口内視鏡は10mm程度とやや太いが，画質がよく鉗子口を通して内視鏡用器具を通すことで治療にも使用できる．

検査の目的

　心窩部などにみられる症状の原因が存在しないか，貧血の原因となる出血源がないか，また検診として，症状がない早期のがんが存在しないか調べる目的で実施する．

検査に伴う偶発症

1）出血

　経鼻内視鏡検査では鼻出血をきたすことがある．ほぼ全例で圧迫により止血が得られるが，検査後は強く鼻をかまないよう指導する．観察のみが目的の上部消化管内視鏡検査において治療を要する出血をきたすことはまれであるが，生検など組織を採取した際には吐血や黒色便がないか帰室後も留意する．出血量が多い際には再度内視鏡検査を施行し，止血処置が必要となる場合もまれにある．嘔吐反射が強い場合には，腹圧が上昇することで，検査時に食道胃接合部にマロリー-ワイス（Mallory-Weiss）裂創とよばれる傷ができ，出血をきたすことがある．自然止血が得られるが，なかにはクリップなどで止血処置が必要なケースもある．

黒色便
消化管に生じた出血によって便に血が混ざり黒色となる.

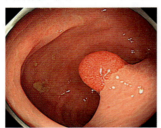
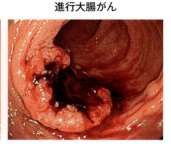

大腸腺腫（良性ポリープ）の例　　　早期大腸がん　　　進行大腸がん
　　　　　　　　　　　　　　　　　　　大腸がんの例

図Ⅲ-2-42　下部消化管内視鏡検査画像

2）穿孔

　ポリープ切除などを含まない通常の上部消化管内視鏡検査での偶発症の頻度は0.005%[5]と非常にまれであるが，潰瘍や胃がんなどの病変がある際や止血目的の内視鏡検査時には注意を要する．検査後の強い腹痛の訴えがある場合には，バイタルサインの変化がないか，また腹膜刺激徴候*がないかを確認しつつ報告する．

> *腹膜刺激徴候
> 臓器の炎症が腹膜まで到達している際にみられる筋性防御や反跳痛等の所見をまとめたもの．緊急手術の適応となる場合がある重要なサイン．腹部を触診した際に，腹壁が筋肉の収縮で固くなるものを筋性防御とよぶ．触診時に疼痛がある部位を数cm押し下げてから突然離した際に痛みが誘発されるものを反跳痛とよぶ．

B　下部消化管内視鏡検査

下部消化管内視鏡検査とは

　肛門から内視鏡を挿入し，大腸全体を観察する（図Ⅲ-2-42）．大腸は1〜1.5 mの蛇腹ホース状の臓器である．5〜10分程度かけて内視鏡を挿入し，10分程度かけて観察を行う．検査前には一般的に，数日前から残渣が残りやすい食品の摂取をさけてもらい，検査当日は1.5〜2Lの緩下薬を内服して前処置を行う．腸管内の便塊をなくした状態で観察を行うため，緩下薬内服後の便がほぼ水様透明となった時点で検査が開始できる（図Ⅲ-2-43）．

検査の目的

　上部消化管内視鏡検査と同じく，下腹部痛や下痢などの症状の原因が存在しないか，貧血の原因となる出血源がないか，また検診として，症状がない早期のがんが存在しないか調べる目的で実施する．

検査に伴う偶発症

1）出血

　生検や大腸ポリープの治療（後述するEMR，ESD）に伴い，出血をきたすことがある．

2）穿孔

①検査の前処置に伴う穿孔

　大腸がんなどですでに腸管に閉塞があると，前処置薬を内服することで穿

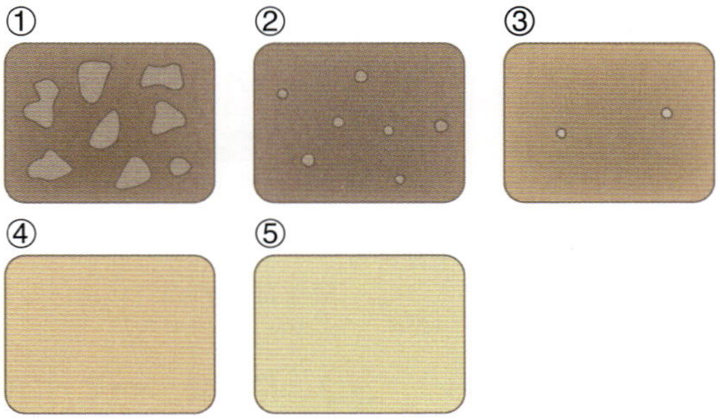

図Ⅲ-2-43　前処置後の便の性状の変化
①普通便〜泥状，②カスが多い，③薄い茶色で少量のカス，④黄色でカスが少ない，⑤ほぼ透明でカスがなくトイレの底が見える．カスがなくなり透明になれば検査可能．

孔をきたすケースがある．検査前に便秘が強くないか確認し，あまりに腹部膨満が強いケースでは事前の CT 検査などを行い，閉塞の有無を確認する．

②検査中・検査後の穿孔

胃と比較して大腸壁は薄いため，内視鏡挿入に伴う穿孔が合併症として挙げられる．大腸ポリープの治療に伴って穿孔するケースがあるため，内視鏡検査時に同時に生検やポリープ切除を行ったか確認する．ポリープ切除などを含まない通常の下部消化管内視鏡検査での偶発症の頻度は 0.012%[5] とされ，まれである．

臨床で役立つ知識

鎮静に伴う偶発症

内視鏡検査時に鎮静を希望する患者は多いが，鎮静に伴って自発呼吸の停止などを招くことによる死亡事故もいまだに報告がある．2008〜2012 年の日本消化器内視鏡学会からの報告では，鎮静薬使用による死亡事故が 4 例報告されている[6]．検査時の鎮静は本来，中等度（意識下鎮静）が推奨されており，声をかけたら反応する程度とされている．検査時に使用されることが多いミダゾラム（ドルミカム®）の半減期は 2 時間程度あり，検査後いったん覚醒しても再度鎮静がかかるケースも多く，転倒などに留意する．

C　ポリペクトミー/内視鏡的粘膜切除術（EMR）

ポリペクトミー/内視鏡的粘膜切除術とは

主に大腸腺腫の治療として行われる，ポリープや腫瘍を内視鏡的に切除す

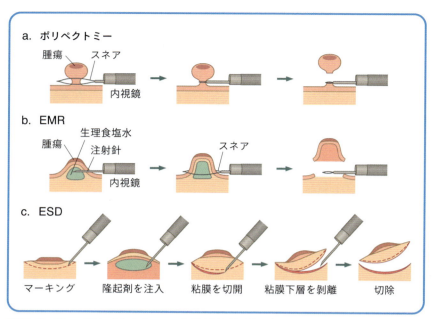

図Ⅲ-2-44 ポリペクトミー，内視鏡的粘膜切除術（EMR），内視鏡的粘膜下層剥離術（ESD）

EMR：endoscopic mucosal resection

る方法である（図Ⅲ-2-44）．**ポリペクトミー**は，有茎性(ゆうけいせい)の病変にスネア（金属製のワイヤー）をかけてポリープを切除する．**内視鏡的粘膜切除術（EMR）**は，腫瘍の粘膜下層に生理食塩水を局所注入し，病変を挙上させてからスネアで切除する．

治療の目的

胃ではがん化の可能性がある 2 cm 以上の過形成ポリープや有茎性の早期がん，大腸では良性の腺腫やスネアで一括切除が可能な 2 cm 以内の早期大腸がんが適応となる．

治療に伴う偶発症

1）出血

大腸ポリープに対する EMR 後には，約 1.5％程度の後出血が報告されている．

2）穿孔

前述のとおり，大腸がんなどですでに腸管に閉塞があり，前処置薬を内服することで穿孔をきたすケースがある．

D 内視鏡的粘膜下層剥離術（ESD）

EMR では切除の際に電熱線のスネアを使用するため，2 cm 以上の病変は

ESD：endoscopic submucosal dissection

スネアのなかに一括で納まりきらず取り残しの可能性があった．これに対して内視鏡的粘膜下層剝離術（ESD）は，ヒアルロン酸を病変の下に局所注入した後に内視鏡の先端から刃先が1〜2 mm程度のナイフを出し，切除範囲をデザインできる（図Ⅲ-2-44）．リンパ節転移の可能性がほぼない早期がんに対して，食道や胃，大腸で行われる．偶発症には出血，穿孔がある．

E 内視鏡的逆行性膵胆管造影（ERCP）

内視鏡的逆行性膵胆管造影とは

ERCP：endoscopic retrograde cholangiopan-creatography

内視鏡的逆行性膵胆管造影（ERCP）とは，十二指腸乳頭をみるため側方が見える内視鏡である側視鏡を挿入し，造影チューブを側視鏡内を通じて乳頭へ挿入し造影剤を胆管および膵管に注入し，造影しながら透視画像を撮影する．結石がある部位や，腫瘍がある部位では造影剤が弾かれて写し出される．

ERCPは，X線画像で見た際に胆管・膵管が分離して観察できるよう仰臥位で行う．また，側視鏡が上斜視鏡となっており前方が見えづらい．これらの理由から，側視鏡通過時の苦痛が強く，通常の内視鏡検査よりも鎮静を要する．

検査の目的

IPMN：intraductal papillary mucinous neoplasm

黄疸の原因となる胆管の閉塞の有無を確認する場合（図Ⅲ-2-45）や，胆管がん（図Ⅲ-2-46）や膵がん，膵管内乳頭粘液性腫瘍（IPMN）の診断に用いられる．

検査に伴う偶発症

検査に伴う偶発症として，ERCP後膵炎，胆管炎，乳頭切開術（下記参照）などの乳頭処置に伴う出血・穿孔が挙げられる．

ERCP後膵炎は，ERCP実施後2〜4時間，少なくとも24時間以内に腹痛を主訴に発症するもので，血液検査でERCP後2〜6時間のアミラーゼ値が正常の3倍以上となっていれば，膵炎の発症リスクが高い．ERCP後膵炎を予防する目的で，タンパク分解酵素阻害薬であるナファモスタットや非ステロイド性抗炎症薬（NSAIDs）の坐薬が検査後に使用される．

ERCPに付随して行う処置・治療

1）内視鏡的乳頭切開術（EST），内視鏡的バルーン拡張術（EPBD）

EST：endoscopic sphincterotomy

EPBD：endoscopic papillary balloon dilation

胆道内の結石を排石させる際には，高周波ナイフを用いて大十二指腸乳頭を切開する内視鏡的乳頭切開術（EST）や，乳頭部をバルーンダイレータという機器で拡張する内視鏡的バルーン拡張術（EPBD）が行われる（図Ⅲ-2-47）．いずれも，治療中・後に出血をきたすことがあり，帰室後の黒色便に留意する．

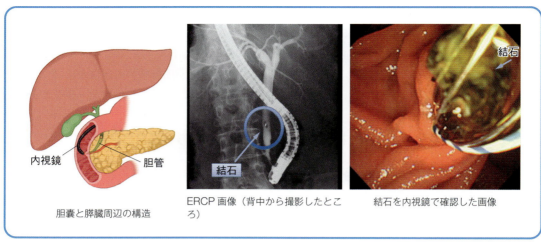

図Ⅲ-2-45　内視鏡的逆行性膵胆管造影（ERCP）画像（総胆管結石による胆管閉塞の例）

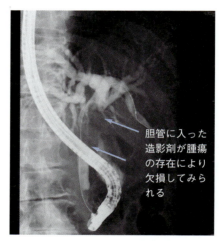

図Ⅲ-2-46　内視鏡的逆行性膵胆管造影（ERCP）画像（胆管がんの例）

2）ドレナージチューブ留置，ステント留置

ENBD tube：endoscopic nasal biliary drainage tube

①内視鏡的経鼻胆管ドレナージチューブ（ENBD tube）

　総胆管結石による閉塞性黄疸があるが抗血栓薬を内服中で出血のリスクがありESTが行えない，全身状態がわるくERCP時に排石が行えない，総胆管結石の治療後に残石が疑われる，悪性腫瘍による狭窄がある，といった場合には，経鼻胆管ドレナージチューブを留置する（図Ⅲ-2-48）．胆汁が狭窄部を越えてドレナージできていることを確認できるというメリットがあり，

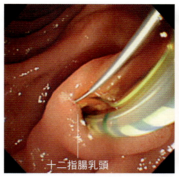
乳頭切開術

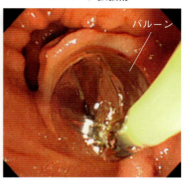
バルーン拡張術

図Ⅲ-2-47　内視鏡的乳頭切開術（EST），内視鏡的バルーン拡張術（EPBD）の内視鏡画像

十二指腸乳頭に対する処置は主に高周波ナイフを用いて行う EST が基本となる．一方，8〜10 mm 程度の内視鏡内部を通るバルーンダイレータを用いて行う EPBD を行うこともある．直接粘膜を切開する EST と比較して，バルーン（風船）を用いて十二指腸乳頭周囲の括約筋を一時的に拡張する手技であるため，括約筋の機能が温存されるケースが多い．若年者や出血傾向がある患者などで使用される．

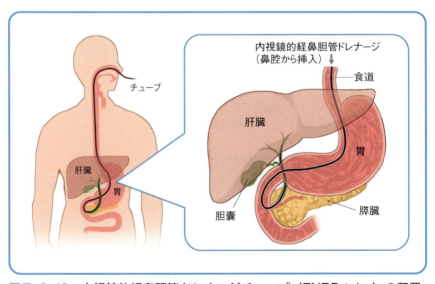

図Ⅲ-2-48　内視鏡的経鼻胆管ドレナージチューブ（ENBD tube）の留置

胆汁細胞診の提出が可能となる．

②内視鏡的胆道ドレナージ（ERBD）/内視鏡的胆道ステント留置術

　体内にドレナージチューブを埋め込むものである（図Ⅲ-2-49）．鼻からチューブが出ないため，高齢者や長期にドレナージが必要な悪性腫瘍などの症例で使用される．プラスチック製のステント（PS）は1ヵ月程度で閉塞す

ERBD：endoscopic retrograde biliary drainage

PS：plastic stent

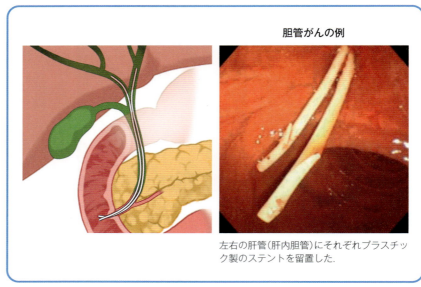

胆管がんの例

左右の肝管（肝内胆管）にそれぞれプラスチック製のステントを留置した．

図Ⅲ-2-49　内視鏡的胆道ステント留置術

ることが多く，より長期の留置が必要な症例ではチタン製のステント（MS）を留置する．

MS：metallic stent

F　超音波内視鏡検査（EUS），超音波内視鏡下生検（EUS-FNA）

超音波内視鏡検査とは

内視鏡の先端に超音波の機器がついた超音波内視鏡（EUS）を用いて行う検査である．

EUS：endoscopic ultrasonography

検査の目的

膵臓・胆管は胃にある空気がアーチファクトとなり，通常の体外式超音波検査で観察がむずかしい場合がある．EUSで観察することで，胃や十二指腸の壁から直接膵臓や胆管を観察することが可能となる．また粘膜下腫瘍のように，粘膜の下にある腫瘍は直接内視鏡では観察できないため，EUSで観察する．

EUSは，専用機とミニチュアプローブ法での観察に分けられる．胆管や膵臓などの観察には主に専用機が，粘膜下腫瘍などの観察には通常内視鏡の鉗子口から挿入できるミニチュアプローブ法が使用される．

専用機であるコンベックス型のEUS機では，超音波内視鏡下生検（EUS-FNA）も可能である．膵腫瘍や後腹膜リンパ節のように，通常であれば手術で開腹しなければ組織検査が行えなかった病変を，EUS下に19〜25Gの専

FNA：fine needle aspiration

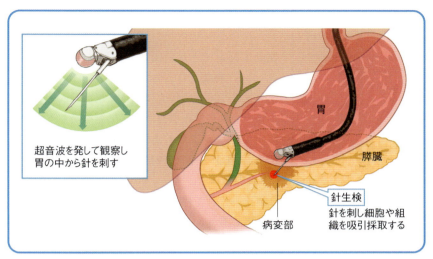

図Ⅲ-2-50 超音波内視鏡下生検（EUS-FNA）

用穿刺針を用いて組織採取する（図Ⅲ-2-50）.

検査の偶発症

　通常の内視鏡より太く，前方が見えないカメラで行うため，咽頭損傷や出血・穿孔が起こったり，EUS-FNA では膵臓に針が刺さるため膵炎をきたすことがある.

EUS-BD：endoscopic ultrasonography-guided biliary drainage

> **コラム　超音波内視鏡を用いた胆道ドレナージ（EUS-BD）**
>
> 閉塞性黄疸の症例に対しては前述した ERCP での胆道ドレナージが一般的であるが，近年 EUS の技術が進歩し，胃や十二指腸から胆管を穿刺し，ステントを留置する超音波内視鏡下胆道ドレナージ（EUS-BD）が行われることもある．腫瘍による十二指腸の狭窄などで ERCP のスコープが乳頭部へ挿入できない場合などがよい適応となる．

G　カプセル内視鏡検査（CE）

カプセル内視鏡とは

　カメラを搭載したカプセル型の内視鏡．長さ 25 mm 程度，直径 10 mm 程度のカプセルを患者に内服してもらい検査を行う．毎秒撮影される画像データを 7〜8 時間かけて患者の腹部に貼付したセンサーからレコーダーに保存し解析する．

CE：capsule endoscopy

OGIB：obscure gastrointestinal bleeding

検査の目的

カプセル内視鏡検査（CE）は，上部消化管内視鏡検査や下部消化管内視鏡検査で特定できない消化管出血（OGIB）の原因検索に用いる．クローン（Crohn）病などの小腸潰瘍の診断に有用である．

カプセル内視鏡検査における出血源同定率は60〜70％と報告があるが[7]，小腸出血は自然止血および再出血を繰り返すため，一度の検査では出血源を同定できないこともある．出血源としては血管異形成（angiodysplasia, p.176，図Ⅲ-2-53②参照）が多い．

検査の方法

以下の流れで検査を実施する．

① 患者の腹部に，カプセルから信号として送られた画像を受け取るシール型のアンテナを装着する．
② アンテナはケーブルで画像記録装置とつながっている．外来で行う場合は記録装置を専用のベストなどに装着して身につけ，持ち運べるようにする．
③ 患者に，2 cm程度のカプセル内視鏡を飲み込んでもらう．
④ カプセル内視鏡は8時間程度画像を撮影する．8時間程度経過した時点で転送画像を確認し，大腸にカメラが到達していることが確認できたら検査終了とする．
⑤ 画像記録装置からビデオ画像を取り出し，出血源や病変がないか確認する．

検査に伴う偶発症

飲み込んだカプセル内視鏡が2週間以上にわたって排泄されないことを，カプセル停滞という．狭窄・腫瘍などがあって停滞することが一般的であり，小腸鏡（下記参照）を使用して回収を試みる．

パテンシーカプセル

パテンシーカプセルといって，小腸にカプセル内視鏡が停滞する可能性がないか，事前に調べるためのカプセルがある．事前に狭窄が疑われる際などに使用する．ボディの部分が崩壊せずに排泄されることが確認されたら，カプセル内視鏡検査を行う．

H　ダブルバルーン内視鏡検査（小腸鏡検査）

ダブルバルーン内視鏡検査（小腸鏡検査）とは

ダブルバルーン内視鏡は，先端に風船がついた1.5〜2 mある通常よりも長いスコープに，風船がついたオーバーチューブを組み合わせたもので，図Ⅲ-2-51のようにバルーンを膨らませたりしぼませること，スコープを進めてはオーバーチューブを進めることを交互に行うことで小腸の観察が行える．

検査の目的

上部消化管内視鏡検査，下部消化管内視鏡検査で特定できない消化管出血の原因検索や治療を行う．また，術後腸管の症例に対して内視鏡的逆行性膵胆管造影（ERCP）を行う際にダブルバルーン内視鏡を使用する（図Ⅲ-2-52）．

経口で行う経口小腸鏡と，肛門から挿入する経肛門小腸鏡がある．出血源が不明な小腸出血などの際には，小腸は全体が5〜6 mと非常に長いので，小

メモ

胃切除後の症例では通常のERCP用のカメラが胆管・空腸吻合部に到達しないためダブルバルーン内視鏡を用いる．

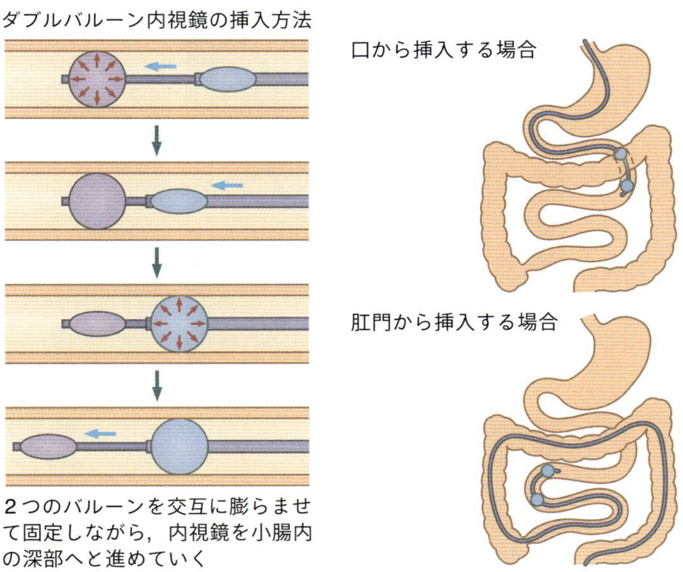

図Ⅲ-2-51　ダブルバルーン内視鏡（小腸鏡）検査

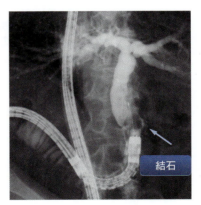

図Ⅲ-2-52　ダブルバルーン内視鏡による内視鏡的逆行性膵胆管造影（ERCP）画像

　腸全体を観察するためには経口内視鏡，経肛門内視鏡の両者を実施することがある．その際には事前のカプセル内視鏡で経口もしくは経肛門どちらのルートが出血源に近いかを予測する（図Ⅲ-2-53）．

①カプセル内視鏡で活動性出血を確認　②ダブルバルーン内視鏡により血管異形成を確認

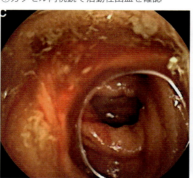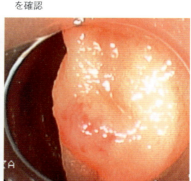

③血管異形成に対して焼灼術を施行　④止血後の様子

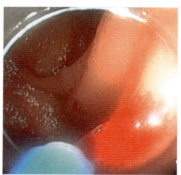

図Ⅲ-2-53　カプセル内視鏡検査とダブルバルーン内視鏡検査による病変部特定の流れ

検査に伴う偶発症

　偶発症として，穿孔や粘膜損傷のほか，外筒チューブやバルーンの乳頭圧迫による膵管閉塞が原因と考えられる膵炎がある．

LECS：laparoscopy and endoscopy cooperative surgery

GIST：gastrointestinal stromal tumor

コラム　腹腔鏡・内視鏡合同手術（LECS）

　胃の粘膜下腫瘍のうち2 cm以上で増大傾向であるものや，転移の可能性がある悪性腫瘍の消化管間質腫瘍（GIST）に対して腹腔鏡下での切除を行う際に，腹腔鏡では切除範囲がわかりづらい．
　LECSは，全身麻酔下に口から内視鏡を挿入して内視鏡的粘膜下層剝離術（ESD）のテクニックで腫瘍の周囲を切除する．外科医と協力しつつ，周囲粘膜を含む状態で病変を切除する．切除した病変は腹腔鏡で回収し臍下に開けた切開創から取り出す．

●引用文献

1) Richards S, Aziz N, Bale S et al.：Standards and guidelines for the interpretation of sequence variants：a joint consensus recommendation of the American College of Medical Genetics and Genomics and the Association for Molecular Pathology. Genet Med **17**（5）：405-424, 2015
2) 日本循環器学会ほか：循環器病の診断と治療に関するガイドライン 2013（2011-2012 年度合同研究班報告），血管機能の非侵襲的評価法に関するガイドライン，p.36-37，2013
3) 前掲 2)，p.18-19
4) 木村弘：診断と治療の ABC119/睡眠時無呼吸症候群．最新醫學別冊：211-296，2017
5) 芳野純治，五十嵐良典，大原弘隆ほか：消化器内視鏡関連の偶発症に関する第 5 回全国調査報告 2003 年より 2007 年までの 5 年間．日本消化器内視鏡学会雑誌 **52**（1）：95-103，2010
6) 古田隆久，加藤元嗣，伊藤 透ほか：消化器内視鏡関連の偶発症に関する第 6 回全国調査報告 2008 年〜2012 年までの 5 年間．日本消化器内視鏡学会雑誌 **58**（9）：1466-1491，2016
7) Kameda N, Higuchi K, Shiba M et al.：A prospective, single-blind trial comparing wireless capsule endoscopy and double-balloon enteroscopy in patients with obscure gastrointestinal bleeding. J Gastroenterol **43**（6）：434-440, 2008

第IV章 治療

1 治療概論

1 治療の観点

　治療には，広く疾患の予防から早期発見，リハビリテーション，療養まで含まれるとも考えられるが，本来，疾患を治癒せしめることである．ただし完全な治癒が困難な場合に，症状や苦痛を軽減させ生体の機能を維持することもまた，治療である．また治療は，単に生命を維持することを目的とするだけでなく，いつかは終わる生命をその人らしくより善く生き，全うするための方法論である．ここでは医療機関で一般的に行われている治療について述べる．

　治療学では，その基本的概念は，次の3つに大別できるものと思われる．
① 損傷した部位を修復，あるいは失った身体機能を再建，回復する．
② 身体に有害な，あるいは不要なものを身体から除去する．
③ 身体のもつ回復能力を最大限利用した自然治癒能力を支援しつつ，疾病前の健康な状態に回復するのを支援する．

もう少しくわしく　リハビリテーション

リハビリテーションは臓器・器官・組織の機能低下の状態を改善し，障害者が環境に適応するための訓練を行うばかりでなく，障害者の社会的適合を促すために社会へ働きかけることを意味し，機能訓練（理学的療法，physical therapy：PT）のほか，職業訓練（作業療法，occupational therapy：OT）や心理面の支援も含む医療の一分野である．このため，社会的にはリハビリテーションを専門的に強力に実施して効果を上げる専門病院が広がっているが，一方では適応となる疾患の限定やリハビリテーション実施期間の限定など制約もある．また，重症患者の早期からのリハビリテーションの介入が効果や予後を改善することが近年では証明されつつある．

医聖**ヒポクラテス**は2000年以上前に「医療を行うための要具には『言葉』と『薬』と『メス』がある」と言ったが，現代に置き換えると，「言葉」は心理療法，「薬」は薬物療法や内科的治療，「メス」は手術的あるいは外科的治療を示すものと推測される．

このように，治療の方法や技術は変化・進歩しても，治療という概念は大きく変わっておらず，今後もこの概念は未来へと引き継がれるものと思われる．

コラム　ヒポクラテスと医師の倫理

ヒポクラテスは古代（紀元前5〜4世紀頃）ギリシアの医師で，「医学の祖」「医術の父」などと称される．その所以は，病気や治療についての考えを，それまでの呪術や迷信といった原始的なものから切り離し，科学としての医学の礎を築いたことにある．また，現代にも通じる医師の職業倫理（医師としてのあり方，専門職の尊厳，患者の秘密保持など）を示したことも有名である．これは「ヒポクラテスの誓い」として現代にも語り継がれており，医師の倫理に関する宣言として1948年の第2回世界医師会総会で採択された「ジュネーブ宣言」の基となっている．

---

2 治療の分類

治療の多くは，大きく内科的治療と外科的治療に分けることができ，また治療の方法によって，手術療法，放射線療法，薬物療法，免疫療法，遺伝子治療，輸血療法，輸液療法，栄養療法などに分かれる（p.184，本章第2節で詳述）．あるいは，身体への侵襲度によって，侵襲的あるいは観血的，非侵襲的あるいは保存的と分けることもある．

コラム　伝統的治療

生物学的有効性は証明されていないが，古くから行われてきた伝統的治療として，呪術など宗教的側面をもつ治療をはじめ，経験的に有効性を期待できる中国での漢方治療や鍼灸治療，インドのアーユルベーダなどの東洋医学に基づく治療がある．

世界には，現在でも呪術師（シャーマン）によって病魔を追い出すと病気が治癒するという迷信を強く信じている地域や民族がある．このため，公衆衛生の改善の目的で先進国による医療支援が行われる場面で，地元の伝統的治療との兼ね合いがしばしば問題となるが，文化や価値観の点から伝統的治療の有効性を見直そうという動きもある．

> **コラム　代替医療**
>
> 代替医療は「通常医療の代わりに用いられる医療」を示す用語で，通常医療（治療）での化学的・生物学的限界時に用いて患者の心身の調和を取り戻そうとする医療をいう．中国の漢方治療やインドのアーユルベーダも，これに含まれる場合がある．一方，医師によって研究され実施されているが，まだ多くの医師には標準的医療とみなされていない高度先進医療も，この代替医療に含まれる場合がある．さらに，通常医療とこうした代替医療を合わせて統合医療とよぶ場合もある．日本では鍼灸や指圧，マッサージ，アロマテラピーやカイロプラクティック，民間療法，気功などの宗教的ヒーリングも代替医療の代表である．

A　内科的治療と外科的治療

　従来は文字どおり，内科医師によって行われる薬物療法を中心とした治療を**内科的治療**，外科医師によって行われる手術療法を中心とした治療を**外科的治療**と言い習わしていた．

　手術療法では，主に**メス**を用いて皮膚表面を切開して深部臓器に到達し，組織の修復や再建，不要な部分（異物や膿瘍，腫瘍など）の除去を行うが，大きな侵襲と疼痛などの苦痛が伴う．しかし麻酔方法や術前術後管理法の発展により，より侵襲の大きな手術が可能となった．また近年の新薬（今後，世に出てくると思われる現在開発中，もしくは基礎研究段階の薬物）の開発や新しい薬物（分子標的薬，免疫賦活薬などが最近開発され，すでに世の中で治療薬として使われている薬物）の登場によって，従来は手術療法しか選択肢がなかった疾患や病期*でも内科治療が可能となったり，カテーテルや内視鏡などを血管内や体腔内に挿入して行う侵襲を抑えた鏡視下手術（砕石術や粘膜切除など）も行われるようになった．この鏡視下手術の発展によって，従来の内科的治療と外科的治療の差が少なくなってきており，厳密な区別は困難となってきている．さらに近年では，鏡視下手術にロボットを利用した術式（**ロボット支援手術**，p.201 参照）も広がっており，今後さらなる低侵襲手術の発展が期待される．

B　保存的治療と侵襲的治療

　基本的に生体に負担をかけることなく，主には薬物などによる内科的治療を**保存的治療**といい，生体に侵襲や負担をかけるが有効と考えられる治療（主には外科的治療）を**侵襲的治療**とよぶ．

　必ずしも保存的治療のほうが生体にとっての負担が少なく，侵襲的治療は負担が大きいと限ったわけではない．また，悪性疾患の終末期や回復不可能

＊病期

疾患の経過・進行を，症状や特徴によって区切った時期．ステージともいう．病期を分類する目的は，治療法の決定や予後の評価，異なる治療法による治療効果の比較などに用いることであるが，多くはがんの場合に用いられる．がんの病期分類で代表的なものには，TNM 分類，進行度（臨床病期）分類などがある．

な疾患・病態（たとえば脳死状態など）において，積極的な延命治療は行わず，場合によっては積極的治療の差し控えや中止をするとき（消極的治療）に，保存的治療と表現することもある．

エビデンス

日本語では「根拠」と訳すが，医療の世界では「科学的根拠に基づいた医療」ということになる(evidence based medicine：EBM)．誰かの強い勧めや権威者の言葉だけではなく，客観的事実に基づいて有効性が証明されている医療ということである．この根拠を明らかにするためには，実験・研究や，実際の患者に同意を得て治療を試みる「治験」が行われる．

*ガイドライン

「診療上の重要度の高い医療行為について，エビデンスのシステマティックレビューとその総体評価，益と害のバランスなどを考量して，患者と医療者の意思決定を支援するために最適と考えられる推奨を提示する文書．」[1]

3 治療の選択

治療法の選択は，古くは担当する医療者の経験や勘に任せられていて，医療者や施設，地域によって同じ疾患でも治療法が違っていた．現代では，最も有効で予後のよい方法が科学的根拠（**エビデンス**）に基づいて証明され，多くの疾患に標準的治療法やそれを明示した**ガイドライン***が公開されており，治療法の選択の際の指針となっている．これらを踏まえ，治療を受ける患者本人の価値観や考えを加味して実際の治療法が決定される．

この場合の医師，看護師の役割は，数ある選択肢を単に患者に提示することではない．患者，家族の価値観や希望に配慮しながら，経験に基づく「お勧めの選択肢」をもつことも，逡巡する患者，家族にとっては重要である．そして選択がなされた場合にはその選択を最大限に尊重し，寄り添う態度もまた重要である．

●引用文献

1）福井次矢，山口直人（監）：Minds 診療ガイドライン作成の手引き 2014，p.3，医学書院，2014

2 治療各論

1 手術療法

手術療法は，目的・適応，臓器・診療科，方法によって分類することができる（表Ⅳ-2-1）．ここでは，目的・適応および方法によって分類し，解説していく．

なお，内視鏡的粘膜下層剝離術（ESD），内視鏡的粘膜切除術（EMR）などは，通常，消化器内視鏡検査の流れのなかで行われるため，内視鏡検査の項目（p.164 参照）で解説している．

ESD：endoscopic submucosal dissection
EMR：endoscopic mucosal resection

A 外科手術，鏡視下手術

外科手術とは

主に薬物で治療をする内科的治療（保存的治療）に対して，用手的に（手による操作で）行う治療のことをいう．観血的治療，侵襲的治療などともいわれる．**開腹・開胸手術**や**鏡視下手術**が該当する．

外科手術以外の治療法が発達した現在でも，最善の治療法として外科手術が選択される疾患が，依然として多く存在する．

外科手術の長所および短所として，次のようなことが挙げられる．

1）外科手術の長所

①がんの場合は根治が期待できる

がんの診療において手術は中心的な治療法である．病巣を完全に摘出・切除できた場合は根治できる可能性がある．

②速やかな治癒が期待できる

炎症性疾患では早期の回復，社会生活への復帰が可能となる．外傷などで大量出血をきたした場合でも，外科手術であれば救命の可能性が高まる．

③損なわれた機能が回復する

心臓・血管の疾患，ヘルニア，腎不全の腎移植，白内障などでは，手術による物理的な修復が唯一の治療法となる場合がある．

> **鏡視下手術**
> 消化器外科，婦人科，泌尿器科，呼吸器外科，整形外科などの各種領域で活用されている．

表IV-2-1　手術療法の分類

分類の観点	手術の種類	
目的・適応による分類	●病巣の摘出，病因の除去のための手術：腫瘍（悪性腫瘍，良性腫瘍），炎症性疾患，外傷や臓器の損傷に対する手術 ●組織や器官の形成，機能の改善を目指す手術 ●検査を目的とする手術	
臓器・診療科による分類	臓器・診療科	対象となる主な臓器・疾患・病態
	循環器系	心臓，大血管，末梢血管，静脈疾患
	呼吸器系	肺，気管，縦隔
	乳腺	乳がん
	消化器	食道，胃，肝・胆・膵，大腸，虫垂炎（急性腹症），腸閉塞，肛門，ヘルニア
	内分泌系	甲状腺，副腎
	脳神経系	脳腫瘍，脳血管障害
	婦人科	子宮，卵巣
	泌尿器科	腎，膀胱，前立腺
	そのほか：整形外科，眼科，耳鼻科，形成外科，皮膚科	
方法による分類	●外科手術：従来の開腹・開胸手術，ロボット支援手術を含む鏡視下手術 ●内視鏡治療：内視鏡的粘膜下層剝離術（ESD），内視鏡的粘膜切除術（EMR）など ●カテーテル治療：経皮的冠動脈インターベンション（PCI）など	

PCI：percutaneous coronary intervention

2）外科手術の短所

①生体に損傷を加える

意図的に患者の身体を切開し，臓器の摘出などを行う．場合により生涯にわたって機能を喪失する（喉頭摘出による発声機能の喪失，人工肛門造設による肛門機能の喪失，四肢の切断など）．

②一時的に患者の生命を脅かす危険がある

手術や全身麻酔は患者の身体的負担が大きい．

③心理的負担が大きい

患者は手術の合併症，術後の疼痛などへの不安が強い．家庭生活や仕事，経済的問題などのストレスも大きい．

外科手術の目的・適応

1）病巣の摘出，病因の除去

①悪性腫瘍（食道がん，胃がん，大腸がん，肝臓がん，乳がん，子宮がん，卵巣がん，前立腺がん，肺がんなど），そのほかの良性腫瘍の場合

手術による摘出が最も治癒を期待できることが多い．

②炎症性疾患（虫垂炎，汎発性腹膜炎などの急性腹症）の場合

　汎発性腹膜炎でショック状態に陥っているときなど，全身状態に影響が出ている場合は手術が必須である．虫垂炎など保存的治療が可能な場合でも，手術で病巣を除去することにより速やかな治癒が見込める．

③外傷や臓器の損傷（出血，腸破裂，腸閉塞，自然気胸など）の場合

　外傷で大量の腹腔内出血がある場合，手術により一刻も早く止血する必要がある．腸閉塞や自然気胸などで保存的治療では長い治療期間を要する場合でも，手術により速やかに社会生活への復帰が可能となる．

2）組織や器官の形成，機能の改善

　弁膜症，大動脈瘤，鼠径ヘルニア，腎移植，角膜移植，硬膜移植（下記のコラム参照），皮膚移植，脊柱管狭窄症などでは，機能不全を呈した臓器の機能を改善するために手術が行われる．

3）検査

　試験開腹や審査腹腔鏡など，内視鏡や画像診断などの非侵襲的方法では診断が確定できない場合に，検査を目的として手術が行われる．

CJD：Creutzfeldt-Jakob disease

BSE：bovine spongiform encephalopathy

> **コラム　クロイツフェルト-ヤコブ病**
>
> 　クロイツフェルト-ヤコブ病（CJD）は，全身の不随意運動と急速に進行する認知症を主徴とする中枢神経の変性疾患である．伝播性を獲得した異常プリオンタンパクが脳に蓄積して起こる．狂牛病（ウシ海綿状脳症，BSE）と同じく感染性プリオン病であるが，CJDは医原性，BSEは変異性に分類される．ヒト乾燥硬膜の移植後に多数の患者が発症し，世界的問題となった．治療法は確立されておらず，発症後は1〜2年で死亡する．

外科手術の方法

1）開腹・開胸手術

　従来，手術は腹壁・胸壁を大きく切開して，直接的に手を用いて行われてきた．こうした手術には，以下に述べる低侵襲手術とちょうど逆のメリット・デメリットがある．

　近年，低侵襲手術が急速に普及し，その実施件数も大幅に増加してきているが，一刻を争う緊急手術や，がんの進行や癒着などのために鏡視下手術では手術の実施が困難と予測される場合などでは，開腹・開胸手術が選択される．

2）低侵襲手術

　鏡視下手術，内視鏡治療，血管内治療などの，従来よりも侵襲の少ない手術のことをいう．患者の負担を軽減できるというメリットがある．

腹腔鏡手術では，皮膚と腹壁に小さな穴を開け，炭酸ガスを注入して腹腔を膨らませる（これを気腹という）．カメラおよび鉗子などの手術用の器具を挿入し，腹腔内を画面上にモニタリングしながら手術を行う．高解像度のモニターによって精密で正確な手術が可能となる．出血量も非常に少なく，また手術用器械の発達に伴って手術手技は容易となり，安全性も向上してきている．

臨床で役立つ知識　鏡視下手術のメリットとデメリット

鏡視下手術が患者にとって負担が少ない理由として，以下がある．
・創が小さいことで疼痛は少なく，術後のリハビリテーションなどにおいて回復が早い．
・腹腔が開放されないため内臓が乾燥しない．不感蒸泄が少なく，循環動態にも影響が少ない．
・内臓を用手的に操作しないため，物理的な障害も少ない．
・微細な血管も拡大して見えるため，損傷が回避できて出血量が少ない．
一方で，以下のようなデメリットもあることは知っておかなければならない．
・手術時間が長い：手の操作よりも鉗子による手術は動作制限が大きい．
・気腹：横隔膜の挙上による呼吸状態への影響，下大静脈の圧迫による循環動態への影響，高炭酸ガス血症そのものの身体への負担．
一般的には，メリットがデメリットを大きく上回っていると考えられる．

もう少しくわしく　拡大手術と縮小手術

拡大手術とは，標的臓器以外の他臓器を合併切除したり，リンパ節郭清の範囲を広げて行われるような手術である．これに対して縮小手術とは，たとえば胃を大きくとらずに一部のみを切除したり，リンパ節の切除範囲を小さくするような手術のことをいう．
治療成績の向上を目的として，また全身麻酔の安全性が向上して全身管理も発達したことにより，以前には手術は拡大して行われる傾向にあった．しかし，臨床研究の結果から，拡大手術が治療成績の向上に寄与しないことや身体に対する有害事象のデメリットの影響のほうが大きいことが明らかになった．また生活の質（QOL）が重視されるようになったこともあり，最近は手術は縮小される傾向にある．

QOL：quality of life

3）周術期の管理
①術前管理
手術までの間に，外来において以下について指導と管理を行う．
● 呼吸機能の改善：呼吸訓練など

- 禁煙
- 血糖値のコントロール
- 栄養状態の改善，プレハビリテーション*
- 抗凝固薬，抗血小板薬の休止
- 口腔管理：う歯の抜歯
- （必要時）自己血輸血用の採血の説明・実施

②術前処置

　術前処置は術後回復に影響しうるため，ERAS*（イーラス）に基づいて以下の処置を行う．なお，従来から慣習的に行われていた，手術前日からの禁飲食，剃毛（ていもう），前投薬は行われなくなった．

- 術前の飲水：麻酔導入の2時間前まで炭水化物を含む飲料水を服用する．
- 身体の清潔：前日にシャワー浴，石けんでの洗浄を行う．
- 剃毛：剃刀は用いない．必要であれば麻酔導入後にサージカルリムーバーで除毛する．
- 前投薬：行わない．朝に行う手術であれば点滴も行わない．

③術後管理

　術後は，手術のダメージから回復するまで治療は継続される．ERASの概念が普及し，以下のようなエビデンスに基づいた管理が行われるようになっている．

- 全身状態の管理：循環動態（血圧，尿量），呼吸状態（酸素飽和度），発熱の有無などを観察する．
- 手術創の処置：感染の有無を確認し，術後3日目にはドレープ（被覆材）を除去する．
- ドレーンの管理：出血や縫合不全の有無を確認する．
- 食事の再開，点滴や投薬の終了：不必要な絶飲食期間は減らす．
- 術後合併症の予防

外科手術の注意点

①安全管理

　周術期の安全管理において，患者誤認防止，手術部位誤認防止，薬剤の誤投薬防止などが最重要課題である．

②インフォームド・コンセント（IC）

　治療行為には不確実性，限界もあり，手術が必ずしも成功といえなかったり，術後に合併症を発症することもある．予期しない出来事が起こった場合に備えて，事前に十分な信頼関係を構築しておく必要がある．

③疼痛緩和

　術後の疼痛は，交感神経の緊張から術後の回復に悪影響を与え，早期離床の妨げとなり，不十分な呼吸から無気肺発症の原因となりうる．この意味で十分な除痛が必要である．

＊プレハビリテーション
高齢者で身体機能が低下した状態をフレイルといい，筋肉量減少を伴うとサルコペニアという．手術に備えてプレハビリテーション（事前リハビリテーションプログラム）が行われる．

自己血輸血
大量の出血（循環血液量の15%，成人では600 mL以上）が予測され，輸血が必要になると考えられる予定手術に際しては，術前にあらかじめ患者自身の血液を採取しておき，輸血用血液として使用することがある．

＊ERAS（enhanced recovery after surgery）
術後回復力の強化に向け，手術後の回復に役立つさまざまな管理・ケアを，エビデンスに基づいて統合的に行うプログラムのこと．これにより大きな手術後でも迅速な回復が可能となる．鏡視下手術などをヒントに概念が提唱され，開発が進められた．クリティカルパス，チーム医療，栄養療法などが柱となっている．医療費の削減にも役立っている．

IC：informed consent

| コラム | 治療方針の検討 |

個々の患者の治療方針は，外科のみならず内科，放射線科，病理診断科（検査室）などの各専門家による合同カンファレンスで検討される．
カンファレンスで検討される内容は，以下のようなものである．
・診断の妥当性
・手術の適応：手術によって病態の改善が見込めるか
・手術以外の治療法との比較
・患者の全身状態：手術と全身麻酔による侵襲に耐えられるか
・適切な術式の選択
手術は侵襲とリスクを伴うため，それに見合った治療効果が見込めない場合は，ほかの治療法が選択される．

④感染対策

CDC：Centers for Disease Control & Prevention
SSI：surgical site infection

1999 年に米国疾病予防管理センター（CDC）によって，**手術部位感染**（SSI）予防のガイドラインが作成された．SSI 予防は，予防的抗菌薬投与，血糖コントロール，術前皮膚消毒，術中体温保持，創閉鎖手技，高濃度酸素投与などの項目からなる．

⑤QOL の担保

手術（喉頭摘出，人工肛門，乳房切断，四肢の切断など）に伴って失われる身体の一部は，機能再建手術や人工装具でより快適な生活が送れるようになってきた．また，胃がんに対して幽門保存胃切除術を選択するなど，一部でも機能が温存されるようにという努力も払われるようになっている．

⑥多様な手術方法への対応

近年では鏡視下手術や血管内手術が多く行われ，鏡視下手術を支援するロボットの開発が進んできた．従来の手術に加えてこれらの手術にも対応できるよう，医師のみならず看護師も訓練することが必要である．

ロボット支援手術
ロボット支援手術は，ロボットアームを用いて精細な動作ができる（関節がある，手振れがない）という利点があり，価格の低減もあいまって，近年件数が増加している．

| もう少しくわしく | 周術期看護を担うための重要な知識 |

周術期看護とは，手術に関する患者の意思決定過程の支援，手術中の安定な進行の支援，手術からの回復過程の支援であるといえる．こうした看護を担うにあたっての知識として，以下もおさえておく必要がある．
・在院日数の短縮：医療経済の変化と手術・麻酔の進歩に伴い，在院日数の短縮が進んでいる．
・チーム医療：現代の外科医療は，外来，病棟，手術室，回復室，集中治療室など機能を異にする部署ごとに分化されている．関係する多職種間で円滑にコミュニケーションがとられなければならない．そこで病院のシステムとして，部署横断的にチームをつくって管理が行われる．

B 画像診断的手法を応用した治療

IVR：interventional radiology

画像診断的手法を応用した治療（画像下治療，IVR）とは，X線検査やCT検査などの画像をリアルタイムに参照しながら行う検査・治療のことである．局所麻酔下に施行され，傷口も針穴程度の大きさで済むことから，外科手術よりも低侵襲であり，急速に普及している．血管系IVR（動脈，静脈，門脈，リンパ管にカテーテルを挿入して実施する）と，非血管系IVR（各種生検，ドレナージ，関節注射，腱注射，神経ブロック，神経剝離など）に大別される．

多種多様な手技が確立されている一方で，新たに開発されるデバイス（検査治療器具）や薬剤（抗がん薬や塞栓物質など）の発展は日進月歩であるため，常に最新の知識を入手できるように努めることが重要である．ここでは，代表的手技を取り上げる．

> **メモ**
> 近年の技術革新により持ち運び型の超音波機器が実用化され，在宅診療でも活用されている．

血管系IVR（表IV-2-2）

血管系IVRは，皮膚から動脈（大腿動脈や橈骨動脈など）あるいは静脈（大腿静脈，内頸静脈）を穿刺してカテーテルを挿入し，目的の血管・臓器まで到達させて検査や治療を行う．

アプローチ可能な血管としては，対象血管の径と用いるカテーテルのサイズあるいは解剖学的要因にもよるが，基本的には全身のあらゆる血管（動脈，静脈，門脈）が対象になりうる．検査・治療の対象となる代表的な動脈系は，

表IV-2-2 血管系IVRの種類

臓器・器官	主な病態・疾患	目的	手技名	英語名（略語）
肺	喀血	止血	気管支動脈塞栓術	bronchial artery embolization（BAE）
胃	静脈瘤	止血・破裂予防	バルーン閉塞下逆行性経静脈的塞栓術	balloon occluded retrograde transvenous obliteration（BRTO）
肝臓	肝細胞がん	抗がん薬投与	経動脈的化学塞栓療法	transcatheter arterial chemoembolization（TACE）
膵臓	内分泌腫瘍	負荷試験	超選択的経動脈的カルシウム負荷試験	selective arterial calcium injection test（SACI test）
脾臓	門脈圧亢進症	脾機能低下	部分的脾臓塞栓術	partial splenic embolization（PSE）
腎臓	腎動脈狭窄	腎動脈の拡張	経皮的腎動脈形成術	percutaneous transluminal renal angioplasty（PTRA）
副腎	原発性アルドステロン症	負荷試験	副腎静脈サンプリング	adrenal venous sampling（AVS）
大動脈	大動脈瘤，大動脈解離	破裂予防	ステントグラフト内挿術	thoracic endovascular aortic repair（TEVAR）

※脳血管および心臓血管（冠動脈）に対して行われるIVRについては，p.196参照.

腹腔動脈とその分枝（肝動脈，胃十二指腸動脈，総肝動脈，固有肝動脈など），上腸間膜動脈，下腸間膜動脈などである．代表的な静脈系は，内頸静脈，鎖骨下静脈，大腿静脈，副腎静脈，左腎静脈，肝静脈，門脈である（脳血管領域および心臓血管領域のカテーテル治療に関しては，次項C［p.196］を参照）．リンパ管のIVRも日常的に行われるようになってきた．食道がん術後の縦隔リンパ節郭清や子宮がん術後のリンパ節郭清後に続発するリンパ漏に対するリンパ管塞栓は外科手術に代わる最新のIVRである．

> **臨床で役立つ知識　IVRにかかわる看護師の役割**
>
> IVRにかかわる看護師には，医師の介助・補助，手技の内容の記録と患者管理を同時にこなす力量が必要とされる．
>
> 〈カテーテル室への入室前に患者に確認すべきこと〉
> ・最終飲食時間（適度の飲水は制限はしない）
> ・予防的抗菌薬，造影剤，消毒薬を含めたアレルギーの有無
> ・凝固異常，出血傾向，抗血栓薬服薬状況
>
> 〈カテーテル室へ入室後に確認すべきこと〉
> ・鎮静薬と鎮痛薬の投与状況：鎮静・鎮痛によって患者の緊張と疼痛を和らげる
> ・確実な静脈路の確保：急変時の薬剤投与ルートとして重要
> ・各種モニター類の装着（血圧計，心電図，パルスオキシメータなど）
>
> 〈手技中に注意すべきこと〉
> ・痛みやバイタルサインの変化がみられるときには迅速に対応
> ・使用した道具，薬剤注入部位とその種類および量の記録
>
> 〈終了後から病棟帰室までに注意すべきこと〉
> ・手技の内容（チューブ管理，バイタルサインの変化など）の病棟看護師への伝達
> ・合併症の有無の確認

TAE：transarterial embolization

塞栓物質

一時的に注入域の血管の血流低下を促し，時間が経つと再開する「一時的塞栓物質」である中心循環系血管内塞栓促進用補綴材（セレスキュー®など）と，一度注入すると不可逆性に塞栓される「永久塞栓物質」（金属コイル［プラチナ製で柔らかな，一種の針金］やヒストアクリル®など）がある．それぞれ，疾患と状況により使い分けられている．

1）経動脈的塞栓術（TAE）

①適応

外傷性出血や産科出血などの**止血目的**に施行される動脈塞栓術である．通常は，あらかじめ造影CT検査で出血部位を確認した後に施行される．

②手技の実際

X線透視下に右大腿骨頭レベルの大腿動脈を穿刺してシースを留置後に，ガイドワイヤーとカテーテルを用いて（図Ⅳ-2-1）出血源の血管を選択・造影する（図Ⅳ-2-2）．出血部位の特定，性状の把握，解剖の把握をした後に，塞栓物質を経カテーテル的に注入する．終了後はシースを抜去し大腿動脈を用手的に圧迫止血し，穿刺部を綿球で翌朝まで圧迫しておく．凝固異常や再TAEの実施が予測される場合には，留置したままにすることもある．

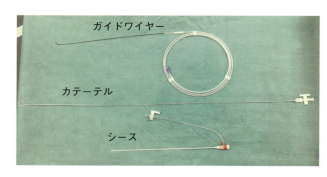

図Ⅳ-2-1　ガイドワイヤー，カテーテル，シース

●ガイドワイヤー
細く柔らかい針金のようなもので，カテーテルを進めるために使用する．狭窄部を突破したり，細い血管の選択などに使われる．長さや先端形状にさまざまな種類があり，目的に応じて選択される．

●カテーテル
医療用に用いられる柔らかくて細い管のこと．血管，胆管，胸腔，腹腔，消化管，尿管などの管腔部に挿入し，体液の排出，薬液や造影剤などの注入・点滴に用いる．

●シース
カテーテルの径よりも少し大きい径をもつ逆止弁つきの誘導筒のようなもの．シースを入れることで，血管内へのカテーテルの出し入れを容易にし，出血を減らすトンネルのような役割をする．

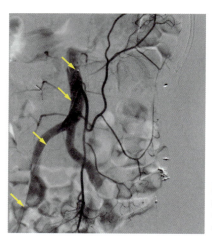

図Ⅳ-2-2　下腸間膜動脈造影画像
右大腿動脈に留置したシースから挿入したカテーテル（⇨）で，下腸間膜動脈の血管造影を行った例．

③注意点

　骨盤外傷や産科出血などでは緊急で処置が組まれるため，迅速な入室準備（清潔野の準備，患者情報の収集など）が求められる．出血性ショックなどの重症患者の場合には，人工呼吸器，昇圧薬，ドレーンなどの管理も重要である．

TACE：transarterial chemoembolization

2）経動脈的化学塞栓療法（TACE）

①適応

　主に肝細胞がんに対する経動脈的抗がん薬療法のことである．経カテーテル的に栄養血管から抗がん薬と油性造影剤（リピオドール®）を注入した後

表IV-2-3　非血管系 IVR の種類

臓器・器官	病態・疾患	目的	手技名	英語名（略称）
椎体	圧迫骨折	疼痛緩和	経皮的椎体形成術	percutaneous vertebroplasty（PVP）
胆嚢	急性胆嚢炎など	ドレナージ	経皮経肝胆嚢ドレナージ	percutaneous transhepatic gallbladder drainage（PTGBD）
胆管	急性胆管炎など	ドレナージ	経皮経肝胆道ドレナージ	percutaneous transhepatic biliary drainage（PTBD） percutaneous transhepatic cholangio drainage（PTCD）
腫瘍	肝細胞がん，肺がん，骨腫瘍など	治療	ラジオ波凝固療法	radiofrequency ablation（RFA）
食道	経鼻イレウスチューブの代替ルート	QOL 向上	経皮経食道胃管挿入術	percutaneous transesophageal gastro-tubing（PTEG）

に，血管塞栓物質（ジェルパート®）で血流低下させ，腫瘍を壊死させる治療法である．

②手技の実際

抗がん薬を用いることを除き，TAE とほぼ同様である．

③注意点

抗がん薬投与に伴う悪心・嘔吐，腹痛などの副作用に注意が必要である．

非血管系 IVR（表IV-2-3）

1）経皮的生検

①適応

治療方針の決定のために病理学的検索が必要な場合に実施する．具体的には，① 画像診断のみでは良性か悪性かの区別ができない，② 遺伝子など病変組織型によって治療薬剤が異なる可能性がある場合などが適応になる．

②手技の実際

CT 検査などで，生検対象病変の大きさ・位置・性状と安全な穿刺ルートを確認しておく．局所麻酔を行い，超音波検査または CT 検査を用いて安全で確実に組織を採取する．最後に撮影を行い，合併症の有無を確認する．

③注意点

肝臓や腎臓など呼吸性変動の大きい臓器の穿刺では患者の協力が不可欠である．また，同じ姿勢を約1時間保持してもらう必要があるので，タオルで調整するなどして，できるだけ苦痛のない体位を決定しておく．

2）経皮的ドレナージ

①適応

外科術後などに生じる腹部骨盤内膿瘍，肝膿瘍などの感染が疑われる液体貯留腔で，一般には3cm 以上のサイズが対象となる．超音波・CT・X 線透

視ガイド下に穿刺し，**ドレナージチューブ**を一定期間留置し，貯留液を体外へ排泄させる．

②手技の実際

穿刺するまでは経皮的生検とおおむね同様である．対象となる液体貯留部位を穿刺後，ガイドワイヤーを用いて最終的にはドレナージチューブを留置する．

③注意点

経皮的生検とおおむね同様である．ドレナージの際には，**菌血症**になることがまれにあるため，バイタルサインの変化には常に注意する．また，ドレナージチューブ留置後には穿刺部や深部の違和感・疼痛，排液不良・閉塞，あるいはチューブの脱落の徴候がないか定期的に観察することが重要である．

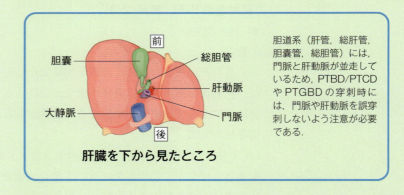

> **もう少しくわしく　菌血症**
>
> 菌血症とは，本来無菌状態である血液中に細菌が存在する状態を指し，通常血液培養によって証明される．突然発症で悪寒戦慄，発熱，意識障害がみられることが早期診断の鍵となる．とくに，胆管炎などで胆管の穿刺を行う際にみられることが多いが，これは，胆管と肝動脈・門脈が隣接して走行しているため，胆管から肝動脈や門脈へ細菌が流入しやすくなるためである．
>
> 胆道系（肝管，総肝管，胆嚢管，総胆管）には，門脈と肝動脈が並走しているため，PTBD/PTCD や PTGBD の穿刺時には，門脈や肝動脈を誤穿刺しないよう注意が必要である．
>
> 肝臓を下から見たところ

PTBD：percutaneous transhepatic biliary drainage

PTCD：percutaneous transhepatic cholangio drainage

3）経皮経肝胆道ドレナージ（PTBD/PTCD）

①適応

腫瘍や胆石などによる総肝管や**総胆管の閉塞**や，その結果生じた**閉塞性黄疸**あるいは**胆管炎**に対して実施する．

②手技の実際

局所麻酔後に超音波ガイド下に体外 → 皮膚 → 肝臓 → 肝内胆管の順に

穿刺後，X線透視下胆管造影を行い胆管の走行を確認する．次に穿刺針から
ガイドワイヤー越しにドレナージチューブに置き換え，それを通して貯留し
ている胆汁を体外に排出させる．

③注意点

迷走神経反射*，気胸，出血，菌血症など，合併症は多岐にわたり発症率
も高いため，術中・術後において十分な観察が不可欠である．

4）経皮経肝胆嚢ドレナージ（PTGBD）

①適応

手術適応外である胆嚢炎や，内視鏡的に十二指腸経由で逆行性に胆管にア
プローチができない場合（胃十二指腸手術後や気管挿管中など）の胆管炎や，
悪性胆道閉塞（膵頭部がんや胆管がん）に対して実施する．

②手技の実際

局所麻酔後に超音波ガイド下に体外 → 皮膚 → 肝臓 → 胆嚢の順に穿刺
後，X線透視下にガイドワイヤーを胆嚢内に送り込んだ後，穿刺針をドレ
ナージチューブに置き換え，それを通して貯留している胆汁を体外に排出さ
せる．

③注意点

迷走神経反射，気胸，出血，菌血症など合併症は多岐にわたり発症率も高
いため，術中・術後において十分な観察が不可欠である．

＊迷走神経反射

穿刺や瘻孔拡張，胆管屈曲部を越えてチューブを挿入するときなどの強い疼痛に伴い，また手術に対して強い不安がある場合に，失神・徐脈・血圧低下が生じることを迷走神経反射という．IVR中にはしばしば遭遇する事象であり，早めに認知し適切な対応が求められる．

PTGBD：percutaneous transhepatic gallbladder drainage

PT-INR：prothrombin time-international normalized ratio

臨床で役立つ知識　IVR の禁忌

IVR の相対的禁忌の条件は，以下のとおりである．
① 患者の協力が得られない場合（呼吸停止，激しい体動）
② 出血傾向（補正できない凝固異常）がある場合
③ 安全な穿刺経路がない場合
上記 ② の出血傾向に関連する検査値としては，血小板数および PT-INR（プロトロンビン時間）が重要視されており，血小板数は $5×10^4/\mu L$ 以上，PT-INRは 1.5 未満であることが推奨されている[i]．抗凝固薬あるいは抗血小板薬などの抗血栓薬服用者に生検を行う場合の服薬中止については，各施設の院内ルールに従う．もし出血傾向があれば，状況が許せば輸血などで補正を試みてから手技を開始する．

●引用文献

i) Patel IJ et al：Consensus guidelines for periprocedural management of coagulation status and hemostasis risk in percutaneous image-guided interventions. J Vasc Interv Radiol 23：727-736, 2012

C 脳血管領域・心臓血管領域のカテーテル治療

カテーテル治療とは

カテーテル治療とは，放射線診断を行いながらカテーテルで治療を行うもので，画像診断的手法を応用した治療（画像下治療，IVR）の範疇に含まれる（p.190 参照）．したがって，治療においてはヨード系造影剤の使用が必須であり，造影剤アレルギー患者や中等度以上の腎機能障害患者では適応が限定される．

カテーテル治療の目的・適応・方法

1）脳血管領域のカテーテル治療

未破裂脳動脈瘤，破裂脳動脈瘤，脳動静脈奇形，内頸動脈海綿静脈洞瘻，硬膜動静脈瘻，頸動脈狭窄症などが対象になる．

①未破裂脳動脈瘤，破裂脳動脈瘤に対する塞栓術

未破裂脳動脈瘤は人間ドックなどで発見され，基本的には直径5〜7 mm以上のものが，破裂予防のための治療適応になる．動脈瘤破裂はくも膜下出血の原因のほとんどを占めているが，動脈瘤破裂によるくも膜下手術の場合，動脈瘤の再破裂によって致命的になるため，破裂動脈瘤についても治療適応となる．これらの動脈瘤の治療は，カテーテルで動脈瘤内に易血栓形成性の金属コイルを挿入し，瘤を血栓で閉塞させる．その際にバルーンカテーテルや金属ステントを併用することがある．

②脳動静脈奇形，動静脈瘻に対する塞栓術

脳動静脈奇形や動静脈瘻（内頸動脈海綿静脈洞瘻，硬膜動静脈瘻）では，出血や脳神経障害などの原因になると考えられる場合に，カテーテルでコイルやほかの塞栓物質を挿入して血管を閉鎖する．

③頸動脈狭窄症に対する血行再建術

頸動脈狭窄症（頸動脈の動脈硬化性狭窄）については，脳虚血症状を伴う中等度以上の狭窄病変，また症状を伴わない高度狭窄病変が，その後の脳虚血の予防のために血行再建術の適応となる．カテーテル治療では狭窄部位に自己拡張型のステントを挿入・留置し，拡張させる．この際，プラークの破片による末梢塞栓を防ぐために病変遠位に保護用のバルーンなどを使用する．

④急性期脳梗塞に対するカテーテル治療

脳動脈が血栓閉塞して起こる脳梗塞の発作 4.5 時間以内であれば血栓溶解薬の全身投与が効果的だが，それが無効な場合や発症後 4.5 時間以降 8 時間以内であれば，カテーテルによる機械的血栓回収術が有効といわれている．

⑤脳血管のカテーテル治療の合併症

主な合併症としては，脳梗塞や頭蓋内出血がある．このほか，頸動脈ステント留置術では頸動脈洞を圧迫することによる一過性の徐脈や血圧低下がある．

2）心臓領域のカテーテル治療

①虚血性心疾患に対する血行再建術

虚血性心疾患の原因となる冠動脈の閉塞病変に対するカテーテルを用いた血行再建術（経皮的冠動脈インターベンション，PCI）は，すでに40年以上の歴史がある．最近では，再狭窄を予防するために薬剤溶出性ステント（DES）を用いることが多い．

PCI：percutaneous coronary intervention

DES：drug eluting stent

安定狭心症のうち労作性狭心症では，心筋虚血が証明された造影上の狭窄度75％以上の病変が治療の適応となる．強い石灰化で拡張が困難な病変に高速回転式アテレクトミー（ロータブレーター）を用いたり，血栓が豊富な病変ではカテーテルによる用手的血栓吸引やレーザーカテーテルで血栓蒸散を行ったりするが，最終的にはDESを用いて血管を拡張する．PCIは狭心症を除去することには有効だが，長期生命予後の改善には限界があり，とくに糖尿病を合併した多枝病変例では，冠動脈バイパス術に比して予後改善効果が劣る．

一方，急性心筋梗塞では生命予後の改善のために一刻も早い血行再建が必要であり，来院からバルーンカテーテルによる再灌流までを90分以内に行うことが求められている．

また，ステント再狭窄病変や血管内腔径が3mm未満の狭窄病変に対して，ステントを用いずに再狭窄抑制薬をコーティングしたバルーンカテーテルで拡張する方法もその有効性が認められている．

PCIの一般的な合併症としては末梢塞栓による心筋梗塞，急性ステント閉塞，不整脈，心原性ショックなどがある．

もう少しくわしく　虚血性心疾患

虚血性心疾患とは，冠動脈の狭窄や閉塞によって心筋への血流が低下・途絶する病態の総称で，主に安定狭心症と急性冠症候群（不安定狭心症，急性心筋梗塞）に分類される．基本的な病態は，冠動脈に動脈硬化性の変化が生じ，粥腫形成に伴い徐々に冠動脈内腔が狭窄してくると，労作時に心筋の酸素需要に比して供給が減り，心筋虚血の状態となり，胸部苦悶感などの症状を呈するのが安定狭心症である．一方，冠動脈粥腫が突然破綻して血栓形成が生じ，内腔を閉塞してしまう病態が急性冠症候群である．一過性，部分的な閉塞では不安定狭心症に，完全な閉塞では心筋梗塞となる．

構造的心疾患（SHD：structural heart disease）

近年，カテーテル治療が普及し始めて使用されるようになった用語で，冠動脈などの血管が原因の心疾患や不整脈などの機能的な心疾患とは異なる，心臓弁膜症，肥大型心筋症や先天性心疾患などの心臓の形態異常が原因となる疾患を指す．

②構造的心疾患に対するカテーテル治療

近年，構造的心疾患（SHD）に対するカテーテル治療が普及してきている．その1つとして，従来は開心術による弁置換術の適応になっていた重症

大動脈弁狭窄症に対する経カテーテル的大動脈弁置換術が，とくに開心術のリスクが高い高齢者を対象に行われている．用いられる人工弁にはバルーン拡張型と自己拡張型の2種類があり，前者は大腿動脈，心尖部，上行大動脈や頸動脈から，後者は大腿動脈，鎖骨下動脈や上行大動脈から人工弁を搭載したカテーテルを挿入し，自己大動脈弁の内側に拡張・留置される．一般的な合併症としては，弁輪破裂，左室穿孔，完全房室ブロック，カテーテル挿入血管の損傷・出血などがある．

弁膜症のカテーテル治療ではこのほかに，僧帽弁狭窄症に対してバルーンカテーテルによる僧帽弁交連裂開術が以前から行われており，僧帽弁閉鎖不全症に対して僧帽弁の前尖・後尖の先端をカテーテル先端のクリップで止めて逆流を減らす，経皮的僧帽弁クリップ術も普及してきた．

また，閉塞性肥大型心筋症では非対称的に肥大した心室中隔の左室流出路への突出が労作時息切れなどの原因になるが，カテーテルを用いて心室中隔への栄養動脈分枝にエタノールを注入し，中隔心筋の一部を壊死させて流出路への突出を減少させる治療が行われる．

③先天性心疾患に対する塞栓術

先天性心疾患のうち，手術適応である心房中隔欠損症や動脈管開存症に対してカテーテルで特別な閉鎖栓を短絡部位まで挿入して留置する治療も普及している．また，先天性心疾患では姑息手術後に複数の短絡血管が残存し，血行動態に異常をきたす場合がある．そのような場合にも，カテーテルで閉鎖栓やコイルなどの塞栓物質を挿入・留置する．

④肺動脈領域で行われるカテーテル治療

CTEPH：chronic thromboembolic pulmonary hypertension

肺動脈領域では，慢性血栓塞栓性肺高血圧症（CTEPH）の治療として，血栓で閉塞した肺動脈をバルーンカテーテルで拡張して血流を改善させることで肺動脈圧を低下させる方法がある．とくに末梢型のCTEPHに対して有効である．合併症としては肺水腫，肺胞出血などがある．

もう少しくわしく　**慢性血栓塞栓性肺高血圧症**

慢性血栓塞栓性肺高血圧症とは，下肢の深部静脈で形成された血栓が静脈血と共に心臓に還流し，右心房，右心室から肺動脈まで侵入して閉塞させてしまうことによって生じる疾患である．慢性的に病状が進行すると肺血管床が徐々に減少し，肺血管抵抗が増加して肺動脈圧が上昇する．肺高血圧症は平均肺動脈圧が20 mmHg以上と定義される．右心系から左心系への血流が減ること，右心系が拡大して左心系を圧排することから，拍出量が減少して労作時息切れなどの左心不全症状を呈したり，右心系への静脈還流が障害されて肝うっ血や四肢末梢の浮腫などの右心不全症状も呈する．指定難病の1つとなっている．

また，急性肺動脈血栓塞栓症でカテーテルを肺動脈近位の閉塞部位まで挿入して血栓を破砕・吸引したり，血栓溶解薬を直接注入したりする方法があるが，効果は限定的である．

⑤不整脈に対するカテーテル治療

WPW syndrome：
Wolff–Parkinson–White
syndrome

不整脈に対するカテーテル治療も進歩が著しい．初期にはウォルフ–パーキンソン–ホワイト症候群（WPW syndrome）などの発作性上室性頻拍症の根治療法として，カテーテルを介して副伝導路などを高周波電流で焼灼する治療（カテーテル・アブレーション）が行われてきた．最近では対象となる頻脈性不整脈の種類が増え，とくに患者数が最も多い心房細動症例において，その主な異常電位の原因となっている肺静脈起始部を，高周波電流あるいは冷凍バルーンやホットバルーンの各カテーテルを用いて焼灼する肺静脈隔離術も広く行われるようになった．

心室頻拍の原因心筋部位へのアブレーションも行われている．カテーテル・アブレーション治療では，目的の焼灼部位へカテーテルを誘導するために形状を変えられるような特殊カテーテルが時に用いられるが，カテーテルによる心房穿孔などが合併症として起こりうる．

徐脈性不整脈の治療ではペースメーカー植込み術が行われるが，高齢者の徐脈性心房細動など心室ペーシングのみで十分な場合には，カテーテルを用いてリードレス・ペースメーカーを右心室に留置する方法が普及してきている．

3）大動脈・末梢動静脈領域のカテーテル治療

①動脈病変に対するカテーテル治療

真性大動脈瘤や**大動脈解離**に対して，ステントつき人工血管を装填したカテーテルを経皮的に挿入して病変部位にそれを留置するステントグラフト内挿術が行われる．通常の外科的な人工血管置換術が困難な症例が対象となる．アクセス（穿刺）部位は通常，大腿動脈であるが，カテーテルが太いこともあり，動脈切開下で行われる．

＊閉塞性動脈硬化症（ASO：arterioscle-rosis obliterans）

動脈硬化が原因で，四肢の動脈が狭窄あるいは閉塞して生じる病態である．歩行などの労作で閉塞部位よりも遠位の疼痛，冷感，しびれなどが起こるが，労作をやめてしばらく安静にしていると症状は軽快する（間欠性跛行）．重症化すると，安静時にも冷感，しびれ感，疼痛が起こり，さらには難治性皮膚潰瘍の原因になる．

閉塞性動脈硬化症（ASO）＊では，跛行を伴う腸骨動脈以下の下肢動脈や鎖骨下動脈の閉塞に対して再狭窄抑制型バルーンカテーテルやステントを用いた血行再建術が行われる．また，膝下の動脈閉塞に対しては，難治性潰瘍など重症虚血の場合に創傷治癒のための血流改善のみを目的としてバルーンカテーテルで拡張するが，ステント留置の適応はない．

心不全を伴う難治性腎血管性高血圧の症例においては，原因となっている腎動脈の高度狭窄に対してカテーテルによる血行再建が適応となる．通常は，バルーンで拡張後にステントを留置する．

そのほか，腹腔内動脈瘤（径2cm以上）の治療では，カテーテルを用いたコイル塞栓術やステントグラフト留置術が行われる．

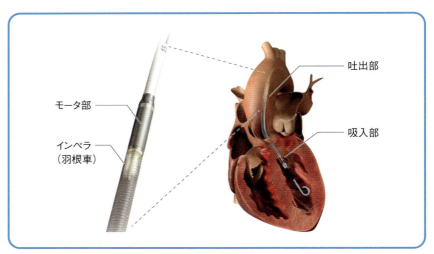

図Ⅳ-2-3　補助循環用ポンプカテーテル（IMPELLA®）
左心室内に留置されているところ．モータで羽根車を回転させ左心室内の血液を吸入し，大動脈へ送り出す．
[日本アビオメッド株式会社提供の画像に筆者が追記して作成]

②静脈病変に対するカテーテル治療

　静脈病変では，深部静脈血栓症（DVT）の急性期に，下肢の腫脹や疼痛が強い症例に対して症状の慢性化を予防するために，血栓によって閉塞した静脈よりも上流（遠位）の静脈から多孔性カテーテルを閉塞部位まで挿入し，血栓溶解薬（ウロキナーゼ）を数日間持続的に注入して血流再開を試みる経カテーテル的血栓溶解療法（CDT）が行われる．また，肺血栓塞栓症の原因となりうる腸骨静脈や下大静脈内の血栓や，大腿静脈から近位の浮遊性血栓を有し，抗凝固薬を投与できないような症例に対しては，腎静脈よりも遠位に下大静脈フィルターを挿入して肺塞栓を予防する．カテーテルを血栓のない下肢や上肢の静脈，頸静脈から挿入して留置部位まで進め，ニチノール性のフィルターをカテーテル内から挿入・留置する．

③透析患者に対して行うカテーテル治療

　慢性透析患者でのシャント血管の閉塞に対しても，バルーンカテーテル拡張によるシャント再建が行われる．

4）急性心不全に対するカテーテル治療

　急性心不全に対するカテーテル治療には従来から大動脈内バルーンパンピング（IABP）や経皮的心肺補助装置（PCPS）が用いられてきたが，最近では先端にマイクロポンプが搭載された補助循環用ポンプカテーテル（IMPELLA®）を左心室に挿入する方法が普及してきた（図Ⅳ-2-3）．

5）外傷性出血の治療

　体幹や四肢に外傷性の動脈破綻があって止血が困難な場合には，カテーテ

DVT：deep venous thrombosis

CDT：catheter-directed thrombolysis

IABP：intra aortic balloon pumping
PCPS：percutaneous cardiopulmonary support

ルを破綻部位まで挿入してコイルなどの塞栓物質を注入して止血することができる.

カテーテル治療の注意点

すべての領域におけるカテーテル治療に共通の注意点として，カテーテル挿入時と抜去時の合併症がある.

挿入には通常アクセス血管にシース（シースイントロデューサー）を挿入しガイドワイヤーを先行させながらカテーテルを挿入していくが，通過部位の損傷には注意が必要である．シース抜去後の止血には用手圧迫や止血器具を用いるが，それぞれの止血プロトコルを遵守し確実に止血する必要がある.

D ロボット支援手術

「ロボット支援手術」とは

従来，開放手術（開胸・開腹手術）で行われてきた手術は，内視鏡や止血器具，自動吻合器などの機器の発達とともに，低侵襲かつ質の高い処置が可能になった．しかし，それでもなお，腹腔鏡下手術・小切開手術で使用される鉗子は通常は直線的であり，一部の操作には限界があった．そのようななか，近年，最先端の治療技術の1つとして「ロボット支援手術」が急速に普及している.

現在の「ロボット支援手術」とは，ロボットが手術を行うというわけではなく，あくまでも腹腔鏡技術の進化版であり，術者の操作を補助・支援するものである．現在，世界で多く使用されている機器はIntuitive Surgical社の「da Vinci® Surgical System（ダビンチシステム）」である．欧米では1997年から臨床応用が開始された．日本への導入はやや遅れていたが，2012年4月からロボット支援腹腔鏡下前立腺全摘術の保険収載を機に，急速に普及が進んだ．さらに2018年から呼吸器・心臓の弁形成・胃・直腸・膀胱・子宮に対する12術式が新たに保険適用として承認され，その後も保険適用疾患が拡大している．保険適用可能な術式が増えたことに加え，ダビンチシステム以外の機器が使用可能となった．もはやロボット支援手術は通常の診療となりつつある.

ロボット支援手術の特徴

従来の方法と比較して，ロボット支援手術は開腹手術より低侵襲であることは明確であるが，腹腔鏡手術にはない以下①～④のような特徴があり，これらの要素を最大限に活用することにより，従来では困難であった部分に対しても安定して手術ができるようになった.

①遠隔操作

術者はサージョンコンソールとよばれるユニットで座って操作を行う．手術は，患者にペイシャントカート（鉗子などの装着アームの部分．コンソー

操作機器の名称

ダビンチシステムにおいては，ユニットの名称として，サージョンコンソール，ペイシャントカートが用いられるが，hinotori®においてはサージョンコックピット，オペレーションユニットという名称が用いられる．それぞれのシステムで若干呼び方が異なる.

ルで操作する術者の指示に従って動く）をドッキングし，患者サイドにいる助手が道具の出し入れや補助をしながら行われる（**図Ⅳ-2-4**）.

②3次元拡大視野

術者は，約10倍まで拡大でき，かつ高精細の3次元画面を見ながら手術を行う．また，カメラが固定されているため，安定した視野を得られる（**図Ⅳ-2-5**）.

③多関節鉗子

ロボット支援手術の鉗子は，多関節である．ゆえに自由な角度での操作が可能で，結紮縫合を容易に行うことができる．また，剥離・切離面に対して適切な角度で鉗子を当てられるので，微細かつスピーディーな操作が可能である（**図Ⅳ-2-5b**）.

④手ぶれ防止機能

通常の手術においては，術者の手のポジションや，疲労・緊張により手ぶれが発生することがあるが，ロボット支援手術では手先の震えが鉗子に伝わらないように補正する機能があり，操作をスムーズにし，微細な操作が行えるようになった.

相次ぐロボット支援手術のシステム開発

前述したが，近年のトピックとして，これまでのダビンチシステム以外の機器が使用可能となっている．hinotori®（Medicaroid社），Hugo®（Medtoronic社），Saroa®（Riverfield社）が2023年現在臨床で使用されている．また，Intuitive Surgical社からも，da Vinci SP® という，単一切開部位からの操作が可能となるユニークなシステムが使用可能となった．それぞれのシステムは，特徴的な部分があり単純な比較はできないが，術者が術野外で操作しそれを術野で再現するという点においては同様である.

ロボット支援手術の課題

従来ではむずかしかった低侵襲で質の高い手術の可能性を実現したダビンチシステムではあるが，課題として以下のようなことがある.

①コスト面

システムの導入には本体で数億円，メンテナンスに年間数千万円かかるとされ，導入・維持に多大なコストがかかる．そのほかにも1本の鉗子が10〜15回の使用で30万円前後であり，手術ごとのコストも大きい.

②触覚のなさ

従来の開腹手術では，腫瘍の触知，血管の硬さなど，術者自らの手の触覚も重要な情報であった．腹腔鏡手術では直接臓器に触れることはできないが，鉗子への感触や開き具合などで触覚を代用してきた．しかし，通常のロボット支援手術では術者に触覚がなく，組織・鉗子の動き方をみて視覚のみでの判断が必要であった．指の感覚と同様の触覚には到達していないが，Saroa® システムでは触覚の再現が特徴の1つであり，このような新しい試み

メモ

通常は同じ手術室内で，操作ユニットと患者サイドユニットを使用して手術が施行されるが，通信状態が高速・安定化すれば理論上は遠隔操作が可能となる．トラブル発生時の対応や，法整備の問題など克服するべき点は多いが，地域医療における医療の質を担保できる可能性があり，検証が進められている.

メモ

いずれのシステムもおおむね似たような操作様式ではあるが，それぞれに特徴があるため，新しいシステムを導入すると新規のトレーニングが必要となる．また，機器の管理もそれぞれ必要となるため，1つの病院で複数のシステムを所有することは困難である.

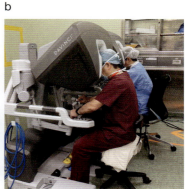

図Ⅳ-2-4　ロボット支援手術の実際（ダビンチシステム）
a：患者サイドの配置例．助手（ペイシャントサイドサージョン）が器具の出し入れや場の展開の補助を行う．
b：コンソールの様子．術者は手術台から離れた位置で3Dモニターを覗きながら操作を行う．デュアルコンソール（2台のコンソール）がついている場合は，もう一人も同じ術野を見ることができる．

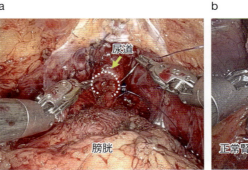
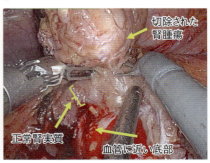

図Ⅳ-2-5　術野の実際
a：前立腺がんにおける前立腺摘出後の尿道膀胱吻合．良好な視野で正確な縫合ができる．
b：腎部分切除術における腫瘍切除．腎門部付近の太い血管を温存しながら腫瘍の切除が可能である．

も行われている．

ロボット支援手術の展望

　低侵襲・高精細手術を実現してきたロボット支援手術ではあるが，基本的には人間が操作するということ，また手術の特性を活かした理解と熟達が必要であるという点では，従来の開胸・開腹手術，腹腔鏡手術と変わりはない．
　しかし，自動車の高機能化と同様，より安全に手術が施行されるためのナビゲーションシステム，機能画像の併用など，ロボット支援下ならではの進化の可能性を秘めている．また，医療経済が厳しさを増すなか，新規の複数のシステムが使用可能となり，競争によるコスト低減が期待される．また，

システムを通じた手術は，コンピュータによる記録と親和性が高く，AI によるナビゲーションの可能性などが研究されている．このような技術革新により，さらなる低侵襲・高精細・高安全な手術支援ロボットの普及が期待される．

2 放射線療法

放射線療法とは

放射線療法は，放射線を照射することで腫瘍細胞にダメージを与え，腫瘍細胞の増殖を抑える治療法であり，**手術療法**，**薬物療法**と並ぶ，がんの 3 大療法の 1 つである．

放射線療法の特徴としては，手術療法と同様に局所治療であるが，身体に及ぼす侵襲が手術療法と比較すると少ないため，高齢者や，合併症があって手術療法がむずかしい患者にも行うことができ，臓器の機能，形態の温存が可能である．一方で放射線療法は，目的にもよるが，根治療法では 5〜7 週間と治療期間が長く，治療効果が出現するまでに時間がかかり，**有害事象（副作用）**が出現するといったデメリットもある．

また放射線療法は単独での治療だけでなく，手術療法，薬物療法と組み合わせて行う**集学的治療**で効果を高め，有害事象を減らすことが可能となる．

放射線療法の種類

1）外照射

体外から放射線を照射する方法であり，最も多く用いられている放射線療法である．利用される放射線の種類としては **X 線**が最も多いが，電子線，γ 線，陽子線，重粒子線といったさまざまな種類が用いられている．また，1 回に照射する放射線量，照射分割法，治療期間，総線量は，治療の目的やがんの種類，進行度，部位などによって異なる．

①定位放射線治療

頭部，体幹部の腫瘍に対し，高い位置精度で高線量を腫瘍にピンポイントで集中させる外照射の方法で，周囲の正常組織への影響を最小限にとどめることができる．比較的小さな腫瘍が適応となる．治療回数が少ないが，1 回の照射線量が多いことが特徴である（**図Ⅳ-2-6**）．

②強度変調放射線治療（IMRT）

放射線の強度を変えながら多方向からの照射を行うことで周囲の正常組織への線量を減らし，腫瘍へ十分な線量を照射する外照射の方法である．腫瘍の周囲に放射線の影響をより受けやすい正常組織（耳下腺，腸管など）が近接している際に用いる（**図Ⅳ-2-7**）．

有害事象と副作用

有害事象とは，治療により患者に生じたあらゆる好ましくない反応をいい，有害事象のうち治療との因果関係が否定できないものを副作用という．ただし，放射線療法では有害事象は副作用と同じ意味で使用されていることが多く，その評価のスケールとして「有害事象共通用語規準 v5.0 日本語訳 JCOG 版」を使用する．

医療で用いられる放射線の種類

臨床では一般に，X 線，電子線，γ 線が使用されるが，優れた線量集中性の陽子線や，優れた線量集中性と抗腫瘍効果を併せもつ重粒子線が，小児がんや難治性がんに対して使用され，一部は保険適用となっている．

IMRT：intensity-modulated radiation therapy

a. 多方向からの照射

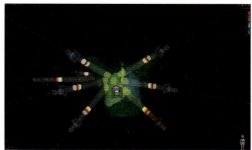

b. 矢状断面　　c. 横断面　　d. 冠状断面

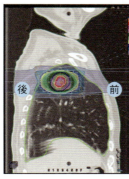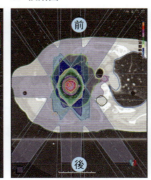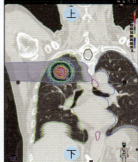

図Ⅳ-2-6　定位放射線治療（肺がんに対する治療の例）
多方向から肺の腫瘍をピンポイントにねらって照射する（a）ことで，b～dに示したように腫瘍部に高線量（色のついている部分）が集中し，周辺の正常組織である肺への照射は避けられている．

a. 模式図　　　　　　　　　　b. 線量分布図

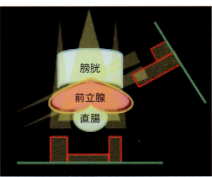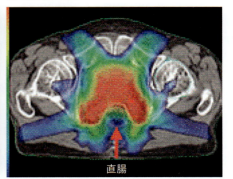

図Ⅳ-2-7　強度変調放射線治療（前立腺がんに対する治療の例）
多方向からの線量の強度を変化させ，前立腺の形状に合わせて高線量を照射し，膀胱と直腸への照射を避けている（a）．
横断面の画像（b）をみると，橙色部分が高線量部を示す前立腺の形状に一致し，直腸部分は低線量（青色・矢印で示した部分）になっている．

IGRT：image-guided
radiotherapy

③画像誘導放射線治療（IGRT）

　照射時に透視装置，CT検査，超音波検査などによって取得した画像を用いて腫瘍や正常臓器・器官の位置を確認し，治療計画（後述）において決定した照射位置を可能な限り再現して照射を行う技術をいう．

2）内部照射

①小線源療法

　患者の体内の腫瘍内または腫瘍の近くに放射線源を挿入し，体内から照射を行う方法である．挿入する時間の違いで，一時挿入と永久挿入があり，また子宮や食道，気管などの管腔臓器に挿入する腔内照射，組織に挿入する組織内照射がある．適応疾患としては，子宮頸がん，食道がん，前立腺がん，口腔がんなどが挙げられる．

RI：radioisotope

②RI内用療法

　放射線を放出する放射線同位元素（RI）を経口または経静脈的に投与し，体内から照射を行う．骨転移を有する去勢抵抗性前立腺がん，甲状腺がん，甲状腺機能亢進症，悪性リンパ腫，神経内分泌腫瘍の治療などに用いられる．

放射線療法の目的・適応

1）根治的放射線療法

①目的

　腫瘍が限局しており，放射線療法により治癒もしくは長期的な制御が期待できる場合に行う．根治を目標とした線量（固形がんでは60 Gy以上）が照射されるため，後述する急性期有害事象，晩期有害事象ともに症状が強く出現する可能性がある．なお，薬物療法を同時併用する場合は効果が高められる一方で，有害事象が増強する可能性がある．

> **放射線の単位**
>
> ベクレル（Bq）は放射線を出す能力の単位，グレイ（Gy）は放射線がどれだけ物質に吸収されたかを表す単位で吸収線量といい，シーベルト（Sv）は放射線によって身体が受ける影響を表す単位である．

②適応

　頭頸部がん（舌がん，喉頭がん，上咽頭がん，中咽頭がん，下咽頭がん），子宮頸がん，悪性リンパ腫，肺がん，食道がん，前立腺がん，脳腫瘍が適応となる．

2）予防的放射線療法

①目的

　外科療法などを行った後で，可視的に腫瘍は存在しないが，細胞レベルでの残存腫瘍を制御する目的で行う．

②適応

　乳がん（乳房温存術後，乳房切除術後），小細胞肺がん（化学放射線療法後の予防的全脳照射），食道がん（内視鏡切除術後），脳腫瘍，頭頸部がん，子宮がん術後が適応となる．

3）緩和的放射線療法

①目的

　腫瘍に伴う身体症状をコントロールし，患者のQOLの維持・向上のため

表IV-2-4　放射線療法による有害事象

症状が出現する部位	急性期有害事象	晩期有害事象
全身	放射線宿酔（倦怠感，食欲不振，悪心などの全身症状），骨髄抑制	発がん，遺伝的影響
皮膚	紅斑，乾燥，脱毛，色素沈着，水疱，びらん，潰瘍	色素沈着，萎縮，潰瘍
粘膜	発赤，びらん，潰瘍	萎縮，潰瘍形成
中枢神経	浮腫による頭蓋内圧亢進	壊死，放射線脊髄炎
眼	結膜炎，角膜炎	放射線白内障，角膜潰瘍
呼吸器	浮腫，放射線肺炎	肺線維症
消化器	悪心，腹痛，下痢	唾液分泌障害，消化管の潰瘍
泌尿器	血尿，頻尿	腎機能障害，膀胱の萎縮・潰瘍
生殖器	精子・卵子形成障害	不妊，遺伝的影響
骨・軟骨	骨髄抑制	骨・軟骨壊死，成長障害

に行う．腫瘍に伴う疼痛や，腫瘍による周辺臓器・器官の圧迫や狭窄の改善，腫瘍からの止血などを目的に行う．

②適応

腫瘍の脳転移や骨転移（疼痛，脊髄圧迫症状），また上大静脈症候群（呼吸困難，顔面・上肢浮腫）がみられる場合に適応となる．

▌放射線療法のリスク・副作用

放射線療法は局所療法となるが，腫瘍周囲の正常組織にも影響が及んで有害事象が出現する．照射範囲に一致して有害事象が出現し，照射線量によって症状の程度が異なるため，照射範囲に含まれる臓器や照射線量を把握し，出現する有害事象を予測して患者にかかわることが必要である．放射線療法による有害事象には，出現時期によって**急性期有害事象**と**晩期有害事象**の2つがある（**表IV-2-4**）．

1）急性期有害事象

細胞分裂が盛んな粘膜や皮膚，骨髄などには，照射期間中から治療終了直後に症状が出現する．症状としては照射範囲の**皮膚症状**（紅斑，落屑，びらん，乾燥，瘙痒感など），**粘膜症状**（口腔，食道，消化管，膀胱などの発赤やびらん，潰瘍），**消化器症状**（悪心・嘔吐，食欲不振，軟便・下痢），**唾液分泌障害・味覚障害，骨髄抑制**などが挙げられる．

多くの急性期有害事象は可逆的で，放射線療法終了後1～2ヵ月で改善するが，唾液分泌障害・味覚障害は長期的に持続し，とくに唾液分泌障害は照射線量によっては改善しない可能性がある．

放射線療法における骨髄抑制

骨髄にある造血幹細胞は放射線の影響を受けやすく，骨髄が照射された場合に血球減少が生じる．血球成分のなかでも，寿命が短い血小板や放射線感受性が高いリンパ球が影響を受けやすいが，放射線療法単独では全身照射や全脊髄照射のような広範囲の治療，もしくは薬物療法と同時併用でない限り，範囲外の骨髄が機能を補うため問題となることは少ない．

2）晩期有害事象

照射数ヵ月後から数年後に出現する血管内皮細胞の障害，組織の線維・瘢痕化によるものである．出現すると不可逆的で回復がむずかしいため，治療計画の段階で晩期有害事象が出現しないよう，正常組織への線量を可能な限り低減する必要がある．起こりうる晩期有害事象としては脳壊死，膀胱萎縮，直腸潰瘍，膀胱潰瘍，腸管狭窄・癒着，腸閉塞，収縮性心外膜炎などが挙げられる．また，放射線療法後に照射部位に出現する二次がんも，晩期有害事象といえる．

放射線療法の注意点

放射線療法は効果が出現するまでに数週間から数ヵ月を要するため，目的とする治療効果を得るためには計画された治療を予定されたスケジュールどおりに完遂することが必要である．照射期間中に出現する急性期有害事象により治療が休止となると治療効果に影響するため，治療計画用画像（後述）から起こりうる有害事象の症状，範囲，出現時期を予測し，有害事象に対して予防的なかかわりを行うことが治療の完遂のために重要である．

放射線療法の流れ

1）放射線腫瘍医による診察

放射線腫瘍医から患者，家族に対して現在の病状と治療方針，放射線療法の目的と起こりうる有害事象について具体的に説明を行い，不安や疑問に十分対応したうえで患者もしくはその家族から同意を得る．

2）治療計画用画像の撮影

治療計画は CT 画像を用いて作成することがほとんどであるが，MRI 検査や PET-CT 検査の画像が用いられることもある．

実際の照射時と同一体位で撮影するため，毎回の照射のたびに再現と維持が可能な体位で撮影する必要がある．そのために部位ごとに必要な固定具（頭・頭頸部用固定具，上肢挙上台，足台，体幹部用固定具など）を使用し，体表面や固定具に印をつけておく．また，患者が無理なく体位を再現・維持できるかを確認してから撮影を行うことが大切である．

3）治療計画の立案

治療計画用画像を基に，放射線治療計画装置を用いて医師または診療放射線技師，医学物理士が治療計画を立案する．立案した治療計画は，診療放射線技師，医学物理士により適切であるか検証を行う．治療計画の立案には，数時間から，複雑なものでは数日間を要し，その後検証を行うため，治療計画用画像の撮影から照射が開始されるまでにはある程度の日数が必要である．

4）照射

初回照射時は，治療計画と実際に照射する位置が合っているかの確認のための画像を照射台で撮影し，治療計画時に治療計画装置でシミュレーションした画像との位置照合を行ってから照射を行う．位置照合は，照射開始後も

メモ

小児の場合，また緊急の放射線照射で患者本人の状態が悪く同意を取得することがむずかしい場合には，家族から同意を取得することもある．

定期的に行う.

放射線が照射されている時間は1回につき数分であるが,照射体位の再現や位置照合は照射方法によって要する時間が異なるため,全体として要する時間は10分程度から1時間以上と大きく異なる.

5）診察

放射線療法は通常,数週間から2ヵ月弱の期間をかけて行う.治療期間中の変化や急性期有害事象,また治療や経過への不安に対して医師が定期的に診察を行い,経過観察と評価,有害事象への対処を行う.

照射終了後は急性期有害事象の回復を確認するとともに治療効果を評価し,照射終了後に出現する可能性がある晩期有害事象を確認するため定期的な診察が必要である.

臨床で役立つ知識　がんの放射線療法を受ける患者への看護

がん放射線療法における看護は,治療過程の各段階に対応して生じる身体・心理・社会的側面,およびスピリチュアルな側面をアセスメントし,患者と家族が主体的に治療完遂できるよう患者に寄り添い,支援することが大切である.なお,「がん放射線療法看護」は認定看護分野の1つとなっている.

3　薬物療法

薬物療法における看護の役割

薬物療法においては,薬剤の選択から始まり,投与,副作用管理（発現頻度や発現時期,対処方法）,患者への情報提供など,さまざまな業務があり,医師,薬剤師,看護師などの職種がチームで行っている.安全で効果的な薬物療法の実施における看護師の重要な役割は,適切な与薬を行うことはもちろん,副作用の発現に気づくことである.常に患者のそばに寄り添っている看護師だからこそ患者の変化を察知できる.実際に,患者に副作用が発現していると最初に気づくのは,看護師であることが非常に多い.

表Ⅳ-2-5に示すように薬物療法に使用する薬は多岐にわたるため,ここでは,薬物療法を受ける患者を理解するうえでの基本となる,薬の作用（主作用と副作用）・アレルギー・過量投与,投与経路,薬効発現から消失までの過程について解説する.

表IV-2-5　薬物療法に使用される主な薬剤

薬剤の分類・種類		使用の目的・期待する効果
知覚神経系・運動神経系に作用する薬	局所麻酔薬	意識消失を伴わずに部分的に除痛を行う
	筋弛緩薬	手術時の不動状態や気管チューブ挿管時に使用する
中枢神経系に作用する薬	全身麻酔薬	意識と痛覚を消失させ，外科手術を実施するために使用する
	催眠薬	入眠にいたるまでの時間を短縮させたり，覚醒回数を減少させ睡眠時間を延長させたりする
	鎮痛薬	意識を消失させることなく鎮痛作用を示す
	抗てんかん薬	発作の型を精査し，けいれん発作を抑制または予防する
	抗パーキンソン病薬	低下したドパミン作動系機能を増加，または亢進したコリン作動系機能を抑制する
	統合失調症薬	脳内の過剰な神経活動を抑え，幻覚や興奮などを抑える
	抗うつ薬	うつ状態を改善し，気分を高揚させる
	抗不安薬	不安・緊張・焦りなどを緩和させる
	解熱薬	異常に上昇した体温を下げる
循環器系に作用する薬	心不全治療薬	心収縮力を増強し拍出量を増加させたり，末梢血管抵抗，循環血漿量を減らし心臓の負荷を軽減させる
	抗不整脈薬	心臓のリズムを調節する
	虚血性心疾患治療薬	冠動脈の血流量を増やして酸素供給を増加させたり，心臓の仕事量を減らして酸素消費を減少させ，バランスを整える
	降圧薬	心臓や血管，腎臓に作用し，心拍出量や末梢血管抵抗，循環血漿量を減らし血圧を下げる
腎臓・泌尿器系に作用する薬	利尿薬	腎臓に作用し，水・ナトリウムなどの物質を排泄し，循環血漿量を減らす
	排尿障害治療薬	膀胱や尿道に作用して，尿を出しやすくする
	頻尿治療薬	膀胱や尿道に作用して，頻尿を改善する
呼吸器系に作用する薬	鎮咳薬	延髄の咳中枢に作用し，咳発作や持続的な咳を抑制する
	去痰薬	気道分泌を促進したり，痰を溶解し喀出を容易にする
	気管支喘息治療薬	気管支を拡張し発作性呼吸困難を改善したり，長期的に喘息発作を予防する
消化器系に作用する薬	胃潰瘍・十二指腸潰瘍治療薬	胃酸の分泌を抑えたり，粘膜の防御機構を高める
	緩下薬/止瀉薬	便の排出を容易にする/下痢を抑える
	制吐薬	嘔吐中枢や消化器に作用し，悪心を抑える
眼に作用する薬	緑内障治療薬	眼圧上昇の原因となる眼房水の生成と排泄を調節する
	白内障治療薬	白内障の進行を抑制する

（つづく）

2 治療各論 211

表IV-2-5 つづき

薬剤の分類・種類		使用の目的・期待する効果
生殖器系に作用する薬	子宮収縮薬	子宮を収縮させ陣痛を誘発させたり，分娩後の子宮出血を低下させる
	子宮弛緩薬	子宮を弛緩させ，切迫流産・早産を予防する
	経口避妊薬	卵胞ホルモンと黄体ホルモンの作用により排卵を抑制する
皮膚に作用する薬	抗炎症・抗アレルギー薬	局所のアレルギー反応を抑制する
代謝系に作用する薬	糖尿病治療薬	血糖低下に働くホルモンの分泌を促したり，注射で補ったり，体外への排泄を促すことで，血糖値を正常に調節する
	脂質異常症治療薬	動脈硬化の原因となる血清中の脂質を低下させる
	高尿酸血症治療薬	痛風の原因となる尿酸の生成抑制・排泄促進に作用する
	骨代謝関連治療薬	骨形成を促進したり，骨吸収を抑制し，骨量を維持する
血液・造血系に作用する薬	貧血治療薬	赤血球の分化・成熟の過程において必要な成分を補充し，貧血を改善する
	抗血小板薬	主に動脈における血小板の活性化によって生成される血栓を予防する
	抗凝固薬	主に静脈におけるフィブリンによって血栓が生成される過程を抑制する
免疫系に作用する薬	抗炎症薬	炎症や発熱作用を有する物質の生成過程を阻害し，熱や痛み・炎症を和らげる
	免疫抑制薬	免疫系に作用し，臓器移植に伴う拒絶反応を抑制したりする
	関節リウマチ薬	自己免疫の異常に作用し，進行を抑制する
	抗アレルギー薬	アレルギー症状を引き起こすヒスタミンやセロトニンなどの化学物質の働きを抑制する
感染症に使用する薬	抗菌薬	感染症を引き起こしている部位の細菌を推定・同定し，増殖を抑制したり殺菌する
	抗ウイルス薬	感染症を引き起こしている部位のウイルスを推定・同定し，増殖を抑制したり殺菌する
	抗真菌薬	感染症を引き起こしている部位の真菌を推定・同定し，増殖を抑制したり殺菌する
	抗原虫・寄生虫薬	マラリアなどの熱帯病や寄生虫の治療をする
悪性腫瘍に使用する薬	分子標的薬	がんに関連するタンパク質や遺伝子を標的として，効率よく効果的にがん細胞に作用する
	アルキル化薬	がん細胞のDNAと結合し，腫瘍の増殖を停止させる
	代謝拮抗薬	生理代謝物質と化学的構造が似ている物質でDNAの合成を妨げ，がん細胞の代謝を阻害して，増殖を抑制する
	植物アルカロイド	強い毒性のある植物成分を応用し，がん細胞の分裂を抑制する
	抗がん性抗菌薬	放線菌によって産生された化合物または誘導体で，がん細胞の細胞膜を破壊したり，DNAまたはRNAの複製・合成を阻害する
	ホルモン薬	特定のホルモンによって，増殖するがんの進行を抑えたり，縮小させたりする

薬の作用・アレルギー・過量投与

1）作用（主作用と副作用）

薬の作用には，本来の治療目的である作用（**主作用**）と治療目的とは異なる作用（**副作用**）がある．たとえば頭痛薬に用いられるロキソプロフェンは，解熱鎮痛作用が主作用であり，胃腸障害は副作用である．多くの薬剤において，副作用が生じる可能性があることを理解しておく必要がある．

抗がん薬の副作用

抗がん薬は，種類によってさまざまな副作用があり，投与された患者の半数以上で発現するような頻度が高いものも存在する．それでもなお，がん治療において抗がん薬が用いられるのは，**副作用以上の効果が期待できるから**である．がん治療では副作用管理は非常に重要であり，時に治療計画に大きく影響を与え，抗がん薬の減量や投与の延期，種類の変更などが行われる．

> **コラム**　**副作用が主作用となることがある？**
>
> ミノキシジルはもともと高血圧治療薬として開発された薬剤だが，服用した患者に多毛や発毛の副作用が起こることが判明した．その副作用は，逆転の発想で発毛剤に活かされている（テレビのコマーシャルなどでもみかける発毛剤として販売されている）．そのほかに，アレルギー症状の治療薬として用いられる抗ヒスタミン薬には副作用として眠気があり，睡眠改善薬として薬局で販売されている．

2）アレルギー

副作用のなかでも，薬剤の使用によって体内の免疫系が反応し，発疹や発赤などの症状が生じることを**薬剤アレルギー**とよぶ．過去に薬剤アレルギーを引き起こしたことのある薬剤を再び使用すれば，用量の多い/少ないに関係なくアレルギーが発現する．類似の構造をもつ同系統薬剤についても，アレルギー発現を想定して使用を回避する必要がある．薬剤アレルギーのなかでも**アナフィラキシー***は命にかかわるため，再投与されることがないよう，医療従事者間で情報の共有をすることが重要である．

3）過量投与

薬剤の常用量とは，主作用が効果的に発現し，かつ副作用の発現が少ない量をいう．常用量を超え，副作用発現の可能性が高い用量を投与されることを**過量投与**とよぶ．

たとえば，医療用だけでなく，市販薬としても購入可能である解熱鎮痛薬のアセトアミノフェンが過量投与されると，濃度依存的に薬剤性肝障害を引き起こす．喘息治療薬のテオフィリンが過量投与されると悪心や頻脈，震えなどが起こり，最悪の場合，心停止する．有効治療域と副作用発現域が近い場合には**治療薬物モニタリング（TDM）**を実施し，過量投与を回避する．

---

*アナフィラキシー

急性の全身性かつ重度のI型（即時型）アレルギー反応の1つで，過剰な免疫反応が原因である．血圧低下や意識障害を伴う場合を，とくにアナフィラキシーショックとよぶ．

TDM：therapeutic drug monitoring

> **もう少しくわしく**
>
> ## 治療薬物モニタリング（TDM）
>
> 一部の薬剤は，体内の血中濃度を測定し用量の設定を行う．これを治療薬物モニタリング（TDM）という．TDMが必要な薬剤には以下のような特徴がある．
> ・血中濃度と治療効果・副作用が相関する薬剤
> ・有効治療域と副作用発現域が近い薬剤
> ・吸収・分布・代謝・排泄における個人差が大きい薬剤
> ・濃度依存的に生じる副作用が重篤な薬剤
> ・体内動態が非線形性（ある一定の量を上回ると，急激に血中濃度が上昇し副作用発現域を大きく超える）を示す薬剤
> ・肝機能や腎機能障害のある患者，または小児，高齢の患者で投与量の設定が困難な薬剤
> ・併用により相互作用を生じるおそれがある薬剤
>
> なお，血中濃度測定のための採血のタイミングとして，投与終了30分後の血中濃度が高いとき（ピーク値）や，投与直前の血中濃度が低いとき（トラフ値）があり，採血のタイミングを間違えると正しく評価できないため，採血指示と薬剤の特徴を十分に把握しておく必要がある．
>
>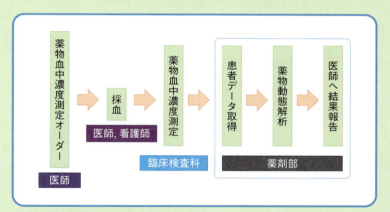
>
> TDM実施の流れ

薬剤の投与経路

薬剤を投与経路別に分類すると，**内服薬**，**注射薬**，**外用薬**がある．それぞれ固有の長所・短所があり，患者の状態や目的に応じて選択される．

1）内服薬

錠剤，**カプセル剤**，**散剤**，**水剤**などがあり，それぞれの特性を考慮して患者に合わせて選択する（表Ⅳ-2-6）．

＜内服薬の粉砕や脱カプセルの注意点＞

嚥下機能の弱い患者（乳幼児や高齢者など）に錠剤やカプセルの使用が困難となるケースがあり，粉砕（薬剤を砕いて細かくすること）や脱カプセル

表IV-2-6 内服薬の各剤形の長所と短所

剤形	長所	短所
錠剤	●取り扱いやすい ●剤形が豊富である（味やにおいをマスクしたコーティングや，口の中で溶けて水なしでも服用できる口腔内崩壊錠，噛み砕いて服用するチュアブル錠など） ●胃で溶けずに腸に届いてから溶ける腸溶錠，徐々に成分を放出して薬効を持続させた徐放錠などがある	●微妙な量の調整がむずかしい ●嚥下機能の弱い患者（乳幼児や高齢者など）は服用しにくい
カプセル剤	●顆粒剤などの散剤を詰めたカプセル剤と，液体を詰めた軟カプセル剤などがある ●服用しにくい散剤を空のカプセルに入れることもできる	●サイズが大きいときがあり，嚥下機能の弱い患者（乳幼児や高齢者など）は服用しにくい ●湿気に弱い
散剤	●年齢や体重に合わせて量の調節ができる ●嚥下機能の弱い患者（乳幼児や高齢者など）でも飲むことができる ●2種類以上の散剤を混ぜ合わせて調剤することができる	●味やにおいのために飲みにくい ●湿気に弱く，長期保存に向かない
水剤	●最も吸収が速く即効性が期待できる ●年齢や体重に合わせて量の調節ができる ●嚥下機能の弱い患者（乳幼児や高齢者など）でも飲みやすい ●甘味や香りをつけたシロップ剤やエリキシル剤，懸濁剤，乳剤およびリモナーデ剤などがある	●変質しやすく，長期保存・長期投与には向かない ●持ち歩くのに不便 ●患者の自己管理では1回ごとの服用量にばらつきが出やすい

（カプセル剤のカプセルを取り除くこと）を行うことがある．しかし，腸溶錠や徐放錠などではその特性が壊れてしまうため，粉砕することができない．また，お湯に崩壊懸濁させて経管投与する簡易懸濁法についても，上記のような特性をもつものは適用することができない．さらに，内服薬は食事や薬同士の相互作用によって，吸収に影響が出る薬剤があるため，服用指示に十分注意が必要な場合がある．

コラム　**舌下錠は飲み込んで服用してもよい？**

舌下錠は，舌の下に錠剤をとどめて唾液で溶解させることで，口腔粘膜から速やかに吸収させる薬剤だが，たとえばニトログリセリン舌下錠は，飲み込んでしまうと，腸で吸収されて肝臓を通過する際に肝臓ですべて代謝されるため，薬効を示さない．そのため，舌の下に置いて吸収させ，肝臓を経ずに血液内に送り，目的の臓器へ届けているのである．

2）注射薬

　注射は投与経路が複数あり（**図IV-2-8**），**静脈，筋肉，皮下，皮内，動脈，硬膜外，関節腔**などがある．静脈，筋肉，皮下は全身作用を期待し，そのほ

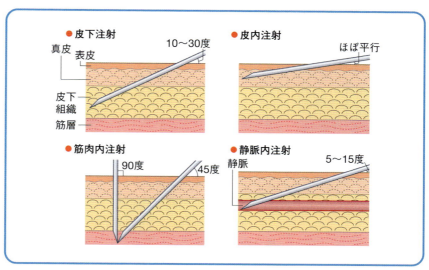

図Ⅳ-2-8　投与経路に応じた注射針の刺入の様子

表Ⅳ-2-7　注射薬の主な投与経路の長所と短所

投与経路	長所	短所
静脈内投与	●全身循環に入る前の肝臓での分解（初回通過効果）を受けない ●薬効の発現は速やかで確実である ●経口投与できない患者，消化管で分解される薬物の適用可能	●血管外漏出や注射部位の発赤・硬結などの障害が生じることがある ●投与後，薬物の血中濃度が急激に上昇し，中毒を起こすことがある ●薬剤と希釈液によっては配合変化を起こすことがあるため，点滴ルートの管理が煩雑になることがある
筋肉内投与	●薬液の吸収速度は静脈内投与に次いで速い ●水に溶けない薬物でも乳剤や油性懸濁液として投与できる ●作用時間を長くすることが可能	●投与の際に痛みを伴うことがある ●筋拘縮症や注射部位近くの神経障害を起こすことがある
皮下注射	●全身循環に入る前の肝臓での分解（初回通過効果）を受けない ●静脈内投与，筋肉内投与に比べて薬物の血中移行はゆっくりである ●侵襲が少なく比較的簡便な投与経路である ●静脈ルートの確保が困難なときに選択されることがある	●注射部位の疼痛，組織の壊死が起こることがある

かは局所作用（身体の一部分への作用）を期待するものが多い．静脈，筋肉，皮下について，それぞれの長所と短所を表Ⅳ-2-7に示す．

なお，静脈内投与のうち，ゆっくり薬液を滴下して血中薬剤濃度の急激な上昇を抑え，副作用の発現を回避する投与方法を**点滴静脈内注射**とよぶ．

＜与薬時の注意点：投与速度と配合変化＞

　カリウム製剤，バンコマイシンなどは，投与速度に注意が必要な代表的な

投与速度による副作用

- カリウム製剤：致死的不整脈
- バンコマイシン：レッドネック症候群（バンコマイシンを急速に点滴静脈内注射した場合に起こる症状で，顔や頸部，体幹などに紅斑やかゆみを生じる．）

薬剤である．また，注射薬を溶解する液剤の種類によっては配合変化を起こす場合がある．溶解液の種類，溶解液量，投与速度などに関する医療機関ごとの規定を把握しておくことが重要である．

3）外用薬

点眼・点鼻・点耳薬，吸入薬，坐薬，貼付薬，舌下薬などがあり，全身作用を期待するものと局所作用を期待するものがある．気管支喘息に用いる吸入薬は局所作用を期待する薬剤である．全身作用を目的とした外用薬の例としては，解熱鎮痛薬や抗けいれん薬の坐薬，不整脈や狭心症，がん疼痛に対して用いられる貼付薬などがある．

＜局所作用目的時の注意点＞

局所作用を期待している外用薬でも，一部吸収されて全身作用が出現する場合がある．たとえば気管支喘息を有する患者では，β遮断作用を有する緑内障点眼薬で喘息発作が誘発される場合がある．また，アスピリン喘息を有する患者への非ステロイド性抗炎症薬（NSAIDs）含有の湿布薬使用によって，喘息発作が誘発される場合もある．そのほか，局所麻酔薬が過量となった場合，中枢神経に作用し，意識障害や不整脈，呼吸抑制などの副作用が出現する場合がある．

薬効発現から消失までの過程

薬効の発現から消失までは，おおまかに 1)**吸収** → 2)**分布** → 3)**代謝** → 4)**排泄**の過程を経る．

1）吸収

食事や併用薬による吸収率の変化

- 抗真菌薬のボリコナゾールは食後に服用すると，吸収率が低下するため，食間（食後2時間後）に服用する．
- 睡眠障害改善薬のクアゼパムは胃内容物の残留によって吸収性が向上し，空腹時の2〜3倍に高まり，過度の鎮静や呼吸抑制を起こすおそれがある．
- 抗菌薬のレボフロキサシンと緩下薬の酸化マグネシウムは複合体を形成し，レボフロキサシンの吸収率が低下し薬効が減弱するため，両者の服用を2時間程度ずらす必要がある．

内服薬は消化管内で**吸収**され，その後全身循環へと移行する．全身循環に移行する前の過程において，薬剤は消化管内からの吸収時に代謝を受けるほか，肝臓の通過時にも代謝を受ける．これを**初回通過効果**とよび，初回通過効果を受けなかった薬が全身循環へと移行し，それぞれの組織で薬効を示す．注射薬や坐薬，全身作用を期待した外用薬は基本的に初回通過効果を受けずに，全身循環に移行する．

一部の薬は食事や併用薬によって吸収率が変わり，薬効が変動する可能性があるため注意が必要である．

2）分布

メモ

水溶性の薬剤は腎臓を経由して尿中へ排泄される．脂溶性薬剤の場合は，肝臓で薬の化学構造が変化し（水に溶けやすい性質に変化），胆汁中あるいは尿中に排泄される．

全身循環から各組織へ移行することを**分布**とよぶ．各組織における作用部位に薬が結合すると薬効を発現する．腎臓，甲状腺，肝臓などは血流量が多く，薬が分布しやすい組織である．一方，脳や胎盤には関門（血液-脳関門，血液-胎盤関門）があり，水溶性（水に溶けやすい性質）の薬剤などについては移行しにくくなっている．脂溶性（水に溶けにくい性質）の薬剤はこの関門を通過しやすく，一部の薬剤は妊娠期では禁忌となるものがある．また，一部の薬は乳汁中で濃縮され乳児に影響を及ぼす場合があるため，授乳期では禁忌となるものがある．

コラム	サリドマイド薬害事件

日本を震撼させたサリドマイド薬害事件は，1960年頃，妊娠中でも服用できる睡眠薬として世界各国で販売されたサリドマイドが，血液-胎盤関門を通過し胎児に影響を及ぼし，催奇形性により四肢の欠損や聴力障害などの被害者が多数出た事件である．妊娠中・授乳中の服用可否については薬剤師に確認することが重要である．

3) 代 謝

　薬が体内（主に肝臓）で化学変化を受け，最終的に体外に排泄されやすい構造へと変化する過程を代謝とよぶ．代謝には第Ⅰ相と第Ⅱ相があり，前者では酸化，還元，加水分解などがあり，後者では抱合反応がある．第Ⅰ相の代謝の過程で重要な役割を示すものとして，チトクロムP450（CYP）という酵素による薬の酸化反応がある．このCYPには遺伝的な個人差があることが知られており，代謝速度の違いから薬効の過剰発現や副作用につながることがある．第Ⅱ相の代謝の過程では，グルクロン酸や硫酸，グルタチオンなどと結合して排泄される．薬の相互作用はこの代謝過程での発生頻度が最も高く重要であり，時に致死的となる．

　薬剤の代謝酵素阻害により，ほかの薬剤の効果の過剰発現や遷延が起こることがある．たとえば抗真菌薬のイトラコナゾールはCYPを阻害する結果，多くの薬剤の代謝が遅延する．とくに睡眠薬のトリアゾラムは血中濃度が上昇し，作用時間が延長するため併用禁忌である．一方，免疫抑制薬のシクロスポリンはリファンピシン，カルバマゼピン，フェニトイン，フェノバルビタールなどの薬剤による代謝酵素CYPの誘導によって，血中濃度が低下し，移植患者の場合拒絶反応が起きてしまう可能性がある．

　薬の消失経路が主に肝臓である肝代謝型薬剤については，肝機能の低下によって代謝されず副作用が出現する場合がある．このため，肝機能が低下した患者では，必要に応じて薬の用量調節や他剤への変更を検討する必要がある．

コラム	ソリブジン薬害事件

帯状疱疹に対して効能をもつソリブジンによる代謝酵素阻害によって，フルオロウラシル系抗がん薬の血中濃度が上昇することで，重篤な骨髄抑制の副作用が発現し，1993年のソリブジン発売後およそ1ヵ月で15名が死亡した．これを受け，製薬企業は緊急安全性情報を医療機関に配布，自主回収を実施した．

4）排泄

　薬の主な排泄経路としては，便と一緒に排泄される経路と，尿と一緒に排泄される経路がある（吸入麻酔薬では呼気排泄もある）．吸収されなかった薬や，**肝臓**で代謝を受けて胆汁中に排泄された薬は，消化管から便と共に排泄される（胆汁排泄）．一方，尿中排泄では主に**腎臓**を介して行われ，代謝を受けなかった薬（未変化体）や代謝を受けて水溶性が高まった薬が尿と共に排泄される（尿中排泄）．腎臓からの未変化体の排泄が70％以上のものを腎排泄型薬剤とよぶ．腎排泄型薬剤は，腎機能の低下があると排泄されずに血中濃度が上昇する．このため，腎機能低下患者では，腎機能に合わせて薬の用量調節を行う必要がある．

4　免疫療法

免疫療法と免疫抑制療法

　免疫とは外敵から体を守る能力であり，生まれながらにもっている**自然免疫**と，生後に感染罹患やワクチン接種で得られる**獲得免疫**に大別される．がん細胞は自身の正常細胞ががん化したものであり，免疫によって排除されづらい．**免疫療法**は，免疫細胞の特性を活かし弱点を補うことでがん細胞を攻撃する治療法である．**免疫抑制療法**とは，免疫細胞の働きが過剰になっている病態（膠原病や喘息，アトピーなど）に対して使用される副腎皮質ステロイドや，メトトレキサートといった免疫抑制薬による治療であるが，広義には免疫細胞に対するモノクローナル抗体や炎症性サイトカインに対するバイオ製剤も含まれる．

がんに対する免疫療法の種類

1）モノクローナル抗体（monoclonal antibody）

　抗体はB細胞（Bリンパ球）とそれが分化した形質細胞（プラズマ細胞）から産生され，感染症に対する防御機構を担っている．正常抗体は多種類にわたる（ポリクローナル）が，がん細胞に発現する抗原に対する**単一（モノクローナル）抗体**を人工的に合成し投与することで，正常細胞への影響は少なくがん細胞に集中的に攻撃することが可能となった（**図Ⅳ-2-9**）．抗体はがん細胞の抗原に結合し免疫細胞への目印となり，免疫細胞に認識されがん細胞は破壊される．

　抗体治療はがん治療だけに限らない．免疫細胞の抗原に対するモノクローナル抗体を使えば，免疫細胞で免疫細胞を攻撃し，疾患の原因となっている過剰な免疫細胞の働きを抑えることができ，リウマチや膠原病疾患，喘息に効果的である．このほか，感染症，加齢性黄斑変性，アルツハイマー病などさまざまな疾患の治療にモノクローナル抗体が使われている．がん治療にお

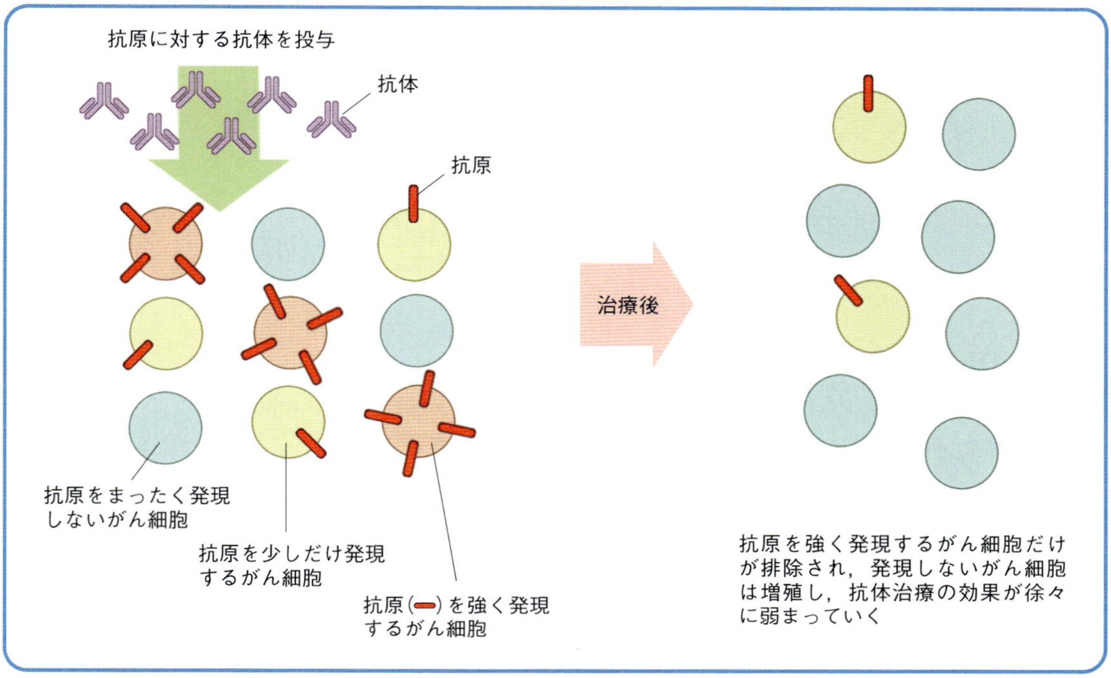

図Ⅳ-2-9　モノクローナル抗体による免疫療法

けるモノクローナル抗体の限界としては，がん細胞上の抗原発現が不均一で，治療過程で抗原を強く発現するがん細胞は減少していくが，抗原を発現しないがん細胞は残り，治療効果が乏しくなることである（**図Ⅳ-2-9**）.

ADC：antibody-drug conjugate

2）抗体薬物複合体（ADC）

　モノクローナル抗体に抗がん薬を結合させたものが **ADC** である．ADCの抗体は，抗がん薬をがん細胞に届ける運び屋としての役割となる．ADCが結合した抗原は細胞内に移動する現象（内在化, internalization）でがん細胞内に取り込まれ，抗がん薬が切り離されると細胞内からがん細胞を攻撃する（**図Ⅳ-2-10**）．毒性が強く全身投与が困難な薬剤でも，がん細胞までモノクローナル抗体に運んでもらうことでより安全に投与可能となる．がん細胞が破壊される過程でさらに周辺にも抗がん薬が飛び散ることで，抗原が発現しているがん細胞の周辺に存在する抗原を発現しないがん細胞にも抗がん効果（**バイスタンダー効果**）が得られる（**図Ⅳ-2-10**）.

　光免疫療法も ADC の一種で，IR700 という波長 690 nm の近赤外線を吸収する物質がモノクローナル抗体に結合している．IR700 は，近赤外線を吸収すると構造変化を起こしてがん細胞表面上で凝集体を形成し，細胞傷害を与える（**図Ⅳ-2-10**）．近赤外線が到達範囲内での効果に限定されるため，遠隔転移を伴うがん治療では効果が期待しづらい.

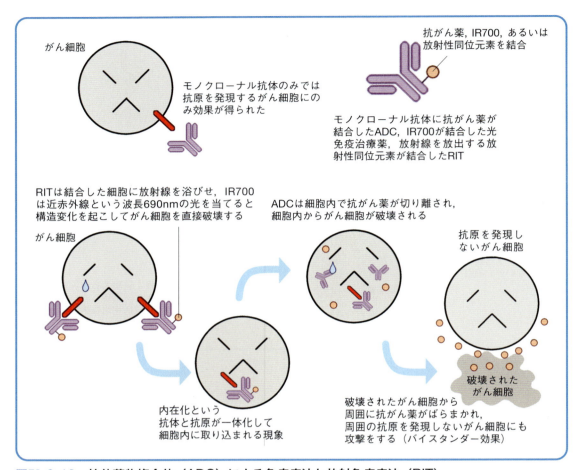

図Ⅳ-2-10　抗体薬物複合体（ADC）による免疫療法と放射免疫療法（RIT）

RIT：radioimmunotherapy

3）放射免疫療法（RIT）

　モノクローナル抗体に放射性同位元素であるイットリウム-90，ヨード-131，ルテチウム-177が結合していて，がん細胞に結合し放射線を放出し細胞傷害を起こす（図Ⅳ-2-10）．

ICI：immune checkpoint inhibitors

4）免疫チェックポイント阻害薬（ICI）

　T細胞（Tリンパ球）ががん細胞を敵として認識し攻撃するためには，がん細胞抗原の認識，T細胞の活性化，活性化の維持という複数のステップが必要となる．T細胞表面にはCTLA-4, PD-1といった**免疫チェックポイント**が存在する．免疫チェックポイントはT細胞の非活性化を起こす抑制シグナルの受容体で，抗原提示細胞やがん細胞から抑制シグナルを受けるとT細胞は非活性化する．免疫チェックポイントに対するモノクローナル抗体が**ICI**であり，T細胞の再活性化を起こす（図Ⅳ-2-11）．ICIの欠点は，T細胞ががん細胞の抗原を認識しているかどうかはわからないことであり，T細胞が

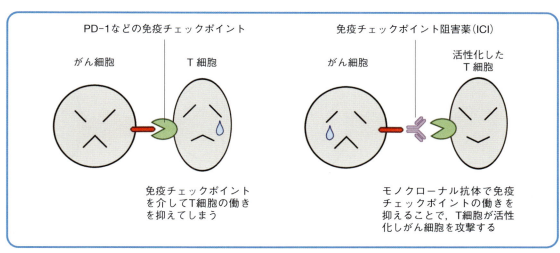

図Ⅳ-2-11　免疫チェックポイント阻害薬（ICI）による免疫療法

活性化をしても抗原を認識していなければ治療効果は得られない．

5）二重特異性 T 細胞誘導（BiTE）と ImmTAC

BiTE：bispecific T cell engager
ImmTAC：immune-mobilizing monoclonal T cell receptor against cancer

　BiTE の基本構造は免疫細胞と腫瘍細胞に結合する 2 つのモノクローナル抗体を一体化したものであり，例として CD3 と DLL3 のモノクローナル抗体を結合させた tarlatamab を挙げる．CD3 抗体が T 細胞に結合し，DLL3 抗体が腫瘍細胞（DLL3 を発現する小細胞がん）に結合することで物理的に T 細胞ががん細胞に引き寄せられ攻撃をする（**図Ⅳ-2-12**）．ImmTAC はがん細胞が提示する抗原を認識する部分と T 細胞を刺激する部分を合体させたもので，T 細胞をがん細胞に物理的に引き寄せて攻撃させる点で BiTE に類似していて，T 細胞を活性化するためより強い抗腫瘍効果を得られる可能性がある（**図Ⅳ-2-12**）．ImmTAC はがん細胞が提示する抗原を認識することで ICI の欠点を克服でき，ぶどう膜悪性黒色腫に対して tebentafusp（ImmTAC）は ICI よりも高い効果を示した．

6）非特異的免疫療法

TNF：tumor necrosis factor
IL：interleukin

　歴史的には，インターロイキン療法やインターフェロン療法，抗 TNF 療法といった**サイトカイン療法**が使われた．インターロイキン（IL）とは免疫細胞から分泌されるサイトカインで 30 種類以上が発見されており，過剰な働きによりさまざまな自己免疫疾患の原因となることが知られている．サイトカインを投与することによって免疫細胞を刺激しがん細胞を攻撃させ，一時期は腎がん治療の中心的存在であった．しかし非特異的にさまざまな免疫細胞を刺激するため強い副作用も頻回にみられ，より効果と安全性に優れた ICI の出現とともに現在は使われることはほとんどなくなっている．

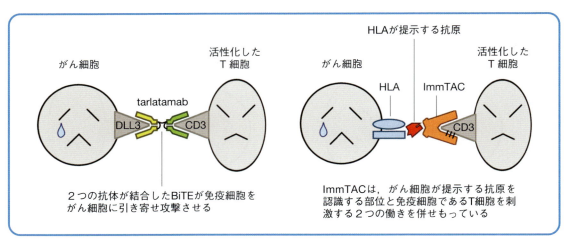

図Ⅳ-2-12　二重特異性T細胞誘導（BiTE）とImmTAC

> **臨床で役立つ知識　BCG**
>
> 結核に対するワクチンとして使用されているBCGは膀胱内に注入すると正確な作用機序は不明なものの免疫反応を引き起こす．早期膀胱がんの局所療法として有効である．

7）ウイルス療法（腫瘍溶解性ウイルス療法）

TVEC：talimogene laher-parepvec

TVECは，ヘルペスウイルスの遺伝子を組み換えてがん細胞を傷害する性質を強化し正常細胞への感染力を落としたウイルスを悪性黒色腫に直接注入する治療法である．ウイルスは注入されたがん細胞内で増殖し，最終的にがん細胞を破壊する．破壊されたがん細胞からはさまざまな抗原が放出され，それをT細胞が認識し全身にめぐることで注入された局所以外においても悪性黒色腫を破壊する働きをする．**腫瘍溶解性ウイルス療法**としては神経膠芽腫に対するテセルパツレブもあるが，こちらの主たる作用としては免疫反応よりはウイルスそのものによる殺傷能力と考えられている．

8）樹状細胞療法

sipuleucel-Tは，前立腺がん患者の血中から**樹状細胞**をはじめとする抗原提示細胞を集め，それを製薬企業施設でがん細胞の抗原や細胞の増殖分化を促進する物質に曝露することで，樹状細胞ががん抗原をT細胞に提示するようにする．その強化された樹状細胞は患者体内に戻され，全身の前立腺がんを攻撃するという治療である．sipuleucel-Tの効果は限定的であり，日本で

表Ⅳ-2-8　免疫関連有害事象（irAE）

	irAEの種類
皮膚	皮疹，白斑，乾癬
肺	間質性肺障害
肝・胆・膵	高アミラーゼ血症，高リパーゼ血症，自己免疫性肝炎，胆管炎
胃腸	下痢，腸炎，悪心，嘔吐，穿孔
腎臓	自己免疫性糸球体腎炎，間質性腎障害
心臓	心筋炎，血管炎
脳	自己免疫性脳炎，無菌性髄膜炎，脊髄炎，脱髄性ニューロパチー（ギラン・バレー，慢性炎症性脱髄性ニューロパチー），重症筋無力症，筋炎，リウマチ性多発筋痛症，関節炎
内分泌	甲状腺機能低下症，甲状腺機能亢進症，副腎機能障害，下垂体不全，1型糖尿病，低血圧症，脱水，低ナトリウム血症，高カリウム血症
眼	ぶどう膜炎，結膜炎，上強膜炎
血液	血小板減少，血友病A，無顆粒球症，溶血性貧血，血球貪食症候群
その他	サイトカイン放出症候群（CRS），インフュージョンリアクション

CRS：cytokine release syndrome

は治療承認されていない．また，sipuleucel-T 以外の樹状細胞療法の効果はすべて不明である．

9）CAR-T 細胞療法

CAR-T 細胞療法は，免疫療法であると同時に遺伝子組換えを伴うため，次の「5　遺伝子治療」の項（p.226）に記載している．

副作用（免疫関連有害事象）

免疫療法，とくに ICI の副作用の代表的なものとして**免疫関連有害事象**（**irAE**）が挙げられる（**表Ⅳ-2-8**）．irAE は投与直後から，場合によっては投与終了して数年たってからでも起こりうる副作用で，活性化した T 細胞による全身の炎症から臓器障害が引き起こされる．重症度判定を行いグレード2以上になった場合には原則ステロイド（体重1kg あたりプレドニゾロン0.5〜1mg）で治療を行う．

irAE：immune-related Adverse Events

免疫療法にかかわる注意点

ワクチン療法，NK 細胞治療，活性化リンパ球療法，T リンパ球療法といった治療については効果不明のため記載しない．ウェブ検索する際には真偽不明の情報が蔓延しているので注意を要する．

NK：natural killer

5 | 遺伝子治療

A 遺伝子治療とは

遺伝子治療は，ヒトの遺伝子を組み換えることにより，その発現を抑制したり，失われた機能を取り戻したり，新たな生物学的効果をもたらすことにより疾病の治療を行うことをいう．狭義には遺伝子を導入した細胞を患者の体内に投与することを指すが，広義には遺伝子そのものを投与することも含まれる．本項では，下記のような狭義の遺伝子治療を解説することとする．

①疾病を引き起こしている異常な遺伝子を，健常な遺伝子に組み換えることにより治療する．

②異常な働きを引き起こしている遺伝子を不活化，もしくは発現を抑制することにより治療する．

③ヒトの細胞に新たな遺伝子や組み換えた遺伝子を導入することにより，治療に役立てる．

> **メモ**
>
> 現在までに大多数の国民が接種を受けた新型コロナウイルスワクチンも，RNAという遺伝子を治療に用いており，広い意味での遺伝子治療である．

B 遺伝子治療の対象

遺伝子治療の対象として現時点で実用化されているのは，先天性の遺伝子異常，およびがんの2種類であるが，心血管性疾患，感染症，炎症性疾患などについても開発が進められている．

C ヒトの細胞に遺伝子を導入する方法

細胞に遺伝子を導入する方法として，古くは電気パルスやレーザーによって一時的に生じた細胞膜の穴から取り込ませる方法，顕微鏡下に細い針で直接細胞内に注入する方法，遺伝子銃とよばれる装置を用いて重金属の粒子にコーティングした遺伝子を細胞内に打ち込む方法，リポソームに封入した遺伝子を細胞の貪食能などによって能動的に取り込ませる方法などの物理的/化学的な方法が用いられたが，1回に遺伝子を導入できる細胞の数はわずかであり，これらの操作そのものが細胞にダメージを与えることが課題とされてきた．その後，ウイルスやプラスミド*を用いたベクター（遺伝子の運び屋）を使用して遺伝子を導入する方法が用いられ，臨床応用された．しかし，プラスミドをもった細胞は，いったん細胞内に導入されても経時的に減少し失われてしまうため，効果が持続せず，効果を持続させるためには繰り返し治療を行う必要があった．一方，ウイルスのように細胞の染色体に組み込まれるタイプのベクターを使用した場合，導入された遺伝子は長期間維持され

> ***プラスミド**
>
> 細菌等の細胞質に存在する小さな環状のDNA．核内の染色体とは離れており，別個に複製，発現される．

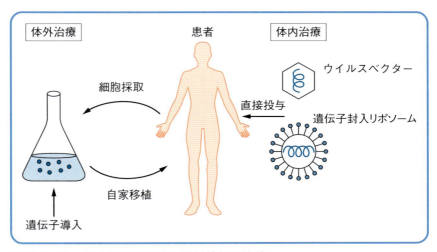

図Ⅳ-2-13　体内遺伝子治療と体外遺伝子治療
体内遺伝子治療では，目的とする遺伝子は患者の体内に直接注入される．この場合，注入した遺伝子が標的臓器に取り込まれ，発現する必要があるため，遺伝子の運び屋（ベクター）としてウイルスなどを直接投与する必要がある．
一方，体外遺伝子治療では，患者の細胞をいったん体外に取り出し，細胞培養の過程で遺伝子組換えを行い，遺伝子組換え済みの細胞を患者の体内に戻す処置（自家移植）が行われる．したがって，体外遺伝子治療では遺伝子組換えの際に用いたベクターが直接患者に投与されることはない．

るものの，染色体のどの部位に組み込まれるかは偶然に支配される．そのため，組み込み部位によっては近傍のがん遺伝子の発現を促進し，細胞をがん化させるリスクがあった．しかし，最近では標的となる遺伝子を直接組み換える遺伝子編集として，**ZFN，TALEN，CRISPR/Cas9** などとよばれる技術が開発され，疾病を引き起こしている細胞の遺伝子DNAを直接組み換え，治療に用いることができるようになってきた．

ZFN：zinc-finger nucleases
TALEN：transcription activator-like effector nucleases
CRISPR/Cas9：clustered regulatory interspaced short palindromic repeats/CRISPR-associated protein（Cas）-associated nuclease 9

D　遺伝子治療の実施方法

　細胞の遺伝子を組み換えて治療に結びつける方法として，**体外（ex vivo）治療**と**体内（in vivo）治療**の2種類がある（**図Ⅳ-2-13**）．体外治療においては，人体から生きた細胞を取り出し，体外で培養しながら遺伝子組換えを実施し，適切に遺伝子組換えされた細胞を選択したうえで体内に戻す方法である．一方，体内治療では，導入すべき遺伝子のベクター（通常，ウイルスが用いられる）を患者の体内に注入し，遺伝子組換えを行う方法である．

E　遺伝子治療の実例

1）鎌状赤血球症に対する遺伝子治療
　鎌状赤血球症は先天的なヘモグロビン異常症であり，三日月型（鎌状）の

異常な形態を示す赤血球が産生され，慢性的な貧血，黄疸を示し，血流障害により激しい疼痛を伴う急性発作を繰り返す疾患である．2023年12月に米国食品医薬局（FDA）はCasgevyとLyfgeniaという2種類の遺伝子治療を承認した．いずれの治療においても，患者から造血幹細胞を採取し，体外で細胞培養/遺伝子組換えを実施し，遺伝子組換え造血幹細胞を用いて自家造血幹細胞移植を実施するというものである．自家造血幹細胞移植は，患者に大量の抗がん薬を用いて骨髄を破壊したうえで，遺伝子組換え造血幹細胞を静注し，骨髄に生着させるというプロセスを必要とする．この治療は有効性が高く，従来の治療では一生涯にわたって輸血や重度の疼痛発作に対する治療を必要とする患者に対し，1回の治療で治癒をもたらす画期的な方法である．しかし，同治療を実施するために造血幹細胞移植を実施できる専門的な医療機関を必要とし，200万～300万ドルと高額の医療費を要することが問題点として挙げられる🖊．

FDA：Food and Drug Administration

2）CAR-T細胞療法

CAR-T細胞療法は現在広く世界中で認可され実施されている，遺伝子改変細胞を用いたがん免疫療法である．CAR-T細胞とは，患者の末梢血から取り出したT細胞の**T細胞受容体遺伝子**を組み換え，がん細胞のもっている抗原と特異的に結合し，T細胞を活性化する機能を有したT細胞受容体分子を発現させた細胞である．CAR-T細胞は患者から取り出したT細胞から製造される．CAR-T細胞投与前には，患者にリンパ球除去化学療法とよばれる抗がん薬による治療を施し，リンパ球を減らすことにより投与されたCAR-T細胞が体内で増えやすい状況を整える．そのうえでCAR-T細胞を患者の静脈から点滴投与する．再発，難治性となったB細胞性腫瘍（リンパ腫，骨髄腫）に対して高い有効性が確認されている．1回の治療で3千万～5千万円と高額な医療費を要すること，CAR-T細胞の作成，搬送などにおよそ1ヵ月必要であることから，ある程度病状が安定している患者が対象となる．したがって，実際にCAR-T細胞療法の適応となり，実施される患者は現時点では少ない．

> **メモ**
> 鎌状赤血球症患者はアフリカ大陸の発展途上国などマラリア流行地に多く存在するため，現時点でこの治療の恩恵を受けられる患者は限られる．

CAR-T：chimeric antigen receptor T cell

3）脊髄性筋萎縮症に対するアデノ随伴ウイルスベクター（オナセムノゲンアベパルボベク）を用いた体内治療

脊髄性筋萎縮症は，SMNとよばれる運動神経の生存に必要なタンパクの遺伝子（*SMN*遺伝子）の先天的な欠失，または変異により，運動神経の機能低下を生じ，筋力低下，筋萎縮を生じる疾患である．オナセムノゲンアベパルボベクは，病原性をもたないアデノ随伴ウイルス9型（AAV9）に*SMN*遺伝子を入れたベクターであり，静脈内に点滴投与されることにより，運動ニューロンに取り込まれ，安定して*SMN*遺伝子を発現させることができる．脊髄性筋萎縮症の重症例では，運動神経の障害により嚥下障害や呼吸障害を生じ，やがて死にいたったり，永続的に人工呼吸管理を必要とするが，2歳

AAV9：adeno-associated virus serotype 9

未満の患者に本ベクターを投与することにより，病気の進行を止められることがわかっている．オナセムノゲンアベパルボベクは1回の治療でおよそ1億7千万円と超高額であるが，1回のみの投与で効果が長期間持続し，病気の進行を止めることができる．なお，本薬剤の薬価については，すでに脊髄性筋萎縮症の治療薬として承認されている核酸製剤（ヌシネルセンナトリウム）が1回およそ1千万円であり，4ヵ月に一度髄注を繰り返す必要があったことから，一定の妥当性があるものと考えられている．

> **コラム　ゲルシンガー事件**
>
> 1999年にペンシルベニア大学において，オルニチントランスカルバミラーゼ欠損症に対する遺伝子治療を受けたゲルシンガー少年（当時18歳）が治療後多臓器不全を併発して死亡した．この治療はアデノウイルスベクターを用いた体内遺伝子治療であり，アデノウイルス感染症による死亡であった．死亡原因を調査するなかで，ゲルシンガー少年の治療前の肝機能は研究の被験者としての適格基準を満たしていなかったこと，治療に用いたベクターの開発過程で，実験動物への投与により重篤な有害事象による死亡が確認されていたが，FDAに報告がされていなかったこと，治療に伴うリスクなどの説明が十分になされていないことなどの，研究倫理上の問題が明らかとなった．さらに，この臨床研究を実施した研究責任医師やペンシルベニア大学の理事会は，この臨床研究を主導したベンチャー企業の未公開株を多量に保有しており，研究の倫理性，科学性，信頼性に大きく影響した可能性があることが大きな問題となった．この事件は医学研究倫理における重大事件と位置づけられるとともに，医学研究における利益相反管理の必要性を確立する大きなきっかけとなった．

6 ｜ 輸血療法

輸血とは

　輸血療法は，血液成分の欠乏や機能不全により臨床症状が出現した場合に，その成分を補充して症状の改善を図る補充療法である．輸血療法の効果は一時的であるため，輸血療法単独では根本的治療とはならず，輸血療法の目標と有効性の評価が必要である．

　供血輸血の確保手段としては，①日本赤十字社血液センターが製造し各医療機関の輸血部門に供給された輸血用血液製剤を使用する方法と，②自己血輸血の2つの方法があり，一般的には前者がよく使用される．

　輸血製剤には，赤血球製剤，新鮮凍結血漿製剤，血小板製剤があり，その他に血漿分画製剤としてアルブミン製剤や免疫グロブリン製剤，血液凝固因子製剤がある．本項では，赤血球製剤，新鮮凍結血漿製剤，血小板製剤の輸

血について説明する.

輸血の流れ

　医師が輸血の適応を判断し，患者・家族に対しインフォームド・コンセントを行う．同意が得られれば，輸血に必要な検査を実施する．血液製剤が届いたら輸血製剤の投与を行う．輸血製剤投与開始後も，副作用が出現しないかバイタルサイン測定などの患者観察を行う．

輸血の適応の判断

1）赤血球製剤（RBC）

RBC：red blood cells

　急性あるいは慢性の出血に対して赤血球輸血を行い，体内の組織や臓器へ十分な酸素を供給すること，および循環血液量を維持する目的で使用する．

①適応

＜慢性貧血に対する適応＞

　白血病などによる慢性的な貧血患者の輸血を行う1つの目安として，ヘモグロビン（Hb）値7 g/dLが目安とされている．しかし，貧血の進行度や罹患期間，基礎疾患などにより必要量が異なるため，一律に決めることは困難である．

＜急性出血に対する適応＞

　急性出血には，外傷や内科的な疾患による消化管出血，腹腔内出血などがある．急性出血の場合は血液検査上ヘモグロビン値が正常なこともあるため，輸血の判断基準として，1997年に報告されたAmerican College of Surgeonsの出血性ショック分類を参考にしている（表Ⅳ-2-9）．これは，血圧，心拍数，脈圧，呼吸数，尿量，中枢神経・精神障害などの臨床症状や理学所見に基づき，出血量を推定するものである．

②保存方法

　4℃で保存，28日間保存可能．

2）新鮮凍結血漿製剤（FFP）

FFP：fresh frozen plasma

　新鮮凍結血漿製剤とは，血液から白血球除去フィルターなどを使用して白血球を分離し，－20℃以下で凍結した製剤である．主に凝固障害において血液凝固因子を補充し，出血の予防や止血の促進効果をもたらす目的で行う．

①適応

a．血液凝固因子の補充：肝機能障害や播種性血管内凝固など

PT：prothrombin time
APTT：activated partial thromboplastin time
INR：international normalized ratio

・PTおよび/またはAPTTが延長している場合（PT：国際標準化比［INR］2.0以上，APTT：基準値上限の2倍以上）

・低フィブリノゲン血症（100 mg/dL以下）

b．血液凝固・線溶阻害因子の補充

c．血漿因子の補充

②保存方法

　－20℃以下で保存，1年間保存可能．

表Ⅳ-2-9　急性出血時の出血量とその影響

パラメーター	Class Ⅰ	Class Ⅱ (mild)	Class Ⅲ (moderate)	Class Ⅳ (severe)
推定出血量	＜15％	15～30％	31～40％	＞40％
心拍数	不変	不変/上昇	上昇	上昇/著明に上昇
血圧	不変	不変	不変/低下	低下
脈圧	不変	低下	低下	低下
呼吸回数	不変	不変	不変/上昇	上昇
尿量	不変	不変	低下	著明に低下
GCS	不変	不変	低下	低下
Base deficit	0～−2 mEq/L	−2～−6 mEq/L	−6～−10 mEq/L	−10 mEq/L 以下
Need for blood products	モニタリング	必要な可能性がある	必要	Massive Tranfusion Protocol

出典：Mutschler A, Nienaber U, Brockamp T, et al.: A critical reappraisal of the ATLS classification of hypovolaemic shock: does it really reflect clinical reality? Resuscitation **84**: 309-313, 2013
[American College of Surgeons: Advanced Trauma Life Support Student Course Manual, 10th ed, p.49, American College of Surgeons, 2018 を参考に作成]

表Ⅳ-2-10　血小板数の目標値と疾患・手技

血小板数	出血症状
＜10万/μL	脳神経外科手術的予防投与
＜5万/μL	待機的手術または腰椎穿刺，硬膜外麻酔，経気管支肺生検，肝生検などの施行前，重篤な活動性出血（肺，消化器，中枢神経，網膜），出血傾向のある DIC
＜2万/μL	寛解導入療法を行っている造血器腫瘍
＜1万/μL	安定した状態（発熱や重症感染症などが合併していない，あるいは急速な血小板減少）
＜0.5万/μL	再生不良性貧血や骨髄異形成症候群など慢性に経過する疾患

PC：platelet concentrate

3）血小板製剤（PC）

　血小板の減少や機能の異常により重篤な出血ないし出血が予測される場合に，血小板成分を補充することにより止血したり出血を予防する目的で使用する．

①適応

　血小板数や出血傾向を示す臨床所見を確認し，血小板輸血を行うかを検討する．どういった手術や手技をするかによっても血小板数の目標値が変わってくる（**表Ⅳ-2-10**）．

表Ⅳ-2-11 ABO血液型の分類

血液型	抗原 A抗原	抗原 B抗原	抗体 抗A抗体	抗体 抗B抗体
A型	(+)	(−)	(−)	(+)
B型	(−)	(+)	(+)	(−)
O型	(−)	(−)	(+)	(+)
AB型	(+)	(+)	(−)	(−)

②保存方法

輸血するまで室温（20〜24℃）で水平振盪しながら保存する．使用期限は採血後4日である．

患者・家族へのインフォームド・コンセント

輸血を行う場合には，超緊急の場合を除き，患者または家族に輸血が必要である旨を伝え，同意を得る必要がある．輸血製剤の安全性は高まっているとはいえ，免疫学的な副作用や感染症といったリスクが存在するためである．

輸血に必要な検査

輸血を行うためには，1）血液型の確定，2）不規則抗体スクリーニング，3）交差適合試験が必要である．

1）血液型の確定

赤血球の血液型には43種類の血液型抗原システムと349抗原が同定されている．そのなかで輸血療法を行ううえで重要な抗原系には ABO血液型，Rh血液型 がある．

ABO血液型は赤血球上の抗原と規則抗体の有無で，A，B，O，ABの4つの基本型に分類されている（表Ⅳ-2-11）．

Rh血液型はABO血液型に次いで臨床的に重要である．主なRh血液型抗原はD，C，c，E，eの5つである．通常はRh陽性はD抗原陽性，Rh陰性はD抗原陰性を示す．

2）不規則抗体スクリーニング

不規則抗体スクリーニングとは，不規則抗体を検出する目的で行われる検査である．不規則抗体とはABO血液型以外の血液型の血液抗原に対する抗体をいう．不規則抗体は主に輸血や妊娠などの免疫感作により産生される免疫抗体と，まれではあるが免疫感作によらない自然抗体がある．

3）交差適合試験

輸血用血液製剤と患者血液との間に血液型抗体に起因する抗原抗体反応が起こるかを，あらかじめ試験管内で検査することを交差適合試験という．血液型不適合による副作用を未然に防止することを目的としている．交差適合試験には患者の血清と供血者の血球を組み合わせる主試験と，患者の血球と

血液型不明者への緊急輸血

初診の患者で外傷などにより超緊急で輸血が必要な場合は，血液型不明の状態で輸血を開始しなければならない．その場合はO型の赤血球製剤，必要に応じてAB型の新鮮凍結血漿製剤，血小板製剤を投与する．

ABO血液型の出現頻度

人種によって異なるが，日本人においてはA，O，B，ABの順におよそ4：3：2：1である．

Rh陰性の出現頻度

日本人においては，Rh陰性の頻度は約0.5%と少ない．

メモ

一方，規則抗体とはもともと人類がもっている抗体のことで，血液型がA型であれば抗B抗体，B型であれば抗A抗体のことを指す．

供血者の血清を組み合わせる副試験がある．交差適合試験において凝結あるいは溶血が認められる場合には，患者血清中に不規則抗体が存在することを意味する．

輸血製剤の投与

輸血製剤を投与する前に，必ず患者氏名・生年月日もしくは患者 ID から，該当患者と相違ないことを確認する．そのうえで ABO 血液型，Rh 血液型，製造番号，有効期限，交差適合試験検査結果などを確認する．

成人の場合は，輸血開始から最初の 10〜15 分間は輸血 1 mL/分のゆっくりとした速度で開始し，副作用などの問題が出現しなければ 5 mL/分に投与速度を上げる．

血液製剤は，カルシウムイオン含有製剤やブドウ糖液との混合はしないことが重要である．カルシウムイオンと血液を混合すると，凝固反応が起き，フィブリンが析出する．またブドウ糖液と血液を混合すると赤血球が凝集したり，赤血球の膨化により血球成分が壊れてしまう．

患者観察

医師による診察や，バイタルサイン測定などにより副作用が出現していないかを確認する．副作用には溶血による副作用や，免疫反応による副作用，感染症などが挙げられる．

溶血による副作用には，輸血後 24 時間以内に発生する急性溶血性反応と 24 時間以降に発生する遷延性溶血反応がある．急性溶血反応は患者血液中の規則抗体によって引き起こされ，大部分は ABO 血液型不適合輸血である．血管内溶血とヘモグロビン尿が出現し，播種性血管内凝固症候群（DIC）による腎不全を起こす．一方，遷延性溶血反応は血液中の不規則抗体が原因で引き起こされる．

免疫反応としては，発熱反応，蕁麻疹，アナフィラキシーがある．そのほかにもまれではあるが，輸血後移植片対宿主病（輸血後 GVHD）＊，輸血関連急性肺障害（TRALI）＊などがある．

輸血感染症とは，献血者が保有する感染性病原微生物が輸血製剤および血漿分画製剤に混入して患者へ伝播する感染症をいい，B 型肝炎ウイルス，C 型肝炎ウイルス，ヒト免疫不全ウイルス（HIV），ヒト T 細胞白血病ウイルス I 型（HTLV-1），ヒトパルボウイルス B19，梅毒などが挙げられる．

DIC：disseminated intravascular coagulation

＊**輸血後移植片対宿主病**
輸血製剤に残存する供血者由来リンパ球が，患者体内に生着し，患者組織を攻撃，傷害する病態である．輸血後 1〜2 週間後に発熱，皮膚紅潮，肝機能障害，消化器症状，汎血球減少を起こす重篤な副作用である．

GVHD：graft versus host disease

＊**輸血関連急性肺障害**
輸血中または輸血後 6 時間以内に発症する非心原性肺水腫であり，低酸素血症と胸部 X 線像による両肺野の浸潤影を特徴とする．これらは輸血製剤中の抗白血球抗体と患者の白血球との抗原抗体反応により補体が活性化され，好中球の凝集および肺毛細血管の透過性が亢進して発症するといわれている．

TRALI：transfusion related acute lung injury

7 | 輸液療法

輸液療法とは

> *内部環境
> ヒトの生体を構築している37兆個の細胞一つひとつを取り巻く環境のこと．輸液療法の世界では細胞外液を指す．

輸液療法とは体内の内部環境*を維持するために主に経静脈的に水分，電解質，栄養などを投与する治療法であり，外来，入院問わず日常的に行われている．

輸液療法の目的

輸液は主に体液管理，栄養療法の2つを目的に行う．一般的に輸液療法というと体液管理としての輸液を意味することが多い．

1）体液管理

経口摂取が不十分または困難な患者において，不足した水分や電解質などの補充を目的に行う．1日に必要な水分量に加えて，脱水や出血などで減少した分も加味して補充を行う．

2）栄養療法

経口摂取が不十分または困難な患者において，炭水化物，タンパク質（アミノ酸），脂質，ビタミン，ミネラルなどの栄養素を補充する．

輸液の方法

輸液の投与経路は，末梢静脈と中心静脈に大別される．

1）末梢静脈投与

外来や一般病棟で"点滴"といえば基本的にこれを指し，四肢末梢の静脈にカテーテルを留置する．簡便であり，留置中の観察が容易であることが利点である．留置する場所は原則利き手ではない前腕の皮静脈から行う．その他の注意点としては，麻痺のある側の上下肢や，乳がんのリンパ節郭清を行った側の上肢への留置は避けるべきである．

> なんで麻痺側に点滴を入れるのはだめなの？
> 麻痺のある側は感覚障害を起こしていることも多く，点滴の血管外漏出などの合併症に気がつきにくいため，避けるとされる．

2）中心静脈投与

主に集中治療室などにおいて，頸部や鼠径部の静脈から上大静脈や下大静脈に向かってカテーテルを留置する．高カロリーの栄養剤や高濃度の薬剤，一部の抗がん薬など末梢静脈からは投与できない薬剤の投与ができることや，高濃度の薬剤投与時に起こる血管痛が少ないことが利点である．欠点としては，末梢静脈投与と比較するとカテーテル関連血流感染症や気胸など挿入時の合併症も多いことが挙げられる．

輸液療法の分類

輸液療法は補充輸液と維持輸液という2つに分けて考えるとよい．

補充輸液とは不足している水分や電解質を補い，崩れている体液バランスを是正する目的で行う．維持輸液とは1日で生理的に失われる水分や電解質を補い，最低限の体液バランスを保つ目的で行う（表Ⅳ-2-12）．この2つを組み合わせて輸液療法を行うが，実践の前に体内における正常な体液組成，

表Ⅳ-2-12　1日あたりの最低必要量

	体重1 kgあたり	体重60 kgのとき
水分	30～40 mL	約2,000 mL
ナトリウム	2 mEq≒NaCl（食塩）6 g	120 mEq
カリウム	1 mEq	60 mEq
糖質	1～1.5 g	100 g

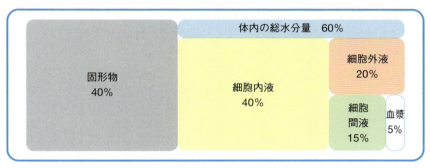

図Ⅳ-2-14　人体の体液分布
・体内の総水分量（60％）のうち，細胞内液：細胞外液は2：1．
・細胞外液は血管外と血管内に分けられ，比率は3：1．
・体内の総水分量は成人では60％，小児では70～80％，高齢者では50％．

輸液製剤による分布の違いを理解しておく必要がある．

1）正常な体液組成

体内の総水分量は人体の60％であり，そのうち2/3が細胞内（**細胞内液**），残りが細胞外（**細胞外液**）に分布する．また細胞外液のうち1/4が血管内（**血漿**），残りが細胞と細胞の間（間質）の水分（**細胞間液**）に分布している（**図Ⅳ-2-14**）．この分布は年齢によって多少異なる．

2）輸液製剤の分布

輸液は投与された量すべてが血管内に分布するのではなく，浸透圧の勾配や体液組成に応じて移動する．そのために基本となる生理食塩水と5％ブドウ糖液，この2つの体液分布を理解することが重要である（**図Ⅳ-2-15**）．

①生理食塩水の体内での分布図

生理食塩水はナトリウム濃度が細胞外液とほぼ同等であり，細胞内には移動せず細胞外にとどまる．つまり生理食塩水を投与すると輸液した量の1/4は血管内に，残り3/4は細胞間液に分布する．

たとえば生理食塩水500 mL（1パックに相当する）を投与すると，1/4の125 mLが血管内に移動し，残り375 mLが細胞間液に分布することとなる．

細胞間液って結局なんなの？

細胞外液の一部で，種々の栄養物，電解質，ホルモンなどを含む液体で細胞を直接取り巻き，細胞の生活環境を形成しているもの．組織の新陳代謝，栄養物の供給，排泄物の運搬などの役目をしている．

生理食塩水ってなに？

"生理的な濃度"の食塩水で0.9％食塩水のこと．血漿と浸透圧がほぼ同じになるナトリウム濃度（154 mEq/L，人間の細胞外にある陽イオンをすべて合計するとおおむねこの数字になる）となっている．

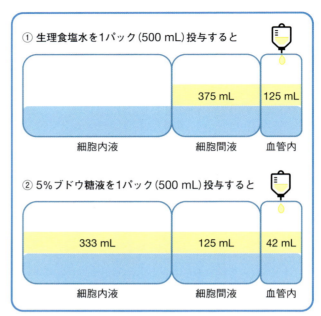

図Ⅳ-2-15　生理食塩水と5％ブドウ糖液の分布の違い

②5％ブドウ糖液の体内での分布図

　5％ブドウ糖液の糖成分は，すぐに代謝されるため自由水*として考えられる．自由水は血管内から細胞内まで全体に均一に分布する．つまり5％ブドウ糖液を投与すると細胞内に約2/3が，細胞外に残りの1/3が入る．血管内に分布するのは1/12（投与量の1/3×1/4）となる．

　たとえば5％ブドウ糖液500 mLを投与すると，血管内に約42 mLが移動し，残りが細胞間液または細胞内液に分布することとなる．

3）輸液製剤の種類

　輸液製剤には多くの種類があるが，基本的には生理食塩水と5％ブドウ糖液を混合したものに電解質などが追加されたものである（図Ⅳ-2-16）．その混合の割合に応じて細胞外液補充液のほか，1号液，2号液，3号液，4号液とよばれる．以下にそれぞれの特徴を示す．

①細胞外液補充液

　体液に近いナトリウム濃度をもつ液体（等張液*）で，主に脱水や低血圧の患者に使用される．

　基本となる生理食塩水以外にも，乳酸リンゲル液，酢酸リンゲル液，重炭酸リンゲル液などがある．これらは生理食塩水にカルシウムなどの電解質やアルカリ製剤などを加えることで，より生理的な細胞外液成分に近づける目的で開発されたものである．

＊自由水とは
体内水分はナトリウム濃度に比例して分布するが，溶質をもたない水分は体内の細胞内外のコンパートメントに均一に分布するため自由水とよばれる．

なぜ自由水として5％ブドウ糖液を使うのか
電解質を含まない水成分を直接血管内投与すると，その浸透圧の低さから血管痛や溶血などの事象が発生する．細胞外液の浸透圧に近づけるためにブドウ糖を添加しているが，血管内に入ったブドウ糖はすぐに代謝され，水成分は自由水として生体内に分布する．

＊等張液
血漿（体液）とほぼ等しい浸透圧である液のこと．

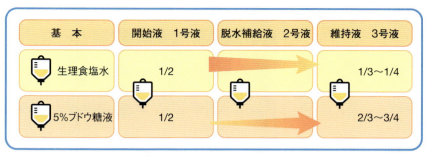

図Ⅳ-2-16　輸液製剤の種類
電解質輸液組成の基本は，生理食塩水（0.9%）と5%ブドウ糖液．ほかには4号液があるが，それは3号液に蒸留水を足して自由水を増やしたものである．他の液と比べて浸透圧が低く，カリウムやリンを含まない．
［石松伸一：電解質輸液の基本．Dr.石松の輸液のなぜ？がスッキリわかる本，第2版（増補），p.53，総合医学社，2021を参考に作成］

②1号液（開始液）

　病態がわかっていない患者の初期の水分，電解質の補充に用いられる．カリウムを含まないため高カリウム血症や腎不全などが疑われる患者に対しても使用しやすい．

③2号液（脱水補給液）

　細胞外にも十分に分布する一方，カリウムやマグネシウムなどの細胞内の電解質も一定量含む．現在はほとんど使用されていない．

④3号液（維持液）

　維持輸液に最も使用される．生体が必要とする1日の水分量（約1,500～2,000 mL）の投与で健常者の1日に必要な水分，電解質を補える．

⑤4号液（術後回復液）

　電解質濃度が低く，細胞内への水補給効果が大きい．腎機能が未熟な新生児の術後に用いられる．こちらも最近は使用頻度が減少している．

輸液療法の実践

　まず患者の**体液量**を評価できなければ適切な輸液療法を計画するのはむずかしい．**表Ⅳ-2-13**を参考にし，総合的に患者の輸液量を推定する必要がある．その後，**図Ⅳ-2-17**のフローチャートに沿って計画を立てていく．

1）補充輸液

　脱水には頻脈や血圧低下などを引き起こす**血管内脱水**と，口渇感や意識障害などを引き起こす**細胞内脱水**に分けられる．血管内脱水の場合は血管内に残りやすい細胞外液補充液（等張液）の投与が，細胞内脱水の場合は細胞内に移行しやすい自由水の投与が選択される．また，両者が混在する場合は細胞外液の補充が優先される．これらは体液量が是正されるまで継続する．

2）維持輸液

　経口摂取が不十分なときに，不足分を主に3号液投与により補うことがで

表Ⅳ-2-13 体液量の推定に用いる項目

問診項目
食事摂取・飲水量，イン/アウトバランス，体重の推移，食事習慣の変化，嘔吐・下痢，発熱，口渇，ふらつき，内服薬の変更（利尿薬・ステロイド），体重の増減，周囲の環境，心・腎・肝不全の既往　など
診察項目
血圧，脈拍，起立性低血圧症状，口腔粘膜の乾燥，肺のラ音，頸静脈怒張，肝腫大，毛細血管再充満時間の延長，皮膚ツルゴール，腋窩の乾燥，下腿の浮腫　など
検査項目
ナトリウム，カリウム，腎機能，ヘマトクリット，アルブミン，血漿浸透圧，尿中ナトリウム，尿浸透圧，心機能，胸水や腹水貯留　など

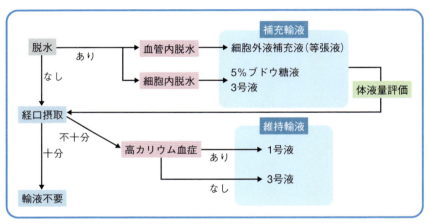

図Ⅳ-2-17　輸液療法計画フローチャート例

きる．しかし漫然と3号液を使用するのではなく，患者一人ひとりに合わせた輸液療法を計画する必要がある．

　たとえば腎機能低下患者に漫然と3号液を投与していれば，高カリウム血症を起こすおそれがあるため，1号液や4号液などのカリウムを含まない製剤を使用する．また，急性期の患者にナトリウム濃度の低い3号液を投与していると低ナトリウム血症を起こすこともあるため注意が必要である．

3）輸液療法の効果判定

　輸液療法は他の治療と同様に，行った後はその変化を評価する必要がある．過剰な輸液は患者にとって害となるため（水分過多による心負荷や前述の電解質異常など），経口摂取の変化やその時々の体液量に合わせた適切な輸液療法を行うことが重要である．

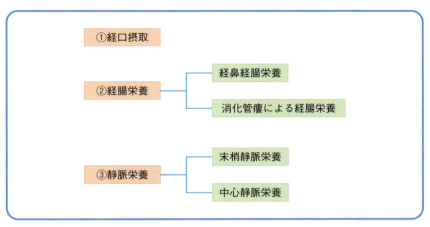

図Ⅳ-2-18　栄養療法の種類（投与経路）

8　栄養療法

栄養療法とは

栄養療法は患者ケアの一環として，すべての患者に対して行うべきである．広義には，疾患に合わせて食事を調整する食事療法も栄養療法に含まれ，狭義には，経口摂取ができない場合や不十分な場合に施行する経腸栄養や静脈栄養をいう．患者各々の病状経過に関する視点が重要であり，疾患の予防，急性期，慢性期，終末期などの段階に応じ，QOLに配慮した選択が必要となる．

栄養療法の目的

栄養不良の状態で入院となる場合や入院中に栄養不良となる場合など，栄養不良は入院患者において頻発する．

栄養療法が必要となる理由は，栄養不良にいたると死亡率の増加，入院期間の延長，合併症の増加，治療効果の低下，日常生活動作（ADL）の低下などのさまざまなリスクが高まるためである．早期に栄養状態のスクリーニングやアセスメント，適切な栄養療法を選択することで，患者の生命予後やQOLを改善させることができる．

栄養療法の適応

栄養療法は，前述のとおりすべての患者に対して行うべきであるが，すでに栄養不良に陥っている患者や疾患の経過で将来的に栄養不良に陥る可能性が高い患者などにおいては，とくに積極的な介入を要する．

栄養療法の種類（投与経路）

栄養療法は投与経路によって，経口摂取，経腸栄養（EN），静脈栄養（PN）の3つの経路に分けられる（図Ⅳ-2-18）．

ADL：activities of daily living

EN：enteral nutrition
PN：parenteral nutrition

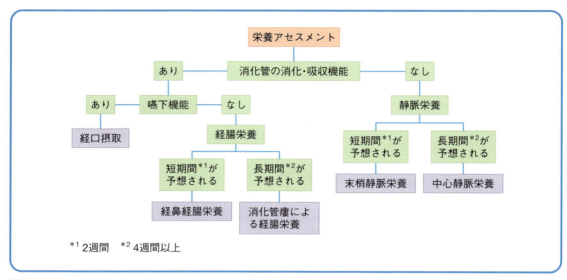

図Ⅳ-2-19　栄養の投与経路の選択

1) 投与経路の選択（図Ⅳ-2-19）

投与経路の選択には，消化管の消化・吸収機能や嚥下機能，予想される経腸栄養や静脈栄養の期間などがかかわってくる．

①経口摂取

経口摂取は最も生理的な栄養摂取の方法であり，食欲があり，嚥下・咀嚼機能，消化管の消化・吸収機能が保たれていることが前提となる．摂取量維持のため，食事の形態や配膳・介助方法，嗜好，回数，経口的栄養補助食品*の利用などを工夫する必要がある．これらの工夫を行っても，食事による経口摂取のみでは必要栄養量を十分に摂取できない場合は，経腸栄養，静脈栄養の併用が必要となる．

なお，病院における食事は「日本人の食事摂取基準*」に基づいた普通食と，病態に応じて調整された治療食に分けられる．

*経口的栄養補助（oral nutritional supplements：ONS）
一般の食事にプラスして100〜200 kcalほどの栄養剤あるいは食品を補うこと．

*日本人の食事摂取基準
健康増進法に基づいて厚生労働大臣が定める国民の健康の保持・増進を図るうえで，摂取することが望ましいエネルギーおよび栄養素の量の基準を示したもの．5年ごとに改訂されている．

臨床で役立つ知識　禁忌の食品

栄養療法を開始する前に，特定の患者において禁忌の食品が存在することを忘れてはならない．大きく2つの場合があり，①食物アレルギーがある場合，②内服している薬剤との相互作用がある場合が挙げられる．
①では，アレルゲンとなる食材の代替となる食品を考慮し，栄養素の不足がないよう食事のメニューを設計しなければならない．②の場合の代表的ケースとして，ワルファリン（抗凝固薬）と納豆がある．ワルファリン定期内服中に納豆を摂取すると，期待している血液の抗凝固作用が減弱してしまう．

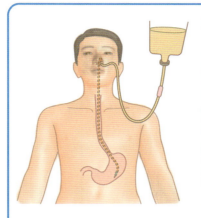
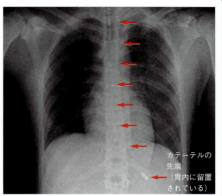

経鼻胃管が留置されている様子（胸部X線画像）

図IV-2-20　経鼻胃管（カテーテル）の挿入

②経腸栄養

経口摂取が不可能な場合や，経口摂取のみでは必要栄養量を十分に摂取できない場合には経腸栄養を選択する．経腸栄養は投与経路によって，経鼻経腸栄養と消化管瘻による経腸栄養に分けられる．

＜経鼻経腸栄養＞

経鼻胃管（カテーテル）を挿入し，栄養剤を投与する．簡便な胃内投与（カテーテルを胃内に留置する）（図IV-2-20）が第一選択であるが，胃の貯留・排泄能低下や胃食道逆流，誤嚥のリスクがある場合には，胃の幽門を越えて十二指腸や空腸へのカテーテルの留置を考慮する．後述する消化管瘻よりも非侵襲的であり，不要になれば簡単に抜去できるという利点があるが，カテーテルによる鼻咽頭の違和感・潰瘍や嚥下障害，副鼻腔炎の合併などの欠点もある．カテーテルは可能な限り径の小さいもの（8～12 Fr）を用いると，鼻咽頭の違和感が少なくなる．

> **もう少しくわしく　経鼻胃管の挿入位置の確認方法**
>
> 経鼻胃管の留置を行う際は，カテーテルが胃内に適切に挿入されているかを，下記の複数の方法で確認する．この確認は，栄養剤が誤って気管内などに投与されることを防ぐために非常に重要である．
> ① X線検査で，カテーテルの先端が胃内にあるか
> ② カテーテルからシリンジで吸引すると，胃液などの胃内容物が吸引されるか
> ③ シリンジでカテーテルから10～20 mL程度の空気を注入し，心窩部の聴診で気泡音（空気の注入音）が聴取できるか

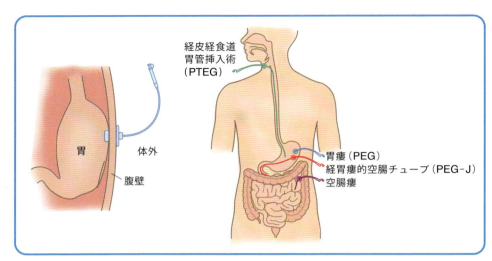

図Ⅳ-2-21　消化管瘻による経腸栄養

＜消化管瘻による経腸栄養＞

　経腸栄養の投与期間がおおむね4週間以上の長期間となることが予想される場合は，消化管瘻*による経腸栄養が選択されることがある．

　腹壁を介して内視鏡的に直接胃内にカテーテルを留置する経皮内視鏡的胃瘻造設術（PEG）が，長期間の経腸栄養では第一選択である（図Ⅳ-2-21）．胃瘻造設は侵襲的な処置であり，とくに高齢者では医学的適応のみならず，尊厳を保つために社会的・倫理的適応を考慮すべきである．

　そのほかの消化管瘻による経腸栄養の方法として，外科的空腸瘻造設や経皮経食道胃管挿入術（PTEG），経胃瘻的空腸チューブ（PEG-J）などがある．

③静脈栄養

　静脈栄養は，経口摂取や経腸栄養が施行できない場合に適応となる．四肢にある末梢の静脈から投与する末梢静脈栄養（PPN）と，内頸静脈や鎖骨下静脈，大腿静脈などからアクセスし，カテーテル先端を中心静脈（上大静脈もしくは下大静脈）に留置して投与する中心静脈栄養（TPN）に分けられる（図Ⅳ-2-22）．どちらも血管内に直接栄養剤が入るため，投与の際は無菌的な操作が重要となる．

＜末梢静脈栄養（PPN）＞

　中心静脈栄養よりも簡便に投与経路を確保できるが，栄養剤の浸透圧が高い（浸透圧比＞3）ものでは血管痛が生じやすく，静脈炎を起こすリスクも高い．

＜中心静脈栄養（TPN）＞

　中心静脈は末梢静脈よりも血流量が多いため静脈炎のリスクは低く，高い浸透圧（高カロリー）の栄養剤も投与可能である．欠点としては，カテーテル関連血流感染症（CRBSI）や，消化管粘膜が萎縮・脱落することによるバクテ

---

*消化管瘻
消化管が体表と交通した通路のこと．なお瘻とは，体内の器官と器官，あるいは体内の器官と体表との間にできた管のような通路のことをいう．

PEG：percutaneous endoscopic gastrostomy

PTEG：percutaneous trans-esophageal gastro-tubing

PEG-J：percutaneous esophageal gastro-jejunostomy

PPN：peripheral parenteral nutrition

TPN：total parenteral nutrition

CRBSI：catheter related blood stream infection

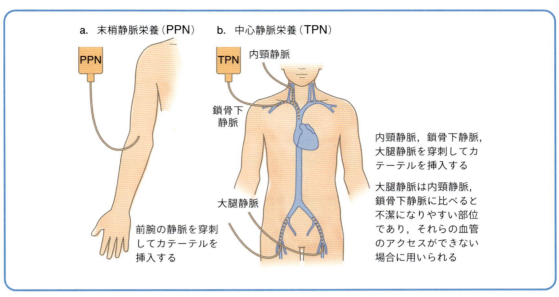

図Ⅳ-2-22　末梢静脈栄養，中心静脈栄養

もう少しくわしく　経皮内視鏡的胃瘻造設術（PEG）に用いるカテーテルの固定具

PEGではカテーテルの固定のために，体表と胃内に固定具を設置する．下表に示す4種類があるが，患者の状態・状況に応じて適切なものを選択する．

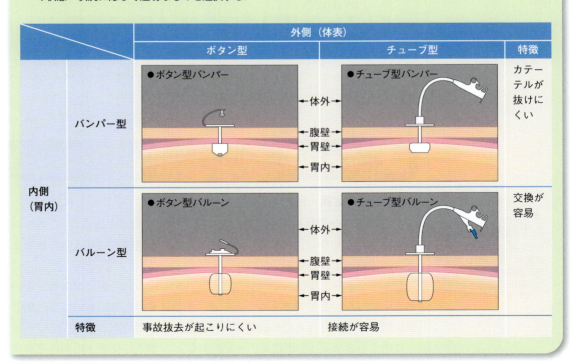

表IV-2-14　栄養療法中の主な観察項目

経口摂取	食事量，食形態，食器，食事環境，提供時間，回数，嗜好
経腸栄養	胃内の残量，注入速度，嘔吐の有無，便の回数・性状，カテーテル周囲の皮膚トラブル
静脈栄養	カテーテル刺入部の感染徴候，血糖値の変動

＊バクテリアルトランスロケーション
腸内細菌が腸管粘膜のバリアを通過して，体内に移行する状態．敗血症や多臓器不全の原因となりうる．

リアルトランスロケーション＊，中心静脈穿刺に伴う合併症（気胸，動脈穿刺など）のリスクが挙げられる．

栄養療法と看護師のかかわり

　看護師は患者に接する機会が最も多い立場であり，患者の食事内容や栄養剤の投与方法が適切であるかをチェックすることが求められる．それぞれの投与経路における主な観察項目を**表IV-2-14**に示す．

> **コラム　栄養サポートチーム**
>
> NST：nutrition support team
>
> 　患者の栄養療法のマネジメントは，看護師が単独で行うには限界がある．現在では多くの医療機関で医師，看護師，管理栄養士，薬剤師，歯科医師，歯科衛生士，臨床検査技師，理学療法士，作業療法士，社会福祉士，言語聴覚士などの多職種から構成される栄養サポートチーム（NST）による栄養療法のマネジメントが行われている．
> 　NSTは患者の栄養状態評価や栄養療法の計画立案を行い，経時的な評価を繰り返し，患者の栄養状態の改善を図る．施設ごとにNSTの活動形態は異なっており，院内全体を網羅するNSTから，各診療科に属するNSTまで多様である．

9 | 生活指導

生活指導の定義・目的

生活習慣と検査値
たとえば，血圧値と塩分摂取量，運動習慣，飲酒量には因果関係があることが示されている[1]．

　生活習慣病やアレルギー疾患などは生活習慣と関連がある．このため，疾患を悪化させない，もしくは改善するために生活習慣の見直しを指導することが治療の1つとなる．

　しかしながら，生活習慣は長年培われ身につけられたものであり，その人の人生につながるものである．よって，生活習慣の指導においては，患者の価値観を尊重したうえでの改善に向けた提案が必要である．

　この点を踏まえ「生活指導」を定義すると，「個人の健康上の問題を解決・

改善するために，患者との信頼関係を構築し，行動変容について共に考え，方法を決定するプロセス」といえる．生活指導は，健康の保持・増進を目指し人々の生活を援助する看護師の重要な役割である．

生活指導の種類

生活指導には，**集団指導**と**個別指導**がある．

集団指導は，講義形式やグループワークの形で行われる．短時間で多くの人々に情報を提供できるが，対象者の積極的な参加がないと生活を変える動機づけを得にくい．このため，グループワークなどの方法を活用して受講者の参加意欲を高め，自分の生活と結びつけて考えられるようにする工夫が必要となる．一方，個別指導では，個々に応じた細やかな指導が可能となる．

生活指導（個別指導）の方法

生活指導は，経時的に「**準備**」「**信頼関係の構築**」「**行動変容について共に考える**」「**行動変容の方法を決定する**」という4つのプロセスで進めていく．

1）準備

生活指導の所要時間は目的に応じてあらかじめ決めておく．プライバシーが保たれ，静かで落ち着いて話せる場を設定する．検査結果や説明用のパンフレットなどを必要に応じて準備する．

2）信頼関係の構築

①態度

生活指導は，自身の生き方につながる生活を変えるかどうかを検討する重要な場であるため，患者との信頼関係を築くことが必要である．そのために，患者を尊重し受け入れる態度で臨む．初対面であれば，まずは自己紹介，面談の目的を伝えることから始める．話すテンポは患者に合わせ，患者がありのままの気持ちを話せるようにする．

②患者の準備状態を知る

患者が生活を変えることや，疾患そのものに対しどのような思いをもっているかを尋ね，把握する．患者の準備状態と生活習慣改善への思いを知り，受け止めることで，信頼関係をさらに深める．プロチャスカ（Prochaska）らは，行動変容には，認知の変化から行動の変容を経て，その行動が定着するまで5段階の行動変容ステージがあり，その段階に応じて適した介入があると述べている[2]（**表Ⅳ-2-15**）．よって，対象となる患者がどの段階にあるかをできるだけ正しくとらえ，それに応じて介入する．

3）行動変容について共に考える

疾患の予防・改善と，生活との関連を患者が理解できるように説明し，効果のある行動変容について提案する．患者が行動変容への意思を示した場合，具体的な行動変容の方法について患者と共に検討する．その際に用いられる方法として，**コーチング，行動療法，動機づけ面接法**がある．

表IV-2-15 行動変容ステージ

行動変容ステージ	認知・行動の変化	介入方法
無関心期	行動変化を考えていない，不要だと思っている．	●検査数値を提示し現状を確認する ●情報を提供する ●本人にとって優先度が高い問題を尊重する
関心期	行動変化を考えているが，目に見える変化はない．	●行動を変えるメリットとデメリットをバランスよく考えられるようにする
準備期	意欲があり，自分なりの行動変容が始まっている．	●目標を明確化する ●効果的で実行可能な行動を見つけ出す ●始まっている行動をポジティブフィードバックする
実行期	望ましい行動変化が始まって，6ヵ月以内である．	●行動をポジティブフィードバックする ●困難な状況が起きたときにどうするか考えられるようにする
維持期	6ヵ月を超えて望ましい行動が続いている．	●行動によって生じたよいことを確認する（強化）

①コーチング

コーチングとは，患者の本来もっている能力，強み，個性を引き出し，目標達成や問題解決行動を促すコミュニケーション技術である[3]．行動変容の答えは患者の心の中にある．それを患者自身で考えられるように質問し，具体的な行動を導き出す．

②行動療法

行動療法では，患者と看護師が共同して行動面での目標を立て，セルフモニタリングとして毎日体重を記録するなど，具体的な技法（**表IV-2-16**）を用いて行動変容を定着させる[4]．

③動機づけ面接法

前述の行動変容ステージのうち，"関心期"に効果的な方法である．この時期の患者は，"行動を「変えたい」が「変えたくない」"という相反する2つの気持ち（両価性）をもっている．動機づけ面接法では，この両価性の解決を意図的に進めていく．医療者が正論を強調しすぎずに，行動を変えるメリットとデメリットを患者自身が考えられるようにアプローチし，自己決定を促していく[5]．

4）行動変容の方法を決定する

患者が健康を増進するために行う行動変容の方法は，患者自身が決定する．医療者が具体的な行動変容の方法を提案したとしても，それを実行するかどうかの決定権は患者に委ねる．

表Ⅳ-2-16　行動療法の技法

- セルフモニタリング：患者自身で自分の行動やその結果を記録する
  （例：毎日体重測定し，結果を記録するなど）
- 習慣拮抗法：ある習慣をやめるのではなく，新しい習慣に置き換える
  （例：夕食後のおやつを紅茶に変えるなど）
- 社会訓練法：コミュニケーションの技術を訓練によって向上させようとする
  （例：酒席への誘いを断る練習をするなど）
- 再発防止訓練法：困難状況の対処方法を考えておく
  （例：タバコが吸いたくなったときの対処方法をあらかじめ考えておく）

評 価

　生活指導のプロセス評価は，実際に行動変容が継続しているかを評価し，アウトカム評価では，たとえば高血圧や脂質異常症などの具体的な検査結果が改善したか，虚血性心疾患などの疾患を発症しなかったかという視点で評価する．

プロセス評価とアウトカム評価

医療の質は，ドナベディアン（Avedis Donabedian）が提唱したように，ストラクチャー（構造）のほか，プロセス（過程）とアウトカム（結果）という側面から評価することが可能である．プロセス評価は，医療や看護の過程に対する評価であり，アウトカム評価は，受けた診療や看護の結果としての患者の健康状態を評価するものである．

CPR：cardiopulmonary resuscitation

10 蘇生法

心肺蘇生とは

　人は，呼吸によって体内に取り入れた酸素を，心臓から駆出される血液に乗せて体中の細胞に運ぶことで生命を維持している．心停止時は血液が循環しなくなるため酸素供給が行われず，細胞が不可逆的な死にいたる．

　心肺蘇生（CPR）とは，心停止の徴候（反応がない，呼吸が正常ではない，脈拍がない）を示す傷病者に対する救命処置である．心停止からの救命のためには，心停止を早期に認知し，呼吸・循環をサポートする必要がある．

心停止の判断（CPR 開始の判断）

　突然倒れた人や反応のない人に接した場合，ただちに心停止を疑う．患者の肩をたたきながら，大きな声で呼びかけ，なんらかの返答や目的のある仕草などが認められなければ「反応なし」と判断する．患者の反応がない，または反応の有無に迷う場合は，呼吸の有無を確認する．普段どおりの呼吸がない（死戦期呼吸*といった異常な呼吸を含む），呼吸の有無の判断に迷う場合は，心停止と判断して CPR を開始する．

　脈拍の消失は心停止の直接的な徴候であるが，脈拍の確認は医療従事者でなければ不正確であることが多く，市民においては確認しなくてもよいとされる．医療従事者が確認する場合は，呼吸と脈拍の評価は同時に行い，10 秒以内にとどめるべきとされる．判断に迷う場合は心停止として CPR を開始する．

*死戦期呼吸
顎を上げてしゃっくりをするようにみえる呼吸のこと．正常な呼吸ではなく，心停止のサインである．

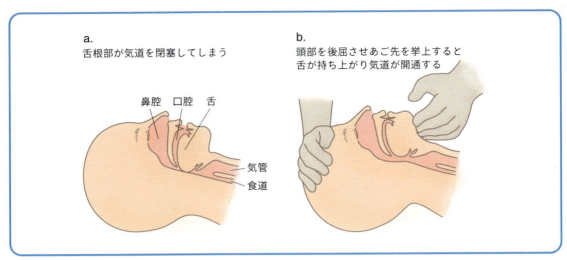

図Ⅳ-2-23　頭部後屈あご先挙上法

心肺蘇生の概念，方法

BLS：basic life support
ALS：advanced life support

心肺蘇生は**一次救命処置（BLS）**と**二次救命処置（ALS）**に分かれる．BLSは生命の維持に最低限必要な呼吸，循環をサポートする一連の処置である．医療従事者に限らず，誰もが行うことのできる処置であるが，院外心停止の患者の社会復帰には重要な役割を果たす．ALSは，BLSのみで心拍の再開が得られない場合に行われる高度な救命処置である．

1）一次救命処置（BLS）

気道確保，**人工呼吸**，**胸骨圧迫**によるCPRや**除細動**が重要な柱である．

①気道確保と人工呼吸

呼びかけに反応のない患者では，舌の沈下により上気道を閉塞するおそれがある．この状態では，人工呼吸を行っても有効な換気が得られない．そこで，頭部を後屈させあご先を上げるようにすることで（**頭部後屈あご先挙上法**）（**図Ⅳ-2-23**）で，気道の閉塞を解除し，人工呼吸を行う．1回の人工呼吸は，1秒かけて胸部が少し上がる程度の換気量で行う．胸骨圧迫と人工呼吸のサイクルは30：2の比率で繰り返す．

②胸骨圧迫

心臓は胸部の正中，胸骨の下半分に位置する（**図Ⅳ-2-24**）．この部位を圧迫することで，心臓が胸椎と胸骨の間で挟まれ，心臓内から血液が駆出される．効果的な胸骨圧迫を行うためには，適切な深さ（約5 cm）とリズム（100〜120回/分）で絶え間なく圧迫を加え続けることが重要である．また，血液が押し出された後に再度心臓が血液で満たされるようにするためには，押した胸壁を完全に戻すこと，すなわち十分な圧迫の解除が重要である．胸骨圧迫の中断時間が短くなるほど，心拍再開や除細動の成功率，生存退院の

> **メモ**
> 小児での胸骨圧迫の深さは，胸の厚さの約1/3，圧迫部位やリズムは成人と同じである

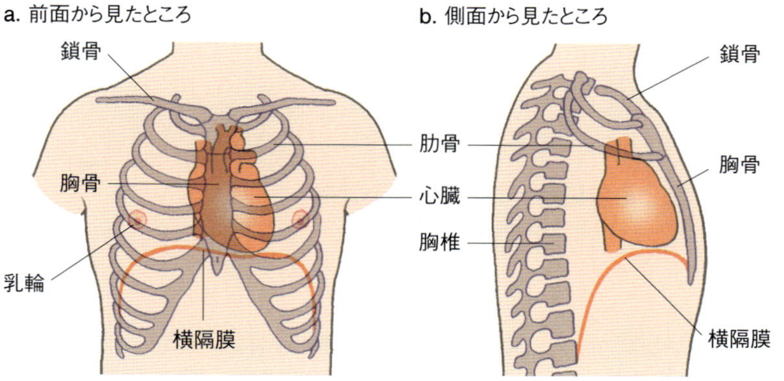

a. 前面から見たところ
鎖骨
胸骨
乳輪
横隔膜

b. 側面から見たところ
肋骨
心臓
胸椎
鎖骨
胸骨
横隔膜

図Ⅳ-2-24　心臓の位置

可能性が高まる.

③除細動

VF：ventricular fibrillation
pVT：pulseless ventricular tachycardia

　心停止のなかには，異常な心リズムにより血液を心臓から駆出できなくなる，致死的不整脈によるものがある．心室細動（VF）と無脈性心室頻拍（pVT）がこれにあたる（**図Ⅳ-2-25**）．この異常なリズムを，電気ショックによって中断または停止させる処置を除細動という．電気ショックにより心臓の電気系統がリセットされ，不整脈を正しい心臓のリズムに戻すことができる．除細動器には，非医療従事者でも使用できる自動体外式除細動器（AED）と手動式除細動器がある（**図Ⅳ-2-26**）．AEDでは，電源を入れると自動音声の指示が開始される．指示に従って患者の胸壁にパッドを貼ると，除細動が必要な不整脈かどうかを解析し，必要な場合はショックボタンを押すように指示される．手動式除細動器では，医療従事者が波形を判別し，除細動の適応を判断する．迅速な除細動を行うことで，有意に生存率が高くなる.

AED：automated external defibrillator

2）二次救命処置（ALS）

　通常，病院などの医療機関で医療従事者によって行われ，気管挿管や高濃度酸素投与，薬剤投与といった処置が含まれる．実施可能な施設では人工心肺による体外補助循環も行われる.

市民によるCPRの重要性と医療従事者の役割

　病院搬送後にいくら高度な医療処置を行ったとしても，患者の予後は倒れた直後のCPRの質に左右される．これは現場でしか改善し得ないため，院外心停止に遭遇しうる市民へのCPRの教育も重要である．除細動が有効な不整脈による心停止のほとんどは，病院外で起こることが多く，倒れてから除細

a. 心室細動（VF）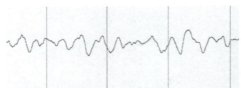

b. 心室頻拍（VT）*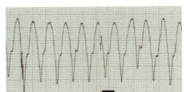

図Ⅳ-2-25　心室細動と心室頻拍の心電図
*脈拍の消失しているものを無脈性心室頻拍（pVT）という.

a. 自動体外式除細動器（AED）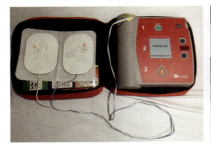

b. 電極パッドを胸壁に貼付したところ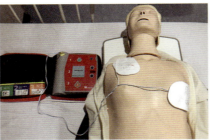

c. 手動式除細動器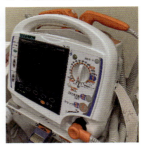

図Ⅳ-2-26　自動体外式除細動器と手動式除細動器

動実施までの時間が長くなるほど救命率は低下する．市民によるCPR，AED使用の普及に努めることも医療従事者の役割といえる．

> **コラム　善きサマリア人の法**
>
> 善きサマリア人の法とは，無償で善意の行為として救助活動や処置を行った場合には，どのような結果となっても，処置を行った人の責任は問わないとする趣旨の法律である．傷病者の救助を促すために，米国などで制定されているが，日本にはこうした法律がない．このため，市民が救命処置をするという場面では，うまく処置ができず対象者になんらかの害が生じた場合に責任を問われるのではないかという心配を抱く人がいる．
> しかし日本では，民法第698条「緊急事務管理」，刑法第37条「緊急避難」という項目で，善意で実施した救命行為の結果に関しては，実施者は責任を問われないとされているため，実際は救命処置をすることで，責めを負うことはないのである．

●**引用文献**

1) 日本高血圧学会（編）：生活習慣の修正．高血圧ガイドライン 2019，p.64-75，ライフサイエンス出版，2019
2) Prochaska JO, Diclemente CC, Norcross JC：チェンジング・フォー・グッド─ステージ変容理論で上手に行動を変える（中村正和監訳），法研，2005
3) 鱸伸子，田中晶子，磯さやか：コーチングで保健指導が変わる（柳澤厚生編），医学書院，2008
4) 足達淑子（編）：ライフスタイル療法＜1＞　第 4 版　生活習慣改善のための行動療法，医歯薬出版，2014
5) Miller WR, Rollnick S：動機づけ面接法─基礎・実践編（松島義博，後藤恵訳），星和書店，2007
6) American Heart Association：2020 American Heart Association Guidelines for CPR and ECC, American Heart Association, Texas, 2020
7) 日本蘇生協議会（監）：JRC 蘇生ガイドライン 2020，医学書院，2021

3 麻酔

1 麻酔の基本

A 麻酔とは

麻酔の目的は，外科手術をはじめとした処置・検査が安全に行われるよう，痛みや不安を取り除き，全身管理を行うことを通し，患者の安全を守ることである．痛みや不安は患者にとって大きなストレスとなり，ストレスは術後の回復遅延などにつながることも考えられるため，麻酔によって患者の身体を守っている[1]．麻酔は，自然睡眠の延長ではなく，あくまで薬剤投与による一時的かつ可逆的な脳の休止状態を得るものである．安全かつ質の高い麻酔管理のためには，基礎医学の知識が必須である．

麻酔には，大きく分けて全身麻酔（侵害刺激を痛みとしてとらえる「脳」を含め，全身の痛みの経路を遮断）と区域麻酔（脳への痛みの経路を遮断）がある（p.254 参照）．

意識消失と健忘（鎮静），鎮痛，無動（筋弛緩）が全身麻酔の3要素とされるが，果たしてそれだけだろうか．

コラム　麻酔の歴史[2]

1804 年，日本の外科医・華岡青洲（Seishu Hanaoka, 1760-1835）は朝鮮朝顔などから抽出した混合麻酔薬（曼陀羅華）を用い世界で初めて全身麻酔下の手術を成功させ，正確で詳細な麻酔の記録を残した[2]．

その後 1846 年にモートン（William T. G. Morton, 1819-1869）が，Massachusetts General Hospital にて頸部腫瘍の患者に対してエーテル麻酔を使用した公開手術を成功させ，全世界へと麻酔が広まった．

20 世紀初頭にはクライル（George W. Crile, 1864-1939）により周術期のストレスを軽減することが回復に有効であるという説が提唱され，以降，麻酔の学問としての進歩とともに外科学が成長し，外科学の発展とともに，また麻酔学も発達を遂げてきた．

1）意識消失と健忘

「**意識消失と健忘（鎮静）**」とは，麻酔中に意識がなく，麻酔中の出来事を後から思い出せないことを指す．手術中に意識のない状態を保つために鎮静薬（吸入あるいは静脈麻酔薬）を投与する．意識状態は体温のように直接測定することができないが，近年のモニター機器の進化により，患者の脳波を解析することで，麻酔深度が経時的に確認できるようになった．深すぎる鎮静は手術後のせん妄だけでなく，術後認知機能障害を最大1年まで上昇させるという報告があり[3]一方で浅すぎる麻酔からみられる術中覚醒は，患者に手術中の医療者同士のやり取りが聞こえたり，動けない恐怖や死への不安から，術後に心的外傷後ストレス障害（PTSD）を発症するリスクをはらむため，適切な麻酔深度の維持が重要となる．

PTSD：post-traumatic stress disorder

コラム　**鎮静について**[4]

「鎮静」は検査や軽微な手技の際に患者の苦痛を取り除くために用いられるが，実は鎮静の一連の流れのなかに麻酔科医が行う全身麻酔が含まれることはあまり知られていない．鎮静の深さは，最小鎮静（呼吸・循環ともに保たれる），中等度鎮静（呼吸・循環ともに保たれるがウトウトとしている状態），深鎮静（呼吸が抑制されるが循環は保たれる），全身麻酔（呼吸と循環の抑制）の4段階に分けられる．鎮静は自然睡眠とまったく異なるものであり，4段階の鎮静の深さが一連のものとして互いに行き来するため調節が極めて困難な場合があること，どの鎮静薬も危険であること，パルスオキシメータは酸素化のモニターであって，呼吸のモニターではないということを，深く理解しておく必要がある．同時に，鎮静（麻酔）専属の医療者を置き手技を行う者が鎮静を兼務しないことを明らかにすること，また，全身麻酔に移行した場合に備え鎮静前評価とインフォームド・コンセント，絶食の遵守，そして緊急対応が行える環境を事前に整備することなどが基本事項として求められる．

2）鎮　痛

「**鎮痛**」とは，手術などの処置による侵害刺激が中枢に伝達される経路を途中でブロックすること，あるいは中枢そのものに作用する鎮痛薬を投与し，痛みの感覚を取り除くことを指す．

痛みを伝える神経の末端には「侵害受容器」として電位依存性ナトリウム，カルシウム，カリウムチャネル等の多様なイオンチャネルが存在し，刺激により生じる活動電位は脊髄後根（背根）にある神経節を経由して中枢神経へと伝搬する．こうしたイオンチャネルのほかにも，疼痛リガンド（ブラジキニンやヒスタミンなど）などの疼痛メディエーターが神経系に作用し，局部の障害や炎症とともに疼痛反応にかかわる[5]．

鎮痛と鎮静は区別される．疼痛刺激により交感神経が刺激され，内因性カ

テコラミンが放出されると高血圧・頻脈としての生体反応が確認できる．たとえば，麻酔以外の理由で意識が低下している患者でも疼痛刺激に対する反応がみられるように，手術中に鎮静薬による無意識の状態でも，鎮痛薬が手術の侵襲に比し相対的に足りなければ，麻酔深度は浅いと判断される．手術操作によって加わる侵害刺激はそれぞれに異なるため，麻酔の深度を適切に保つよう術式や侵襲についての知識が広く求められる[6]．

麻酔とは，術野での外科医の手術操作やバイタルサインに基づく手術中の鎮痛薬の調整だけでなく，手術の侵襲から術後の患者を守るためにオピオイドや非ステロイド性抗炎症薬（NSAIDs），神経ブロックを用いた鎮痛を手術内容に応じて施すものである．術後疼痛のコントロール不良は慢性術後疼痛（CPSP）発症の重要な予測因子であり，術後6～12ヵ月の患者の20～30％に発生するとされ，乳房手術，鼠径ヘルニア手術，子宮摘出術，開胸術などの術後に比較的多い[7]．

NSAIDs：non-steroidal anti-inflammatory drugs

CPSP：chronic post-surgical pain

3）無動（筋弛緩）

全身麻酔の多くの場合は，手術操作や気管挿管時の安全性を高めるために「筋弛緩」薬を用いて患者の体動を抑制する．2019年に改訂された日本麻酔科学会のモニター指針[8]でも，筋電図式あるいは加速度式神経刺激装置（筋弛緩モニター）を使用し，術中の筋弛緩薬の投与量を調整するとしている．加速度式は末梢神経を電気刺激して支配領域の筋の収縮を加速度の変化として測定するが，筋電図式は，筋収縮に伴う活動電位を定量化する．鎮静薬と鎮痛薬が適切に投与されていれば体動の大部分は抑制できるため，術中に反回神経モニタリングや運動誘発電位（MEP）モニタリングを使用する手術などでは導入時のみ筋弛緩薬を使用し，手術中は筋弛緩薬の効果を消失させた状態を保つこともある．術後は筋弛緩が残存してはならないため，モニター値に従い拮抗薬を投与し，筋弛緩状態の完全解除を確認してから手術室を退室させる．

MEP：motor evoked potentials

4）生理機能の安定

「麻酔」という，手術や検査などの侵襲から患者を守る行為には，ヒトのホメオスタシス（生体恒常性）を失わせる作用を伴う．とくに舌根沈下，気道閉塞，中枢性呼吸抑制，循環抑制（低血圧，徐脈），不整脈，意識状態の変異（せん妄，興奮）など生命維持に対する危機的状況が生じうるため，麻酔に関与する医療者は麻酔の第4要素として生理機能の安定を図ることが求められる．

麻酔中は全身の代謝が抑制されており，覚醒時と比較して臓器機能維持に必要となる組織灌流量は低下しているものの，一定の血圧を下回る場合には（高血圧をもつ患者は上方補正する）有意に臓器障害と死亡率のリスクが上がるため，麻酔中の呼吸と循環をはじめとするすべての生理機能の至適化が求められる[9]．

もっとくわしく　周術期の患者の安全を守る

麻酔は気道閉塞，呼吸停止，循環抑制などの正常な生理機能の障害の総称であるため，患者の生命の安全確保には気道確保と人工呼吸，輸液，循環作動薬の知識と技術について精通するチームで行わなくてはならない．このため，麻酔科医は周術期の患者の安全を守るために，術前から術後までの患者の状態を周術期を司る内科医として把握し，術野を外科医と同じ目線で確認し，モニター機器・麻酔器材の特性を理解し，メディカルスタッフと共に構成する手術チームの一員として機能し，発生しうる合併症のすべてに初期対応する責任を担う．手術を受ける患者がより安定した環境で安全に治療を受けられるように，患者の診療に貢献することこそが，麻酔の最終目標である．

コラム　マルチモーダル麻酔法[10]

マルチモーダル麻酔法（multimodal anesthesia）とは，効果の違う複数の麻酔薬の利点を組み合わせる麻酔法のことである．鎮静薬を麻酔導入薬として用い，無意識状態を維持するために吸入または静脈麻酔薬を継続投与するが，吸入麻酔薬は筋弛緩効果に幾分寄与し，ケタミンやデクスメデトミジンは鎮痛作用も併せもつため，患者と侵襲の双方に配慮し各薬剤の利点を活かした麻酔を計画できる．オピオイドは効果的な鎮痛薬だが，呼吸抑制，悪心・嘔吐，尿閉，腸管蠕動不全，瘙痒などの好ましくない副作用がみられることがある．そのため，一部の患者では手術をきっかけとして薬物依存に陥るリスクがあるため，区域麻酔を用いたオピオイドフリーあるいはオピオイドを制限した鎮痛法が推奨されるようになった．

MAC：monitored anesthesia care

コラム　MAC 監視下鎮静管理

検査，手術，処置などで鎮静薬を使用する際に，麻酔科医の監視下に全身管理を行うこと．特定の鎮静レベルを指すものではなく，麻酔科医が厳重に監視・管理を行うことにより鎮静を受ける患者の呼吸と循環をはじめとする全身の安全を保障する．気道が確保されない場合は気管挿管と人工呼吸を用いた全身麻酔よりも麻酔の深度を保ちにくく，長時間の鎮静になれば難度と危険度がともに高くなるため，呼吸と循環のモニタリングと緊急時の迅速な対応が求められる．

2 | 麻酔の分類・投与方法

　麻酔は，**全身麻酔**と**区域麻酔**に分類することができる．全身麻酔は意識消失を伴い，区域麻酔は通常意識は保たれる．

A　全身麻酔

全身麻酔の目的

　全身麻酔は，**意識消失と健忘（鎮静），鎮痛，無動（筋弛緩）**を得ることを目的としている．どの部位の手術でも選択できる麻酔方法である．

全身麻酔の段階

　全身麻酔は，**導入，維持，覚醒**の3段階に分けられる．

1）全身麻酔の導入

① 血圧計（非観血的動脈圧の測定）・心電図・パルスオキシメータの装着，薬剤投与のための静脈路確保，気管挿管までの安全確保のための酸素投与を行う．

② 静脈麻酔薬，オピオイド，または吸入麻酔薬を使用し入眠させる．入眠は，睫毛反射の消失や脳波を用いた麻酔深度の指標 を参考にして確認する．

③ 入眠後に呼吸抑制があれば，マスク換気で呼吸をサポートする．筋弛緩薬投与後は，完全に呼吸が停止するためマスク換気の継続が必要となる．

④ 筋弛緩薬の効果が得られたら，気管挿管を行う．気管内に挿管チューブが正しく挿入されているかは，カプノメータで確認する．片肺換気になっていないかの確認のため聴診が必要である．

2）全身麻酔の維持

　全身麻酔の維持には，吸入麻酔薬を用いる場合（**吸入麻酔**）と，静脈麻酔薬のプロポフォールなど蓄積性の少ない薬を経静脈的に持続投与する場合（**全静脈麻酔**）がある．

　術中には出血や大血管の圧迫，神経反射などによる血行動態の変化や，低血圧による心筋虚血，無気肺などによる低酸素血症，全身麻酔による再分布性低体温など，さまざまなことが起こりうる．手術に適した状態を維持するために，オピオイド（フェンタニル，レミフェンタニル，モルヒネ），静脈麻酔薬（プロポフォール）や吸入麻酔薬（セボフルラン，デスフルラン），筋弛緩薬（ロクロニウム）などの投与量を調節することで必要な効果を得る．たとえば，麻酔深度は吸入麻酔薬の呼気ガス濃度や脳波を用いた麻酔深度の指標を参考とし，筋弛緩薬は筋弛緩モニターを用い TOF（四連反応） で調節することが一般的である．

麻酔中の脳波モニタリングについて

脳波を解析し麻酔深度の指標となる値を表示する．この値は推定値であるためモニタリングすることで術中覚醒を確実に防げるわけではない．

TOF（train of four）

筋弛緩の程度を確かめるために，4回連続する刺激を与え1回目と4回目の反応比をみる方法や，四連刺激に対する反応数をカウントする方法がある．刺激する神経と筋肉の組み合わせは，尺骨神経と母指内転筋，顔面神経と皺眉筋や眼輪筋などがある．反応をみながら術中筋弛緩薬投与の追加や，気管挿管・抜管のタイミングを図る．

3）全身麻酔からの覚醒

麻酔薬の投与を終了し，覚醒へと進む．

抜管の基準は，従命反応があること，自発呼吸が安定していること，気道反射が回復していること，筋弛緩状態から十分に回復していること，血行動態が安定していることである．抜管の手順は，① 抜管後のトラブルに備え吸入酸素濃度を上げる，② 筋弛緩拮抗薬の投与，③ 口腔内・気道内の分泌物や胃内容物の吸引，④ 気管チューブの抜去，⑤ 酸素投与である．抜管後は，気道が開通していることを聴診・視診で確認することが重要である．さらに疼痛，悪心・嘔吐，シバリングに対処し，退室とする．

なお筋弛緩薬の残存については，筋弛緩拮抗薬投与前後に筋弛緩モニターで確認することが望ましい．筋弛緩拮抗薬には抗コリンエステラーゼ薬（ネオスチグミン）やスガマデクスがある．

> **シバリング**
>
> シバリングとは震えのことで，体温低下時に震えることで熱産生をし体温を上げる生理現象である．術後のシバリングは，悪寒や創部痛の増悪，眼圧・頭蓋内圧亢進などをきたす．また酸素消費量が増加するため，術前より循環・呼吸機能に障害がある場合は状態がより悪化する可能性がある．

全身麻酔の主な合併症

全身麻酔に伴う合併症として，次のようなものが挙げられる．

①気道確保に伴うもの

気管挿管時の歯牙損傷，粗雑な操作による嗄声（させい）．

②術中体位によるもの

末梢神経障害や眼損傷．

③**悪性高熱症**（後述）

全身麻酔に特有な合併症．

B 区域麻酔

区域麻酔は，手術の際に局部に対する麻酔方法の1つとして用いられる．

区域麻酔の目的

区域麻酔は手術部位の痛みを局所麻酔薬を用いて取り除き，術中のみならず術後の鎮痛の目的でも用いられる．また，局所麻酔薬により周術期に使用するオピオイドの量を節減できるため，悪心・嘔吐などオピオイドによる副作用を軽減するという利点もある．区域麻酔には，**脊髄くも膜下麻酔，硬膜外麻酔，末梢神経ブロック**が含まれるが，脊髄くも膜下麻酔は単独で，硬膜外麻酔や末梢神経ブロックは全身麻酔と併用されることが多い．

脊髄くも膜下麻酔

1）脊髄くも膜下麻酔の特徴

脊髄は3層の**脳脊髄膜**（外側から**硬膜，くも膜，軟膜**）に包まれており，くも膜と軟膜の間の**くも膜下腔**に脳脊髄液が存在する．脊髄くも膜下麻酔はこのスペースに局所麻酔薬を注入する（**図Ⅳ-3-1**）．この麻酔方法は，下腹部，会陰部，下肢の手術のよい適応となるが，局所麻酔薬の作用持続時間の関係から長時間手術には適さない．麻酔の十分な効果が得られない場合や，

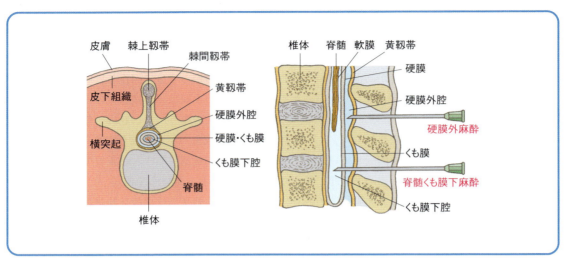

図Ⅳ-3-1　脊椎の解剖と，脊髄くも膜下麻酔と硬膜外麻酔の違い

麻酔の効果が想定よりも高位にまで現れた場合，また手術時間が延長するような場合は全身麻酔へ変更する必要があるため，前もって準備を整えておく．

2）穿刺時に考慮すべき解剖学的特徴

脊椎は，生理的彎曲により仰臥位で第3腰椎が一番高い位置となり，第5腰椎が一番低い位置となる．この彎曲による高低差は局所麻酔薬の広がりに影響する．

穿刺の際は，誤って脊髄を穿刺して神経障害を招くことのないよう，脊髄の末端が位置する第1〜2腰椎より下位の位置（第2腰椎以下）で穿刺をしなくてはならない．

3）穿刺の手順

脊髄くも膜下麻酔の手順は以下のとおりである．
① 患者を側臥位とする．
② 第2腰椎以下の棘突起間に穿刺する．
③ 穿刺針からの髄液の逆流を確認することで，針がくも膜下腔へ達したことを確かめる（図Ⅳ-3-1）．
④ 局所麻酔薬を注入する．

4）麻酔の効果判定

局所麻酔薬注入後，効果はすぐに現れ，15〜20分以内で麻酔の範囲は固定する（穿刺部位から麻酔薬が到達する）．それまでに，手術に必要な部位へ麻酔が十分に到達しているかを確認しなくてはならない．その目安となるデルマトーム（感覚神経が支配する皮膚領域）を示す（図Ⅳ-3-2）．

麻酔効果の判定にはコールドテスト（cold test［保冷剤などを用いて冷感

手術部位	手術時に麻酔を効かせる必要がある部位の高さ（デルマトーム*レベル）
上腹部手術	Th4（第4胸髄）
帝王切開	Th4（第4胸髄）
経尿道的前立腺切除	Th10（第10胸髄）
股関節手術	Th10（第10胸髄）
下肢・踵手術	L2（第2腰髄）

*デルマトーム：感覚神経が支配する特定の皮膚領域（Th＝胸髄，L＝腰髄）．

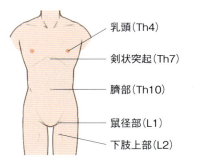

コールドテストやピンプリックテストを実施するときの目安
麻酔域を確認する場合は，下肢のほうから上腹部へ順にコールドテストやピンプリックテストを行い，麻酔の到達範囲を確認する．

図Ⅳ-3-2　手術部位に応じた麻酔範囲

消失を確認する]）やピンプリックテスト（疼痛刺激の知覚を確認する）により，麻酔範囲を確認する．

5）薬液の種類

局所麻酔薬は，脳脊髄液に対して密度が高いか低いかによって，高比重液，低比重液，等比重液に分けられる．この違いは，脳脊髄液中の局所麻酔薬の移動に関係し，麻酔薬の到達の高さに影響を与える因子の1つである．

高比重液は重力に従って最下部に移動し，効果発現が速く作用時間は短いという特徴がある．そのため薬液注入後，患者をトレンデレンブルグ（Trendelenburg）体位（骨盤高位）とすると高位まで到達させることができる．等比重液は，重力に関係なく注入された部位にとどまり，効果発現が遅く作用時間は長い．

6）脊髄くも膜下麻酔の禁忌

〈絶対禁忌〉

① 患者の同意が得られない場合．

② 安静が保てない場合．

③ 頭蓋内圧亢進症：穿刺孔からの脳脊髄液の漏出により，頭蓋内圧と脊髄腔の圧差が生じ，脳ヘルニアをきたす可能性がある．

〈相対禁忌〉

① 抗凝固療法中や血小板の低下など出血傾向がある場合：硬膜外血腫形成のおそれがある．

② 穿刺部の感染，菌血症：感染の拡大をきたすおそれがある．

③ 循環血液量の高度減少：さらなる循環虚脱が起こる．

> **脳ヘルニア**
> 脳組織の一部が正常な位置からはみ出して周囲の脳組織を圧迫する状態を脳ヘルニアという．脳ヘルニアをきたすと，意識障害，片麻痺，瞳孔散大，対光反射の消失がみられ，脳幹が圧迫されると循環障害や呼吸停止など生命の危機に陥る危険性がある．

④下肢の末梢神経障害などの術前からある神経学的疾患.

7）脊髄くも膜下麻酔の合併症

〈術中合併症〉

①血圧低下：交感神経が広範囲にブロックされることで起こる.

②徐脈：交感神経心臓枝（Th1〜4）がブロックされることで副交感神経支配が優位となって起こる. また, ベゾルド-ヤリッシュ（Bezold-Jarisch）反射により脱水状態でも徐脈となる.

③呼吸抑制：胸部〜腹部の呼吸筋群やより高位の横隔膜支配領域（C3〜C5）に麻酔が及ぶと起こる.

④悪心, 嘔吐：低血圧による.

⑤脊髄穿刺・神経根穿刺.

⑥全脊髄くも膜下麻酔：麻酔範囲が延髄まで達した場合に起こる. 血圧低下, 呼吸停止, 全身の筋弛緩, 意識消失, 瞳孔散大, 対光反射消失がみられる. 通常の麻酔で起こることはまれであるが, 発生した場合は挿管管理が必要となる.

〈術後合併症〉

①硬膜穿刺後頭痛（PDPH）

硬膜の穿刺孔から髄液が漏出し, 髄液圧の低下とそれによる脳支持組織の牽引が原因と考えられている. 穿刺後5日以内に発症し, 坐位, 立位で増悪するのが特徴である. 治療は輸液, 安静, NSAIDsやカフェインの投与などが有効とされている. 治療抵抗性の場合は硬膜外自家血注入療法（ブラッドパッチ：自己血を10〜20 mL 硬膜外腔へ注入することで漏出孔を塞ぐ）を行うこともある.

②馬尾症候群

膀胱直腸障害, 性機能障害, 会陰部から下肢にかけての知覚運動障害が起こる.

③脳神経障害

外転神経麻痺による複視が多く, ほかに聴神経障害による突発性難聴や, 動眼神経・滑車神経麻痺などがある.

④硬膜外血腫, 硬膜外膿瘍

血腫形成により脊髄を圧迫することで神経障害を起こすことがある.

硬膜外麻酔

1）硬膜外麻酔の特徴

硬膜外麻酔とは, 硬膜外腔にカテーテルを挿入して局所麻酔薬を注入し脊髄神経の伝導を遮断する麻酔方法である. 単独でも手術は可能であるが, 全身麻酔と併用し術後鎮痛の目的でも使用される. 開腹手術などで選択されることが多く, 術後体動時痛に有効であり, 呼吸器合併症のリスク軽減や消化管機能の回復に効果が期待できる.

ベゾルド-ヤリッシュ反射

Bezold-Jarisch 反射とは, 左室にある圧受容体が伸展されることにより徐脈と血圧低下をきたす反射である. 脊髄くも膜下麻酔時に静脈還流の低下により心室が虚脱し, 圧受容体が伸展されたと同様の反応が起こるため, 血圧が低下しているにもかかわらず徐脈とさらなる低血圧をきたす（paradoxical reflex）.

PDPH：postdural puncture headache

脊髄くも膜下麻酔との違いは，手術部位を支配する神経だけを遮断することが可能であり，カテーテルより局所麻酔薬を間欠投与または持続投与することが可能であるため長時間手術にも適応するという点である．

2）穿刺時に考慮すべき解剖学的特徴

黄靱帯と硬膜に囲まれる間隙が硬膜外腔で（**図Ⅳ-3-1**），このスペースは陰圧となっている．

3）穿刺の手順

穿刺は基本的に意識下で行われ，全身麻酔と併用する場合は全身麻酔の前に行われる．手順は以下のとおりである．

① 患者を側臥位にする．

② デルマトーム（**図Ⅳ-3-2**）と手術部位を照らし合わせてカテーテル挿入部位を決定し，その椎間より穿刺する．

③ 穿刺針に生食を吸引した注射器を接続し，内筒を圧迫しながら針全体を進める．抵抗が消失することにより硬膜外腔を確認する（**図Ⅳ-3-1**）．

④ カテーテルを挿入し，そこから髄液，血液の逆流がないか確認する（穿刺針が深く挿入された場合は，くも膜下腔に達し髄液の逆流がみられる）．

⑤ カテーテルより少量の局所麻酔薬を注入し，血管内の誤投与やくも膜下腔への留置ではないことを確認する．

4）硬膜外麻酔の禁忌

脊髄くも膜下麻酔と同様である．

5）硬膜外麻酔の合併症

脊髄くも膜下麻酔と同様であるが，硬膜外麻酔はカテーテルから繰り返し局所麻酔薬を投与することから，局所麻酔薬中毒（下記参照）をきたすおそれがある．

┃末梢神経ブロック

末梢神経の周囲に局所麻酔薬を直接投与し，神経支配領域の鎮痛を得る方法である．単独でも手術は可能であるが，全身麻酔と併用することで術中の鎮痛補助や術後鎮痛として活用することもできる．

C 麻酔時の緊急対応

麻酔薬の作用によって引き起こされる緊急対応を要する病態として，悪性高熱症（MH）（**表Ⅳ-3-1**），アナフィラキシー（**表Ⅳ-3-2**），局所麻酔薬中毒（**表Ⅳ-3-3**）がある．

MH：malignant hyperthermia

表IV-3-1　悪性高熱症（MH）

MHを疑う症状	対応策の一例
・説明のできない E_{TCO_2} の高値 ・原因不明の頻脈 ・体温上昇速度≧0.5℃/15分 ・体温≧38.8℃ ・開口障害 ・筋硬直 ・コーラ色の尿 ・代謝性アシドーシス（base excess ≦−8.0） ・$Paco_2 < E_{TCO_2}$	・緊急事態宣言 ・起因薬剤（吸入麻酔薬，スキサメトニウム）の投与中止，静脈麻酔に変更 ・手術の早期終了を要請 ・高流量酸素投与，換気量を増やす ・ダントロレン投与 ほか，全身冷却，冷却輸液投与，不整脈治療，グルコース・インスリン療法，利尿薬投与など

表IV-3-2　アナフィラキシー

アナフィラキシーの診断	対応策の一例
1．皮膚症状または粘膜症状があり，急速発現，かつ呼吸症状（呼吸困難，気道狭窄）または循環器症状（血圧低下，意識障害）を伴う 2．曝露後急速に下記症状を2つ以上発現（全身発疹，瘙痒，紅潮，浮腫，呼吸困難，気道狭窄，血圧低下，意識障害，腹痛，嘔吐） 3．曝露後の急速な血圧低下（平常時の70%未満）	・緊急事態宣言 ・モニター装着 ・酸素投与（必要に応じて気管挿管） ・静脈路確保 ・アドレナリン投与 ・抗ヒスタミン薬投与 　H_1遮断薬 　H_2遮断薬 ・ステロイド薬投与（ヒドロコルチゾン）

表IV-3-3　局所麻酔薬中毒

局所麻酔薬中毒を疑う症状	対応策の一例
・中枢神経症状 舌・口のしびれ，金属様の味覚，多弁，興奮，けいれん⇨せん妄，意識消失，呼吸停止へ ・心血管症状 高血圧，頻脈⇨徐脈，低血圧，心静止へ	・緊急事態宣言 ・局所麻酔薬の投与を中止 ・モニター装着 ・静脈路確保 ・呼吸停止の場合は気道確保 ・抗けいれん薬（ジアゼパム，ミダゾラムなど）投与 ・特効薬：脂肪乳剤

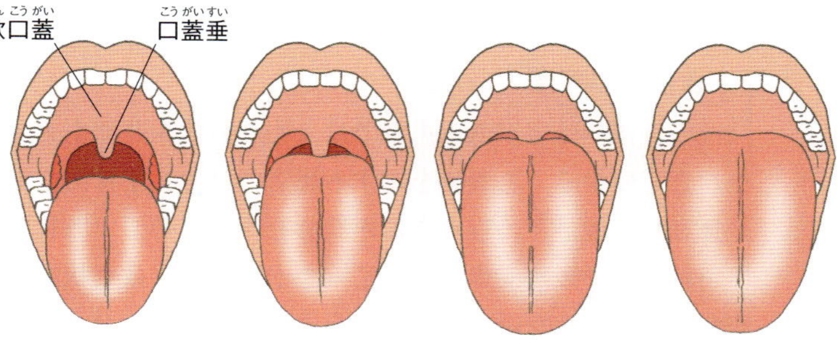

図Ⅳ-3-3 Mallampati 分類

患者を坐位にし，舌を突出させ，発声はさせない状態で口腔内を評価する．

［Mallampati SR, Gatt SP, Gugino LD et al.：A clinical sign to predict difficult tracheal intubation：a prospective study. Can Anaesth Soc J **32**（4）：429-434, 1985 より筆者が翻訳して引用］

3 麻酔の周術期管理

　ここでは，周術期の麻酔の管理について，術前・術中・術後に分けて解説する．

　患者背景や手術・処置内容により麻酔管理は多少異なるものの，常に安全に手術や処置が行われるよう，細やかな準備と対応が求められる．術前，術中，そして術後はすべてつながっている．継続した視点をもち，周術期の管理にあたることが重要である．

A 術前評価

　術前には，患者の年齢，性別，体格，既往歴（過去の麻酔歴や家族の麻酔歴を含む）に応じた問診を行い，身体所見をとり，さらに検査所見を基に全身状態を評価する．その結果を踏まえ，患者に適切な麻酔方法，周術期の管理計画を行う．

気道評価

　身体所見の一部として，患者の気道評価を行う．開口の程度，首の後屈制限の有無，歯や口腔内の状態を確認する．気管挿管困難を予測するものとして，開口したときの口腔内の見え方を分類したマランパチ（Mallampati）分類（**図Ⅳ-3-3**）がよく知られている．この分類の Class Ⅲ，Ⅳでは気管挿管

の困難が予測されるため，ビデオ喉頭鏡や声門上器具をはじめ，対処できるよう物品を準備しておく．

合併症の評価

肝腎機能障害がある患者では，薬剤の代謝遅延や感受性の変化があるため注意を要する．心疾患を有する患者では，投薬状況や治療歴の聴取に加え，運動耐容能がどの程度あるか問診を行い，必要であれば追加の心機能の精査を行う．呼吸器疾患や内分泌疾患があれば，投薬状況や病勢の評価を行い，病状が不安定な場合は内科的介入を勧める．なお，喫煙は周術期の呼吸器合併症のリスク増加に関与しており，4週間を超える禁煙を勧める[11]．

抗凝固薬や抗血小板薬の術前休薬については，主治医や各科専門医と情報共有し，リスクとベネフィットを十分に検討することが重要である．どの合併症についても，周術期に悪化しないよう厳重な管理が求められる．

高齢者の術前評価

高齢者が手術を受ける機会は年々増加している．合併症に加えて，術前のフレイル*，栄養状態，そして認知機能の評価を行う．とくに体重減少や骨格筋喪失は，術後合併症の増加と関連していることから，必要に応じて術前栄養指導などの介入が推奨される[12]．

＊フレイル
加齢により生理学的予備力が低下し，ストレスに対する回復力が制限されている状態のこと．

DVT：deep venous thrombosis

静脈血栓塞栓症対策

肺血栓塞栓症や深部静脈血栓症（DVT）といった静脈血栓塞栓症は，手術後など長期臥床に伴い発症し，時に重篤で死亡率は14％とかなり高い．死亡例の40％以上が発症1時間以内の突然死とされる．したがって，予防策が非常に重要である．年齢，術式などからリスクレベルが分類されており[13]，それに応じた予防策をとることが重要である．

ACCP：American College of Chest Physicians

また，ACCP（米国胸部医学会）が2012年に改定したガイドラインでは，リスク分類としてカプリニスコア（Caprini Score）が挙げられている[14]．年齢，術式，家族歴などからリスク分類し，それに応じて，間欠的空気圧迫法，低分子量ヘパリン，低用量未分画ヘパリンなどを組み合わせた予防策を講じる．

NPO：nothing per os

絶飲食（NPO）

麻酔導入時の誤嚥性肺炎の予防のため，術前の絶飲食（NPO）は重要となる．定時手術であれば，一般に固形物は麻酔導入の6時間前まで，清澄水は2時間前まで可能であり，日本麻酔科学会でもガイドラインとして公表している[15]．緊急時，胃内容物の残存している患者，消化器系の通過障害のある患者，陣痛発来後の妊婦などは誤嚥のリスクが高く，フルストマック（胃内容物が残存している状態）として扱い，麻酔導入時は胃内容物が逆流しないよう，迅速導入を行う．

| | コラム | 周術期禁煙の勧め |

喫煙者は，非喫煙者より術後合併症（創部障害，感染症，肺障害など）が多くなる．また，喫煙はがんの術後再発率を増加させ，さらに術後の痛みを増強し，術後痛の慢性化リスクを高めるといわれている．受動喫煙においても，同様にリスクが報告されている[i, ii]．手術は，本人そしてその家族にとって絶好の禁煙のチャンスである．

● 引用文献

ⅰ）Perry R, Herbert G, Atkinson C et al.：Pre-admission interventions（prehabilitation）to improve outcome after major elective surgery：a systematic review and meta-analysis. BMJ Open **11**（9）：e050806, 2021

ⅱ）Eminoğlu Ş, Özgünay ŞE：The relationship between smoking dependence, exposure to cigarette smoke, carboxyhemoglobin and perioperative complications in patients who underwent laparoscopic cholecystectomy under general anesthesia. Eur Res J **8**（2）：304-311, 2022

総合的な評価

ASA：American Society of Anesthesiologists
PS：Physical Status

　患者の状態について総合的に評価し，ASA（米国麻酔科学会）PS リスク分類（**表Ⅳ-3-4**）を行う．なお，緊急手術の場合は，ASA PS リスク分類の Class Ⅰ ～ Ⅴ に「E（emergency）」を付記する．

表Ⅳ-3-4　ASA PS リスク分類

ASA Class	患者の状態	例
Class Ⅰ	健康で鑑別できる疾病がない	とくに既往のない非喫煙者
Class Ⅱ	健康であるが局所的疾患もしくは軽度の全身疾患	コントロール良好の高血圧・糖尿病・喘息，現喫煙者
Class Ⅲ	重度の全身性疾患	BMI 40 以上の肥満，コントロール不良の高血圧・糖尿病・喘息，透析患者，3 ヵ月以上経過した心筋梗塞・脳卒中，冠動脈疾患ステント治療歴，重症弁膜症，不安定狭心症，Child 分類 B 以上の肝不全
Class Ⅳ	重度の生命にかかわる全身性疾患	3 ヵ月未満の心筋梗塞・脳卒中・冠動脈疾患ステント治療，心不全，腎不全，肝不全，重度の循環血液量の減少，重度の出血
Class Ⅴ	瀕死状態 手術の有無にかかわらず24時間以上の生存ができない	内毒性ショック，多臓器不全，重度の外傷

BMI：body mass index

〔American Society of Anesthesiologists：ASA Physical Status Classification System,〔https://www.asahq.org/resources/clinical-information/asa-physical-status-classification-system〕（最終確認：2023 年 12 月 7 日）より筆者が翻訳して引用〕

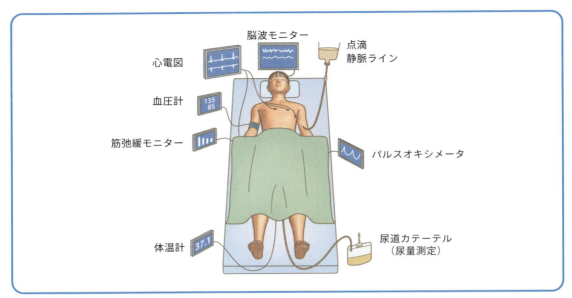

図Ⅳ-3-4　全身麻酔実施時に患者に装着されるモニター類
このほか，術式等に応じて中心静脈カテーテル，肺動脈カテーテル，動脈ライン，経食道心エコー（内視鏡）などが装着される．

B　術中管理

モニタリング（麻酔中の患者の全身状態の評価方法）

　全身麻酔の実施中は，各種モニターを用いて患者の全身状態を絶え間なく監視する（図Ⅳ-3-4）．モニターの数値と実際の状況が乖離していることもまれではなく，患者に触れて体温を感じることなど，評価者の感覚も大事である．

1）循環

　心電図，非観血的血圧測定，経皮的動脈血酸素飽和度（SpO_2）に加え，尿量の情報から循環の維持を行う．術式，侵襲の程度や，患者のリスクに応じて，動脈カテーテルを用いた観血的血圧測定，中心静脈圧測定，肺動脈カテーテルを用いた右心系の測定，経食道心エコーなどのモニタリングを追加する．

2）呼吸

　SpO_2，終末呼気二酸化炭素濃度（E_TCO_2）の変動，気道内圧などを確認し，人工呼吸中であれば呼吸器の設定調整を行う．自発呼吸下の麻酔においても，呼吸状態の評価は常に行う．呼吸数，呼吸パターンを観察し，補助呼吸が必要な場合にはすぐ対応できるよう，フェイスマスクや呼吸回路は必ず準備しておく．

3）麻酔の深度

鎮静の程度は，脳波モニターを中心にバイタルサインと合わせて総合的に評価する．吸入麻酔を使用している場合には呼気の麻酔ガスのモニタリングも行い，吸入麻酔薬の濃度調整を行う．

4）筋弛緩状態

筋弛緩状態の評価には，筋弛緩モニターを用いる．導入時の誤嚥を防ぎ，安全に挿管操作を行うために，挿管処置の前には十分な筋弛緩状態を確認する．開腹手術や腹腔鏡手術などでは深い筋弛緩状態でよい視野が得られるため，術中に筋弛緩状態を維持する目的でモニタリングし，適宜筋弛緩薬を追加投与する．覚醒時には筋弛緩状態から十分回復していることを確認し，必要であれば筋弛緩薬の拮抗薬を投与する．

5）神経学的モニタリング

脳神経系，脊椎，大血管の手術の際には，手術操作で神経学的後遺症が起こることを防ぐために手術部位に応じて，運動誘発電位（MEP），体性感覚誘発電位（SEP），聴性脳幹反射（ABR）などをモニタリングする．モニタリングは麻酔薬の影響も受けるため，麻酔薬剤，とくに吸入麻酔薬や筋弛緩薬の追加使用は慎重に行う．

MEP：motor evoked potential

SEP：somatosensory evoked potential

ABR：auditory brainstem response

6）体温

麻酔中は体温の再分布，皮膚露出部が多いことなどにより低体温になりやすい．とくに開腹手術では体温が下がりやすく，低体温状態はシバリングや覚醒遅延を招く．必要に応じて温風器で身体を加温し，加温した輸液製剤を使うことなどを検討する．深部温として，直腸，膀胱，食道などに体温計を用いて持続的なモニタリングを行う．

輸液の目的と輸液製剤の種類

手術侵襲を受ける体の恒常性（ホメオスタシス）を保つ手段として，輸液は基本的なものである．輸液の目的は，① 不感蒸泄や出血・尿によって失われる体液量の補填，② 静脈路を介した薬剤の運搬，③ 体液の電解質や血糖バランスの調整，④ 各臓器への循環維持である．

どんな輸液製剤をいつどのように，どの程度投与するかについては，現在も議論されているところである．表IV-3-5 に周術期に一般的に使用される輸液製剤を紹介する．

表IV-3-5　各輸液製剤の組成

分類		電解質（mEq/L）				ブドウ糖
		Na	K	Ca	Cl	Kcal/L
生理食塩水		154			154	
乳酸リンゲル液	糖なし	130	4	3	109	
	5%糖加					200
酢酸リンゲル液	糖なし	130	4	3	109	
	1%糖加					40
重炭酸リンゲル液		130	4	3	109	

臨床で役立つ知識

タイムアウト

手術前には全員がいったん手を止めて，タイムアウトの手順をとる必要がある．タイムアウトでは，病院内の規約に基づいて① チームメンバーの役割と自己紹介，② 患者本人の確認と手術部位・術式，③ 予想される重大な問題，④ 手術時間と予想出血量，⑤ 患者に特有な問題点，⑥ 滅菌，器材の準備・そのほかの問題，⑦ 抗菌薬が投与されているか，⑧ 必要な画像が提示されているか，などを確認する．このタイムアウトの作業によって，手術の安全性や患者のアウトカムが改善されることが報告されている[i-iv]．さらに，医療者間のコミュニケーション改善，医療安全文化の構築に強く影響しており，医療者にとっても大きなメリットがあるとされている[v]．

●引用文献

i ）WHO 安全な手術のためのガイドライン 2009 を筆者改変
ii ）Van Eaton EG, Horvath KD, Pellegrini CA et al.：Professionalism and the shift mentality：how to reconcile patient ownership with limited work hours. Arch Surg **140**（3）：230-235, 2005
iii ）Helmreich RL, Wilhelm JA, Klinect JR et al.：Culture, error and crew resource management. In Improving Teamwork in Organizations：Applications of Resource Management Training（Salas E et al. Eds.）, p.302-328, Lawrence Erlbaum Associates, 2001
iv ）The Joint Commission：The Universal Protocol，〔https://www.jointcommission.org/standards/universal-protocol/〕（最終確認：2024 年 9 月 20 日）
v ）Armstrong BA, Dutescu IA, Nemoy L et al.：Effect of the surgical safety checklist on provider and patient outcomes: a systematic review. BMJ Qual Saf **31**(6)：463-478, 2022

ESA : European Society
of Anaesthesiology
EBA : European Board of
Anaesthesiology

> **コラム**　呼吸のモニタリング（E_TCO_2の測定）
>
> 体内の酸素化を測る方法にはさまざまな手段があるが，たとえば基本バイタルサインとしてのSpo_2もその1つである．しかし，酸素化の悪化がSpo_2の低下に反映されるまでには数分のタイムラグがある．
>
> そこで患者の呼吸様式の絶え間ない観察のためには，全身麻酔・鎮静のいずれの場合においても，E_TCO_2波形の測定が必要不可欠である．E_TCO_2のモニタリングによって，酸素化の悪化につながるような呼吸数や呼吸パターンの変化，気管チューブの閉塞や，蛇管の外れ，バッキングなどを，Spo_2と比較してもより早期に発見することができる．ASA（米国麻酔科学会）による鎮静と鎮痛のガイドラインでは中等度の鎮静において，またESA（ヨーロッパ麻酔科学会）/EBA（ヨーロッパ麻酔専門医会）の成人手技における鎮静と鎮痛ガイドラインでは，深鎮静では全患者に，中等度の鎮静では視診・聴診が直接行えない患者に対してE_TCO_2のモニタリングを実施すると定めている[i, ii]（詳細は，p.273，「鎮静と麻酔のレベル」参照）．
>
> ● **引用文献**
>
> ⅰ）American Society of Anesthesiologists Task Force on Sedation and Analgesia by Non-Anesthesiologists：Practice guidelines for sedation and analgesia by non-anesthesiologists. Anesthesiology **96**：1004-1017, 2002
>
> ⅱ）Hinkelbein J, Lamperti M, Akeson J et al.：European Society of Anaesthesiology and European Board of Anaesthesiology guidelines for procedural sedation and analgesia in adults. Eur J Anaesthesiol **35**（1）：6-24, 2018

C　術後管理

麻酔からの覚醒・抜管

　手術終了後は，患者の状態や術後の管理条件などを考慮したうえで，問題がなければ抜管操作を行う．咳などの気道防御反射が回復していること，自発呼吸の回数，大きさが十分で呼吸パターンが安定していることなどが条件となる．麻酔導入時に気道確保がむずかしかった患者や気道トラブルのリスクが高い小児や肥満患者は，より慎重に評価を行う．

　術後の病棟への帰室に際しては，アルドレートスコア（Aldrete score）（**表Ⅳ-3-6**）を用いて評価する．

　術後に病棟に帰室すると，術中のように患者の状態を，絶え間なく観察することはむずかしい．患者が帰室時，または回復室（リカバリー室）に入室している間に，病棟に帰室しても安全な状態かを評価し，重症患者や術中に大量出血や術式変更など想定外のイベントがあった患者などでは，状況に応じて集中治療室での管理を検討することも必要である．

術後回診

　術後回診では，循環の変動，疼痛の程度，嘔吐・頭痛・シバリングなどの

表IV-3-6 Aldrete score

以下の項目を評価し，9点以上で帰室可能と判断する．

評価項目	活動性	点数
活動	四肢を自発的あるいは指示下に動かすことができる	2
	二肢を自発的あるいは指示下に動かすことができる	1
	四肢を動かすことができない	0
呼吸	深呼吸ができる	2
	呼吸抑制がある	1
	無呼吸	0
意識	完全覚醒	2
	呼びかけに反応がある	1
	反応なし	0
循環	術前より±20%の変動	2
	術前より±20～50%の変動	1
	±50%以上の変動	0
皮膚色調	正常	2
	青白い，悪い感じの色	1
	チアノーゼ	0

[Aldrete JA：The post-anesthesia recovery score revisited. J Clin Anesth **7**（1）：89-91, 1995/Aldrete JA, Kroulik D：A postanesthetic recovery score. Anesth Analg **49**：924-934, 1970 より筆者が翻訳して作成]

合併症の有無，術中記憶の有無，硬膜外カテーテルを術後使用する場合は刺入部の所見と硬膜外の効果範囲，下肢の神経症状の有無，硬膜穿刺後頭痛の有無などを診察する．術後疼痛を管理することは，痛みを取り除くだけでなく，早期離床，入院期間の短縮，病院のコスト削減につながる．急性疼痛管理チーム（APS）は，麻酔科スタッフと看護師，薬剤師などがチームとなって術後疼痛をコントロールする取り組みであり，日本の各施設でも導入が進んできている．

APS：acute pain service

4 | 各種麻酔薬，作用機序，注意点

ここでは，全身麻酔および区域麻酔で使用される頻度の高い麻酔薬について解説する．麻酔ではさまざまな薬剤が使用されているため，患者のQOL向上のために，それぞれの薬剤のメリット・デメリットを理解しつつ，適切に使用することが求められる．

3 | 麻酔　269

麻酔薬は，全身麻酔に使われる薬剤（**オピオイド**［**鎮痛薬**］，**静脈麻酔薬**，**吸入麻酔薬**，**筋弛緩薬**）と，**局所麻酔薬**，そのほかの麻酔薬に大きく分けられる．

4-1 全身麻酔に使われる薬剤

全身麻酔に使われる薬剤は，すべての種類の薬剤が「意識の消失と健忘（鎮静）」「鎮痛」「無動（筋弛緩）」という3要素を必ずもたらすというわけではないため，通常，複数の薬剤を併用することで3要素が満たされている．

A オピオイド（鎮痛薬）

オピオイドとは，オピオイド受容体に作用するオピオイド鎮痛薬およびその拮抗薬を含む．オピオイドは強力な鎮痛薬であり，がん疼痛*の緩和において必須の薬剤であるが，手術室での麻酔管理や病棟での術後鎮痛にも用いられている．

オピオイドは静注，筋注，経口投与，硬膜外投与，くも膜下投与，貼付など，さまざまな経路から投与される．麻薬性のオピオイドの代表は**モルヒネ**で，使用頻度の高いものとしては，このほかに**フェンタニル，レミフェンタニル**などがある．

> ***がん疼痛**
> がん患者はさまざまな痛みを抱えている．がん疼痛とは，がん自体による痛みやがん治療による痛み，すなわち，がんに関連した痛みのことをいう．

1）作用機序

オピオイドの鎮痛効果は，主に脊髄後角に始まる疼痛情報の上位中枢への伝達を抑制することと，中脳から延髄を経て脊髄後角まで下行するアドレナリン作動性あるいはセロトニン作動性疼痛抑制回路を活性化することによりもたらされる．オピオイド受容体にはμ・δ・κ受容体の3種類があり，臨床的に有用なオピオイドの鎮痛作用は主にμ受容体を介する[16]．

2）特徴・注意点

オピオイドには鎮痛作用だけでなく鎮静作用もあり，吸入麻酔薬などほかの鎮静薬と併用するとその必要量を減少させる効果があるが，単独では大量に投与しても完全な意識消失は起こりにくい．全身麻酔の導入では，上気道・下気道における反射を抑制し，気管挿管時の反射，咳嗽を抑制することができる．

このように，オピオイドには鎮痛効果以外にも多くの薬理作用があるが，有用な効果だけでなく副作用が現れる場合もある．

3）副作用

オピオイドの副作用として，まず**呼吸抑制**が挙げられる．これは，オピオイドが呼吸中枢に直接的に作用することで引き起こされる．ほかの鎮静薬を併用している場合はとくに注意が必要である．

次に**悪心・嘔吐**がある．これは，オピオイドが延髄の化学受容器引き金帯

CTZ：chemoreceptor trigger zone

（CTZ）に作用することで引き起こされる．また，消化管の蠕動運動を抑制し，下部食道括約筋を弛緩させる．

さらに，長期作用によって耐性・依存性・習慣性を生じることがある．

PCA：patient-controlled analgesia

> **臨床で役立つ知識**　**患者の自己調節による疼痛コントロール**
>
> 病棟では，全身麻酔下での手術後の鎮痛の目的で，フェンタニルやモルヒネを投与する．PCA装置を用いて静脈内または硬膜外腔に投与されることもある．PCAは自己調節鎮痛法とよばれ，患者自身が疼痛コントロールを行うことで迅速で細かい投与量の調節が可能であり，疼痛がないときには投与されず，より安全域が広い．

B　静脈麻酔薬

静脈麻酔薬とは，その名のとおり点滴静脈内注射で直接血管内に投与して使用する薬剤である．そのため，各々の薬剤の作用機序や効果，禁忌事項について把握することは重要である．また，薬剤の誤投与回避のため薬剤開封時および投与前のラベルの確認や，シリンジに薬剤名を記載するなどの策も必要である．

静脈麻酔薬として用いられる薬剤には，次のようなものがある．

プロポフォール

プロポフォールは麻酔の導入や術中の麻酔維持のほかに，集中治療室などで人工呼吸療法を受ける患者の鎮静でも使用される．麻酔維持のためには$2\sim5\,\mu g/mL$程度の濃度が必要となるが，鎮痛手段や手術侵襲の大きさなどにより必要量は変化する．

GABA：gamma-amino-butyric acid

作用機序としては，γアミノ酪酸（GABA）抑制性シナプスにおいて作用を増強することにより，鎮痛・催眠作用を発揮するが，鎮痛作用や筋弛緩増強作用は有していない．

プロポフォールは注入時の$50\sim70\%$の頻度で血管痛を生じる[17]．予防のために，リドカインなどの局所麻酔薬やフェンタニルなどの鎮痛薬の前投与が有用である．またプロポフォールは呼吸・循環抑制作用を有しているため，使用中は患者の呼吸状態，循環動態を注意深く観察する必要がある．

PRIS：propofol infusion syndrome

重大な合併症としてはプロポフォール注入症候群（PRIS）があり，比較的高用量（$4\,mg/kg/$時以上）で長時間（48時間以上）投与した際に生じる可能性がある．症状としては治療抵抗性の徐脈，強度の代謝性アシドーシス，肝肥大や横紋筋融解症などがある．また，集中治療における人工呼吸中の鎮静目的での小児への投与は禁忌となっている．

レミマゾラム

レミマゾラムは全身麻酔の導入および維持に使用される超短時間作用型ベンゾジアゼピン系の静脈麻酔薬で，2020年に発売された最も新しい静脈麻酔薬である．ベンゾジアゼピン系薬剤は，中枢神経に存在するベンゾジアゼピン受容体を占有することでその作用（催眠，鎮静，抗不安，健忘，抗けいれん，筋弛緩）を発揮する．レミマゾラムの作用機序は，GABA$_A$受容体のベンゾジアゼピン結合部位を介して，主要な抑制性神経伝達物質であるGABAのGABA受容体への結合を促進させることで鎮静作用を示すと考えられている．

プロポフォールと比較し，血圧低下などの循環抑制作用が弱く，特異的なベンゾジアゼピン受容体拮抗薬（フルマゼニル）をもつことなどの特徴が挙げられる（下記，「もう少しくわしく　ベンゾジアゼピン系薬剤の拮抗薬」参照）．

ミダゾラム

ミダゾラムは，手術麻酔や集中治療域で主に使用されているベンゾジアゼピン系薬剤である．肝臓で代謝され腎臓から排泄されるため，肝・腎機能に障害がある患者では注意する．また，呼吸抑制や上気道閉塞を引き起こすこともあるので，投与中は気道管理，そのほかモニタリングを要する．同じベンゾジアゼピン系のレミマゾラムと比べ，作用時間が長い．

> **もう少しくわしく　ベンゾジアゼピン系薬剤の拮抗薬**
>
> ベンゾジアゼピン系薬剤による覚醒遅延や呼吸抑制を改善するために，フルマゼニルという拮抗薬が用いられることがある．注意点として，ミダゾラムの半減期はフルマゼニルより長いため，深い鎮静状態で拮抗薬を使用すると一時的に覚醒しても再鎮静を認めることがある．レミマゾラムは半減期が短いため，再鎮静の危険性は低い．また，副作用であるけいれんにも注意する．

チオペンタール，チアミラール

チオペンタール，チアミラールはバルビツール酸とよばれる静脈麻酔薬で，淡黄色の粉末の状態で保管されており，蒸留水で溶解し使用する．特異臭がある．作用機序としては，GABA$_A$受容体に作用し効果を発揮するほか，NMDA受容体への関与も解明されつつある．全身麻酔や電気けいれん療法の麻酔で使用されるが，とくに全身麻酔での帝王切開術の麻酔導入で妊産婦に使用されることが多い．

ただし，気管支喘息や慢性の肺疾患の患者では喘息発作や気道抵抗を増加させることもあるため，使用は避けるべきである．

NMDA：N-methyl-D-aspartic acid

C 吸入麻酔薬

1) 特 徴

吸入麻酔薬は全身麻酔の導入・維持に用いられる麻酔薬で，経気道的に投与し，肺から吸収されて血液を介し主に脳を標的とする麻酔薬である．高濃度で使用することにより，単独使用においても「意識の消失と健忘（鎮静）」「鎮痛」「無動（筋弛緩）」という全身麻酔の主たる3要素を賄うことができる．しかし，実際の臨床では鎮痛薬や筋弛緩薬と併用し，鎮静薬としてバランス麻酔*が行われている．

吸入麻酔薬で全身麻酔を行う場合，静脈麻酔薬投与によって意識を消失させ，筋弛緩薬投与後に気管挿管を行い，気管チューブを介し吸入麻酔薬を投与することが多い．

現在日本で使用されている主な吸入麻酔薬は，セボフルラン，イソフルラン，デスフルラン，亜酸化窒素の4種類である．

2) 注意点

麻酔からの覚醒時に不穏・興奮を起こすことがある（とくに小児において注意が必要である）．また，静脈麻酔薬に比べてPONV*の頻度が高い．

D 筋弛緩薬

1) 特 徴

筋弛緩薬は全身麻酔において，気管挿管時の声門開大，術中の確実な不動化のため使用される薬剤である．集中治療領域での人工呼吸療法で使用されることもある．日本では，脱分極性筋弛緩薬であるスキサメトニウムと，非脱分極性筋弛緩薬であるロクロニウムに分けられる．

とくにロクロニウムは，特異的筋弛緩回復薬であるスガマデクスの登場によって，より使用しやすい薬剤となった．それまで筋弛緩からの拮抗にはネオスチグミン＋アトロピンが使用されていたが，スガマデクスでの拮抗で筋弛緩残存や術後呼吸器合併症のリスクがより低減された．

2) 注意点

術後に筋弛緩薬が残存してしまうと，低酸素血症，上気道閉塞，誤嚥や呼吸器合併症を増加させる．また，肝・腎機能障害をもつ患者や高齢者では，筋弛緩からの回復に時間がかかることもあるため，確実な評価が必要である．

なお，筋弛緩からの回復の評価には主観的方法と客観的方法がある．主観的方法は，簡易的末梢神経刺激装置を用いて筋運動を評価者の視覚や触覚で感知したり，5秒間頭部挙上，離握手，舌突出などの臨床症状を評価するものであるが，客観的方法は，筋弛緩モニターが推奨される[18]．

＊バランス麻酔

それぞれに特徴をもった薬剤を駆使することで麻酔の3要素をもたらし，患者の肉体的・精神的苦痛を取り除き，術者が手術しやすい環境をつくること．

＊PONV

postoperative nausea and vomiting の略で，術後の悪心・嘔吐のこと．頻度としては25～30%であり，リスク因子として女性，PONV・乗り物酔いの既往，非喫煙者，若年などがある．

メモ

スガマデクスの投与が残存する筋弛緩薬に対して過少であった場合，いったん神経筋機能が回復しても，再クラーレ化（再筋弛緩状態）が起こることがあるので注意が必要である．

TOF反応

尺骨神経を刺激して母指内転筋の筋収縮反応をみる．TOF（train-of-four）モードで，2Hzの頻度で4回刺激を行い，反応回数（TOFカウント）をみる．4回とも反応する場合には1番目と4番目の反応の比（四連反応比，train-of-four ratio：TOFR）を評価し，抜管時にはTOFR 1.0以上を目標とする．

4-2 | 局所麻酔薬

1) 特徴

リドカインに代表される**局所麻酔薬**は，創部や手術部位に直接行う浸潤麻酔だけでなく，腕神経叢ブロックなどの伝達麻酔，脊髄くも膜下麻酔，硬膜外麻酔などで広く用いられている．

2) 重大な副作用：局所麻酔薬中毒

重大な副作用に**局所麻酔薬中毒**がある．血中濃度がある程度上昇すると毒性症状が現れる（具体的な症状は p.260，**表Ⅳ-3-3** 参照）．

治療としてはまず助けを呼び，局所麻酔薬の投与を中止のうえ，気道確保・酸素投与などの対応を行い，中毒症状に合わせ適宜薬剤を投与する．20％脂肪乳剤の静脈内投与が有用とされている．

4-3 | そのほかの麻酔薬

術後の鎮痛が不十分な場合，疼痛により呼吸や循環などにも影響を及ぼし，予後を悪化させる可能性がある．そこで最近では，作用機序の異なる複数の薬剤を組み合わせ，鎮痛効果の向上を図る**多様式鎮痛法**（multimodal analgesia）とよばれる考え方が主流となっている．

そのため，オピオイドだけでなく非オピオイド系の鎮痛薬である NSAIDs（非ステロイド性抗炎症薬）に分類される **COX-2 阻害薬**，**アセトアミノフェン**などが併用される．それぞれ錠剤や坐薬，静脈内注射薬などが使用される．

5 | 鎮静と麻酔のレベル

A 鎮静と麻酔

鎮静とは，苦痛緩和のために患者の意識を意図的に低下させること（意識を低下させる意図をもって鎮静薬を投与すること）[19]であり，最小鎮静から全身麻酔にいたるまでの一連の状態を指す[20]．手術の低侵襲化や診断技術が進歩したこと，またモニタリングの発展と，作用発現や覚醒までが速い薬物の開発などから，手術室外でも鎮静薬を投与して深鎮静管理をする機会が多くなってきている．

鎮静を実施・管理する医療者はあらゆる専門領域・職種にわたるが，鎮静に従事する者は，痛み刺激でも反応しない状態となる深鎮静から全身麻酔では呼吸・循環や体温調節中枢の抑制を伴うことを踏まえ，常に患者の状態が変化する可能性があることを念頭に置いて，適切な管理ができるよう準備すべきである．

B 鎮静と麻酔の目的

鎮静を必要とする処置は，小手術から人工呼吸管理，緩和ケア，検査など多岐にわたる．いずれも患者の痛みや不安を取り除き，処置や検査を安全に行うことを目的とする．

C 鎮静と麻酔レベルの定義

米国麻酔科学会による定義が先立ち，ヨーロッパ麻酔科学会およびヨーロッパ麻酔専門医会，そして，2021年には日本麻酔科学会が，臨床的な患者の状態によって鎮静レベルを定義づけている．いずれの定義においても，鎮静には，反応が明確で全身状態も安定している「最小鎮静」から，強い刺激にも反応がないくらい深く，呼吸・循環も不安定な「深鎮静」状態，さらには「全身麻酔」まで連続性があることが示されている．

1）米国麻酔科学会，日本麻酔科学会による鎮静と全身麻酔の定義

鎮静と麻酔レベルは，反応性，気道，自発呼吸，心血管機能の状態に応じて定義される．具体的な分類を表IV-3-7に提示する．

①最小鎮静

薬物の影響下にあるが，呼びかけに正常に反応する状態．認知機能と協調反応は抑制されているかもしれないが，呼吸機能と心血管機能には影響しない．

②中等度鎮静

薬物により意識が抑制されているが，呼びかけのみ，または接触刺激で，目的のある反応をする状態．気道確保の必要はなく適切な自発呼吸がある．血行動態も通常は維持されている．

③深鎮静

薬物により意識が抑制されており，容易に覚醒しないが，反復刺激や有痛性刺激を与えると目的のある反応をする．気道の維持に介入が必要になったり，自発呼吸が不十分だったりすることがある．血行動態は，通常は維持されている．

④全身麻酔

薬物により意識が消失した状態で，有痛性刺激を与えても覚醒しない．自発呼吸は，ほとんどの場合不十分である．気道の維持にしばしば介入が必要で，自発呼吸の抑制や薬物による筋弛緩作用のため，陽圧換気が必要な場合がある．心血管機能も障害されることがある．

2）ヨーロッパ麻酔科学会およびヨーロッパ麻酔専門医会による鎮静レベルの定義

ヨーロッパ麻酔科学会およびヨーロッパ麻酔専門医会も，2017年に合同で

表IV-3-7　米国麻酔科学会 鎮静と全身麻酔の分類と定義

鎮静レベル	反応性	気道	自発呼吸	心血管機能
最小鎮静	呼びかけに正常に反応する	影響されない	影響されない	影響されない
中等度鎮静	呼びかけ，接触刺激で合目的的に反応	介入不要	適切	通常は維持
深鎮静	反復刺激，有痛性刺激後，合目的的に反応	介入が必要なことがある	不十分なことがある	通常は維持
全身麻酔	有痛性刺激でも未覚醒	しばしば介入が必要	頻繁に不十分	障害されることがある

〔American Society of Anesthesiologists：Statement on Continuum of Depth of Sedation：Definition of General Anesthesia and Levels of Sedation/Analgesia，〔https://www.asahq.org/standards-and-practice-parameters/statement-on-continuum-of-depth-of-sedation-definition-of-general-anesthesia-and-levels-of-sedation-analgesia〕（最終確認：2024 年 6 月 26 日）より筆者が翻訳して引用〕

表IV-3-8　改変 5 段階ラムゼイスケール

レベル	状態
1	完全覚醒
2	眠い感じ
3	眠っているが普通の呼びかけで目覚める
4	眠っているが標準化された物理的刺激（眉間の叩打など）に反応する
5	眠っていて強い刺激にも反応しない

〔Hinkelbein J, Lamperti M, Akeson J et al.：European Society of Anaesthesiology and European Board of Anaesthesiology guidelines for procedural sedation and analgesia in adults. Eur J Anaesthesiol **35**（1）：6-24, 2018 より筆者が翻訳して引用〕

PSA：procedural sedation and analgesia

鎮静鎮痛下処置（PSA）ガイドライン（ESA/EBA ガイドライン）を発表している[21]．ここでは，鎮静レベルの分類法が複数あることに言及している．一例として，**表IV-3-8** に示すような改変した 5 段階ラムゼイスケールを挙げており，レベル 1～5 に定義されている（レベル 5 が全身麻酔に対応する）．

D　鎮静の実際

1）鎮静前評価

　鎮静前の患者評価をすることと鎮静の成果との関係について，まだ十分なエビデンスは出ていないが，鎮静中の合併症に関連する既往疾患もあり，また適切な鎮静のためには，鎮静前評価は不可欠である[22]．

　鎮静を開始する前に評価すべき病歴の項目としては，① 重要臓器の異常，② これまでの鎮静（局所麻酔，全身麻酔によるものも含めて）による異常の

表IV-3-9　鎮静前評価で注意すべき疾患

- 重篤な心疾患
- 閉塞性睡眠時無呼吸症候群
- BMI（body mass index）が 40 以上の病的肥満
- GFR（糸球体濾過量）が 60 mL/min/1.73 m² 未満が 3 ヵ月以上続く，あるいは GFR 区分の G3a 以上の慢性腎疾患
- MELD score（末期肝疾患モデルスコア）が 10 以上の慢性肝疾患
- 70 歳以上の高齢者
- 米国麻酔科学会の Physical Status が Ⅲ以上

［Hinkelbein J, Lamperti M, Akeson J et al.：European Society of Anaesthesiology and European Board of Anaesthesiology guidelines for procedural sedation and analgesia in adults. Eur J Anaesthesiol **35**（1）：6-24，2018 より筆者が翻訳して引用］

GFR：glomerular filtration rate

MELD：model for end-stage liver disease

経験の有無，③ 薬物関連事項（薬物アレルギーの有無，現在の内服薬，相互作用の起こりうる薬剤の服用歴），④ 最終経口摂取時間（何を食べたかも重要），⑤ 嗜好（喫煙歴，飲酒歴，薬物中毒の有無）が挙げられる．ESA/EBA ガイドラインでは，気道や血行動態，薬物代謝にかかわる疾患をもつ患者について，専門家である麻酔科医による鎮静前評価を奨励している[21]（**表IV-3-9**）．また，身体所見で評価すべき項目は，① バイタルサイン，② 心音，肺音の聴診所見，さらには重要項目として，③ 気道の評価（**表IV-3-10**）が挙げられる．鎮静中に呼吸抑制をきたせば，気管挿管の有無にかかわらず陽圧換気が必要になることがある．解剖学的異常があればさらに気道の維持が困難となり，自発呼吸下での上気道閉塞をきたしやすい．こういったことから，気道の評価は重要である[21]．

2）鎮静前準備

鎮静についての危険性，利点，欠点，ほかの代替処置についての説明を行ったうえでの同意を得るインフォームド・コンセント（informed consent）が必要である[20, 21]．

また予定された鎮静であれば，適切な絶飲食時間を設定する（**表IV-3-11**）．緊急時，そのほかの胃内容物排出を阻害する要因があれば，① 鎮静レベル，② 処置の遅延が可能かどうか，③ 挿管の必要性について考慮する必要がある[22]．

飲食に関しては，意識レベルの低下により嘔吐や誤飲のリスクが上昇するため，鎮静前の絶飲食が必要である[22]．

3）モニタリングと記録

①モニタリング

モニタリングは，鎮静を行ううえで最も重要な要素の 1 つである．意識レベル，呼吸，酸素化，循環動態についてモニタリングが必要となる．中等度鎮静，深鎮静では，モニタリング中に術者以外の担当者がその場で記録することが推奨されている[21, 22]．

表IV-3-10　気道評価項目

	病歴	身体所見
米国麻酔科学会鎮静ガイドラインにおける気道評価項目	●以前の麻酔や鎮静での問題点 ●喘鳴，いびき，睡眠時無呼吸症候群 ●進行リウマチ ●染色体異常（21トリソミーなど）	●体型：明らかな肥満（とくに頸部や顔面） ●頭頸部：短頸，頸部後屈制限，舌骨下顎距離減少（成人で<3 cm），頸部腫瘤，頸椎疾患または外傷，気管偏位，顔面容貌の異常（ピエール・ロバン[Pierre Robin]症候群など） ●口腔：開口障害（成人で<3 cm），歯がない，切歯萌出，動揺歯，かぶせ歯，高口蓋，巨大舌，扁桃肥大，口蓋垂視認不能 ●顎：小顎，下顎後退症，開口障害，明らかな不正咬合
ESA/EBAガイドラインにおける気道評価項目	●妊娠はしていないか ●顔面・頸部の外傷	●著明な肥満はないか ●頭頸部が解剖学的にみて気道の保持が困難ではないか：thyromental distanceが短い，頸部に可動制限がある，顔面や頸部に傷害がある，そのほか（腫瘍，浮腫，膿瘍，血腫，気管偏位，首が太い，顔面に変形がある，長い髭） ●開口は可能か：口が小さい，開口制限がある，巨舌，出っ歯，切歯間距離が短い，無歯顎，扁桃肥大，高いアーチ型口蓋 ●下顎が解剖学的にみて気道の保持が困難ではないか：小顎，顎後退，上顎前突出

[American Society of Anesthesiologists Task Force on S, Analgesia By Non-Anesthesiologists.：Practice Guidelines for Sedation and Analgesia by Non-Anesthesiologists. Anesthesiology **96**（4）：1004-1017, 2002／Hinkelbein J, Lamperti M, Akeson J et al.：European Society of Anaesthesiology and European Board of Anaesthesiology guidelines for procedural sedation and analgesia in adults. Eur J Anaesthesiol **35**（1）：6-24, 2018 より筆者が翻訳して引用]

　モニタリングが万全となったところで，鎮静が開始される．呼吸抑制，循環抑制の可能性があるため，禁忌でなければ通常は補助的に酸素を投与する．また鎮静薬の追加投与，緊急時の必要薬剤の投与に備えて，静脈ルートは鎮静開始前に確保する[21]．

＜意識レベル＞

　口頭指示に対する反応で，鎮静レベルを評価でき，声に出して返答可能であれば気道が開通しているかどうかも確認できる．中等度鎮静では口頭指示にて応答可能か，歯科処置や上部消化管内視鏡などで返答できない場合は，手指のサインで評価する．反応があれば，深呼吸などで気道は保たれる状態であると判断できる．深鎮静では痛み刺激で反応するか確認し，全身麻酔状態に移行していないか評価する[21,22]．

表Ⅳ-3-11　術前絶飲食ガイドライン

摂取物	最小絶飲食時間
清澄水[注1]	2時間
母乳	4時間
粉ミルク	6時間
牛乳	6時間
軽食[注2]	6時間
油物を含んだ食事	8時間

注1）清澄水の例としては，水，果肉や繊維の入っていない果物ジュース，炭酸水，無糖のお茶，ブラックコーヒー，タンパク質の入っていない炭水化物含有飲料が挙げられる．
注2）典型的な軽食としてはトーストと清澄水の組み合わせが挙げられる．揚げ物のように脂肪を含む食事や肉類は胃内容排出時間を遷延させるため，さらに絶飲食時間を延ばす必要がある．
[Joshi GP, Abdelmalak BB, Weigel WA et al.: 2023 American Society of Anesthesiologists Practice Guidelines for Preoperative Fasting: Carbohydrate-containing Clear Liquids with or without Protein, Chewing Gum, and Pediatric Fasting Duration-A Modular Update of the 2017 American Society of Anesthesiologists Practice Guidelines for Preoperative Fasting. Anesthesiology **138**（2）:132-151, 2023 より筆者が翻訳して引用]

<呼吸>

　呼吸の評価は目視あるいは聴診することで行う．**終末呼気二酸化炭素濃度モニター**（カプノメータ）は体位などで呼吸を目視できない中等度鎮静や，深鎮静での呼吸評価に併用する．酸素化の指標である**経皮的動脈血酸素飽和度モニター**（パルスオキシメータ）はすべての患者に装着する[21, 22]．

<循環動態>

　鎮静前に血圧を測定し，鎮静中は最低5分ごとに評価する．心電図は深鎮静，あるいは心疾患や処置時に不整脈出現の可能性のある中等度鎮静時に装着する[22]．

②記録

　上記のモニタリング（意識レベル，呼吸様式，酸素化，循環動態）について，鎮静薬の種類や量，処置にかかっている時間，そして，患者の状態に応じた適切な頻度で評価し記録を残す．最低限，① 処置前，② 鎮静薬投与後，③ 処置中一定間隔（5分以内の間隔で），④ 回復直後，⑤ 帰室/帰宅前の状態は記載する．処置中に患者をモニターするスタッフが専従で管理し，中等度鎮静では，患者の状態が安定している場合には軽微な他業務のサポートも可能であるが，深鎮静では一人の患者のモニターのみに集中すべきである[21]．

4）回復期のケア

　処置が終わると侵襲刺激が減り，また，静脈内投与よりも薬の吸収のタイミングが遅い投与経路（経口，経直腸，筋注など）からの薬剤の吸収や代謝の遅い薬剤の残存で，回復期には鎮静が遷延したり循環呼吸抑制が起きたり

することがある．外来患者の場合，退院後には医療者の目を離れてしまうので退室基準を設けて，それを満たすまではモニタリングを継続する[20,22]．

E 鎮静にかかわるスタッフに求められる資質

鎮静時の合併症は呼吸や循環の抑制に起因するため，モニタリングにかかわるスタッフは，鎮静にかかわる合併症に気づけるようにトレーニングを受けるべきである[22]．また，① 麻薬による呼吸抑制，② 鎮静薬や麻薬の追加投与間隔，③ 拮抗薬の薬理作用を熟知することが必要である[21,22]．

さらに，鎮静が予定していたレベルよりも深くなってしまった場合を想定して，中等度より深いレベルの鎮静では，少なくとも一人は一次救命処置（BLS；心肺蘇生，バッグバルブマスク呼吸）ができる医療従事者が処置室内にいることが必須で，中等度鎮静では緊急時二次救命処置（ALS；心肺蘇生，気管挿管，除細動，緊急薬剤使用など）を5分以内に施行可能な態勢にし，深鎮静では ALS を施行できる医療従事者が在室すべきである[22]．

BLS：basic life support
ALS：advanced life support

●引用文献

1) Brown EN, Pavone KJ, Naranjo M：Multimodal General Anesthesia：Theory and Practice. Anesth Analg **127**（5）：1246-1258, 2018
2) Dote K, Ikemune K, Desaki Y et al.：Two Japanese Pioneers in Anesthesiology：Seishū Hanaoka and Gendai Kamada. J Anesth Hist **3**（1）：19-23, 2017
3) Evered LA, Chan MTV, Hanet R et al.：Anaesthetic depth and delirium after major surgery：a randomised clinical trial. Br J Anaesth **127**（5）：704-712, 2021
4) 日本麻酔科学会：安全な鎮静のためのプラクティカルガイド，2022年6月，〔https://anesth. or.jp/files/pdf/practical_guide_for_safe_sedation_20220628.pdf〕（最終確認：2024年9月16日）
5) Cao B, Xu Q, Shi Y et al.：Pathology of pain and its implications for therapeutic interventions. Signal Transduct Target Ther **9**（1）：155, 2024
6) Shanthanna H, Uppal V, Joshi GP：Intraoperative nociception monitoring. Anesthesiol Clin **39**（3）：493-506, 2021
7) Rosenberger DC, Pogatzki-Zahn EM：Chronic post-surgical pain-update on incidence, risk factors and preventive treatment options. BJA Educ **22**（5）：190-196, 2022
8) 日本麻酔科学会：安全な麻酔のためのモニター指針，2019年3月，〔https://anesth.or.jp/files/pdf/monitor3_20190509.pdf〕（最終確認：2024年9月16日）
9) Wesselink EM, Kappen TH, Torn HM et al.：Intraoperative hypotension and the risk of postoperative adverse outcomes：a systematic review. Br J Anaesth **121**（4）：706-721, 2018
10) Brown EN, Pavone KJ, Naranjo M：Multimodal General Anesthesia：Theory and Practice. Anesth Analg **127**（5）：1246-1258, 2018
11) 日本麻酔科学会：周術期禁煙プラクティカルガイド＜2021年9月制定＞，p.13, 2021
12) Wang J, Xu L, Huang S et al.：Low muscle mass and Charlson comorbidity index are risk factors for short-term postoperative prognosis of elderly patients with gastrointestinal tumor: a cross-sectional study. BMC Geriatr **21**（1）：730, 2021
13) 肺血栓塞栓症および深部静脈血栓症の診断，治療，予防に関するガイドライン（2017年改訂版），〔https://j-circ.or.jp/guideline/pdf/JCS2017_ito_h.pdf〕（最終確認：2023年12月7日）
14) Kearon C, Akl EA, Comerota AJ et al.：Antithrombotic Therapy and Prevention of Thrombosis, 9th ed：American College of Chest Physicians Evidence-Based Clinical Practice Guidelines. Chest **141**（2 Suppl）：e419S-e496S, 2012
15) 日本麻酔科学会：術前絶飲食ガイドライン＜2012年7月制定＞，〔http://www.anesth.or.jp/files/pdf/kangae2.pdf〕（最終確認：2023年12月7日）

16) Fukuda K：Opioids. Miller's Anes Thesia, 8th ed（Miller RD, ed）, p.864-914, Elsevier, Churchill Livingstone, 2015

17) 小板橋俊哉ほか：プロポフォールによる注入時血管病の発現頻度および強度に与える年齢の影響．臨床麻酔 **28**：1675-1661, 2004

18) Capron F et al.：Can acceleromyography detect low levels of residual paralysis？A probability approach to detect a mechanomyographic train-of-four ratio of 0.9. Anesthesiology **100**：1119-1124, 2004

19) 日本緩和医療学会 ガイドライン統括委員会（編）：がん患者の治療抵抗性の苦痛と鎮静に関する基本的な考え方の手引き 2023 年版，金原出版，2023

20) Practice Guidelines for Moderate Procedural Sedation and Analgesia 2018: A Report by the American Society of Anesthesiologists Task Force on Moderate Procedural Sedation and Analgesia, the American Association of Oral and Maxillofacial Surgeons, American College of Radiology, American Dental Association, American Society of Dentist Anesthesiologists, and Society of Interventional Radiology．Anesthesiology **128**：437-479, 2018

21) Hinkelbein J, Lamperti M, Akeson J et al.：European Society of Anaesthesiology and European Board of Anaesthesiology guidelines for procedural sedation and analgesia in adults. Eur J Anaesthesiol **35**（1）：6-24, 2018

22) Statement on Granting Privileges for Administration of Moderate Sedation to Practitioners Who are Not Anesthesia Professionals．〔http://www.asahq.org/~/Media/Sites/ASAHQ/Files/Public/Resources/standards-guidelines/statement-on-granting-privileges-for-administration-of-moderate-sedation-to-practitioners.pdf〕（最終確認：2023 年 10 月 25 日）

第V章 臨床看護学・医学の基盤となる知識

1 | 医療における倫理

「倫理」とは

倫理とは社会生活において人が守るべき道理であり，人が行動する際の規範や判断基準となるもののことである．モラルともよばれる．一般社会と同様，医療も多くの法・制度の下に行われており，一人ひとりの医療職者が従事する施設の規則に基づき各々判断・行動しているが，すべての行動規範や判断基準が明文化されているわけではない．医療の専門職として，各人が自身の倫理観を高め，日々の業務における倫理的な場面に対処していく必要がある．

医学・看護における倫理（表V-1）

医学における倫理として，古くは紀元前のギリシアにおける「ヒポクラテスの誓い」が有名であるが（p.181 参照），近代では世界医師会により，医師の専門職性や患者への態度を示したジュネーブ宣言（1948 年）（p.181 参照），ヒトを対象とする医学研究の倫理的原則を示したヘルシンキ宣言（1964 年），患者の権利に関するリスボン宣言（1981 年）などが示されている．日本においては，2000 年に日本医師会が「医の倫理綱領」を発表した．さらに 2015 年には世界医師会が「医の倫理マニュアル第 3 版」を発行しており，日本語版を日本医師会のホームページから閲覧することができるようになっている[1]．

看護の世界では，1950 年に米国看護師協会が倫理綱領を定め，その後，国際看護師協会が 1953 年に倫理綱領を発表した．日本においては，1988 年に

表V-1　医学・看護に関する倫理規定等の概要

ジュネーブ宣言 （1948 年）	●スイス・ジュネーブで行われた第 2 回世界医師会総会で採択 ●患者の健康と安寧を第一に考える，患者の自主性と尊厳を尊重する，人命を最大限に尊重しつづける，患者の秘密を死後でさえも尊重するなど，医師としての基本姿勢が謳われている
ヘルシンキ宣言 （1964 年）	●フィンランド・ヘルシンキで行われた第 18 回世界医師会総会で採択 ●ヒトを対象とする医学研究の倫理的原則として，被検者のプライバシーの保護・利益の保障，研究内容の「研究計画書」への明示などの項目が示されている
リスボン宣言 （1981 年）	●ポルトガル・リスボンで行われた第 34 回世界医師会総会で採択 ●良質の医療を受ける権利，選択の自由の権利，自己決定の権利など，患者の権利が示されている
医の倫理綱領 （2000 年）	●医師は治療や健康増進における責任の重大性を認識し，人類愛をもとにすべての人に奉仕するものであるとし，医師としての進歩・発展，患者との信頼関係の構築，医療者間での協働，法令遵守などの必要性が謳われている（日本医師会）
看護職の倫理綱領 （2021 年）	●16 の条文で構成され，看護職者の使命・責務などが示されている（日本看護協会） ●看護職者の行動指針であり，自己の実践を振り返る際の基盤を提供するものである

日本看護協会より「看護婦の倫理規定」（現「看護職の倫理綱領」）が出されている．

倫理的にむずかしい判断を迫られる場面

このように各専門職がそれぞれの倫理を掲げてきたが，多職種が協働する医療においては，共通とする倫理原則をもつ必要がある．そこで中心にすえられるのが"**患者にとっての最善**"である．しかしながら臨床においては，患者にとっての最善の一言で判断できることばかりではなく，多様な価値観や相反する関係性のなかで，むずかしい判断を迫られることも少なくない．そのような，どうあるべきかが問われる場面・問題に遭遇することが多いのは医療の特徴であろう．

たとえば，慢性呼吸不全の高齢患者で，気管挿管をして人工呼吸器に依存した状態にあり，治療が長期化してさまざまな合併症も起こるなか，家族から抜管し人工呼吸器を外してほしいと強い要望が出されることがある．このような場面では，個人で，あるいは1つの専門職で課題を抱えるのではなく，医師，看護師，薬剤師，理学療法士，栄養士，ソーシャルワーカー，臨床工学技士，臨床検査技士，診療放射線技師，事務職員，場合によっては弁護士からなる**チーム**として検討していくことが大切である．

時代の変遷とともに変化しうる価値観

倫理的な判断は，時代やその時々の社会の知見・考えに左右される．医療に関連する出来事も例外ではない．ハンセン病（らい病）患者の隔離政策や，知的障害者や精神障害者への強制不妊手術はその一例といえる．また，患者へのがんの告知についても，以前は精神的ショックを与えないために本当の病名を伝えないのが通例であったが，1980年代以降に**インフォームド・コンセント**（次項参照）の考えが広がったことや，がんの治療成績が向上したことなどから，現在では告知することが基本となっている．

コラム　ハンセン病と患者の隔離政策

ハンセン病（らい病）は紀元前の古典にもその記述があるなど，人類の歴史上，非常に古くから知られる感染症である．らい菌の感染によって皮膚や神経が侵され，初期症状として皮膚に斑紋が現れる．現代では特効薬が開発され完治する病となっているが，何世紀にもわたり，病に侵された際の外見の醜状や感染の恐ろしさゆえに人々に忌み嫌われ，患者たちは隔離され，差別的扱いを受けてきたという歴史がある．日本では，1907年「癩（らい）予防ニ関スル件」という法律が制定されたことで，ハンセン病患者の強制隔離政策が始まった．その後，法律は1931年「癩予防法」に改正，さらに1953年「らい予防法」に改正されたものの，ハンセン病の根絶のための終生隔離主義は続き，1996年の「らい予防法の廃止に関する法律」の制定に伴う「らい予防法」廃止まで，患者は療養所への強制収容・隔離を余儀なくされていたのである．

> **コラム　優生保護法と強制不妊手術**
>
> 優生保護法とは，1948年に優生上（不良な子孫の出生防止）の見地と，母性の生命健康を保護する目的で制定された法律で，不妊手術や人工妊娠中絶に関する事項が含まれていた（元になる法律は1940年に制定された国民優生法であった）．問題点は，これらの法規の解釈として優生手術（不妊手術）の対象が遺伝性疾患だけでなく，ハンセン病や遺伝性以外の精神疾患や精神薄弱にまで拡大され，本人の同意なしに不妊手術（強制不妊手術）が実施されてきたことである．
>
> 優生保護法は，1996年に母体保護法が制定されたことによって廃止となったものの，国の統計では，本人の同意なしに医師の申請によって実施された手術件数は1949～1996年の間に全国で約16,500件にのぼるとされる．手術をされた人が国を提訴したり，国会議員が救済立法を模索したりするといった動きが出ていたが，2019年4月24日，「旧優生保護法に基づく優生手術等を受けた者に対する一時金の支給等に関する法律」が議員立法により成立，公布・施行された．

生命にかかわる倫理的場面

生命の始まりと終わり，すなわち誕生と死の双方にかかわる医療においては，命の尊厳に直接かかわるさまざまな倫理的問題に遭遇する．具体的には，生殖医療や安楽死などの場面での倫理的問題が挙げられる．

近年の技術の進歩に伴い，子どもをなかなか授からない・授かることができないカップルに対し，さまざまな生殖医療・生殖補助医療が提供されている．その実施に際しては日本産科婦人科学会，日本生殖医学会などから指針や声明が示されており，倫理的問題をはらむゆえに繊細な配慮をもって慎重にあたるべきであることが読み取れる．

生殖医療における倫理的問題として，たとえば第三者からの精子・卵子の提供や，代理出産においては，産まれてくる子どもが自分の出自を知る権利の問題や，法的親子関係の問題，出生時に遺伝的異常があった際の問題など，さまざまな問題が生じる．

また体外受精（胚移植）では，母体への負担を考慮し，あらかじめ複数の卵子と精子とを受精させ，そのうち原則として1つの受精卵を母体の子宮に戻す（移植する）が，無事に着床・出産にいたった際には，母体に移植されなかった受精卵の保管をめぐる問題などが生じる．さらに妊娠中の胎児の染色体異常の有無を調べる出生前診断には，命の選別をしているという指摘が付きまとう．

産まれてくる子どもの命の尊厳を守り，福祉を保障するための法整備が急務となっているなかで，遺伝子組換え技術や再生医療が進歩するとともに，今後も新たな**生命倫理**の問題が生じてくることが予想される．

安楽死
安楽死とは，死期の近い患者を身体的・精神的苦痛から救うために死にいたらしめること．治療を中止する消極的安楽死と，薬物を投与して死にいたらしめる積極的安楽死とがあるが，日本では積極的安楽死は法律上認められていない．諸外国では法的に安楽死を容認している国もある．

代理出産
子を望む不妊夫婦の受精卵を配偶者以外の女性の子宮内で育んだり，夫の精子を配偶者以外の女性の卵子と人工授精させて出産すること．日本では法的整備が進んでおらず，日本産科婦人科学会は代理出産を禁止している．

2 インフォームド・コンセント，意思決定

インフォームド・コンセント

IC：informed consent

　インフォームド・コンセント（IC）とは，「十分な説明を行った（受けた）うえでの同意」である．患者が理解し主体的に考え判断できるよう，医療者は可能な限り平易な言葉で説明する必要がある．検査や治療の説明には，盛り込むべき内容が指定されている．具体的な説明内容は次のとおりである．

> 1. 検査・治療の必要性，有効性と起こりうる合併症の種類や頻度と医療機関の対応方法．
> 2. 説明する検査・治療法以外の選択肢と，その有効性やデメリット．

　上記1，2を説明したうえで説明を受けた家族，代諾者と，説明を行った医師，同席の医療従事者が署名を行い，書類に残すことになっている．

　インフォームド・コンセントは，法的には1997年の医療法の改正で第1条の4第2項に「医師，歯科医師，薬剤師，看護師その他の医療の担い手は，医療を提供するに当たり，適切な説明を行い，医療を受ける者の理解を得るように努めなければならない」として示された．法文からは努力義務と読めるが，2000年に下された最高裁判所の判決では実質，義務として示されている．この裁判は，宗教上の信念から輸血を拒否する意思を示していた患者の手術において，病院側は出血量が多くほかに救命手段がない場合は輸血する方針をもちながら，それを患者に説明せずに手術を行い，結果輸血の実施にいたったことについて患者が損害賠償請求の訴訟を起こしたものである．最高裁判所の判決のなかで，患者の意思決定をする権利は人格権の一内容として尊重されなければならないとし，説明を怠ったことで患者が輸血を伴う可能性のあった手術を受けるか否かについて，意思決定をする権利を奪ったものといわざるをえないと指摘し，精神的苦痛への賠償責任を認めた．すなわち，患者が意思決定をするために必要な説明は果たさなければならないと示したものといえる．

　このように，インフォームド・コンセントは患者による意思決定・自己決定を尊重するための仕組みといえる．

　なお，「患者参加」という意味合いをより強調した概念として，「SDM」がある．これは，共有意思決定，協働的意思決定などと訳され，治療方針の決定にあたり，医学的な見地からの情報を十分に提供したうえで，患者・家族と医療者とが対話・コミュニケーションを通じ，互いに相手が何を重要と考えているのかなどを知り，情報や目標を共有することを指す．エビデンスが不十分で治療の選択肢が多く存在する場合に，インフォームド・コンセント

エホバの証人と輸血

「エホバの証人」というキリスト教系の宗教の信者は，聖書のなかの「血を避けるべき」とする記述に則り，輸血の拒否を主張している．この裁判の例のように，患者の意思の尊重と生命を救うという医師の使命とのはざまで，倫理的な問題が発生しうる．なお，日本輸血・細胞治療学会，日本麻酔科学会などによる合同委員会が2008年に「宗教的輸血拒否に関するガイドライン」を定め，輸血治療が必要となる可能性がある患者について，18歳以上，15歳以上18歳未満，15歳未満の場合に分け，判断能力と親権者の態度に応じた対応が整理された．

SDM：shared decision making

第V章 臨床看護学・医学の基盤となる知識

を補う手法としてとくに重要となる．一方で，確実なエビデンスが得られている場合でも，エビデンスに基づく（医療者がよいと考える）方向へ患者を誘導することなく，患者の意思を尊重し QOL を向上させるという観点から必要であるとされ，近年注目されている．

意思決定，自己決定

患者本人の自己決定（自己による意思決定）や，家族による意思決定は「患者中心の医療」における基盤である．治療の決定に際しては，患者が認知症の場合や，あるいは急性疾患や事故などにより意識不明の場合など，患者が自己決定をする能力を有していない場合の意思決定が問題になる．将来，自らが判断能力を失うことが予測される場合に，患者自ら自分に行われる医療行為（この場合，主に終末期の医療が想定される）に対する意向を前もって意思表示することを**アドバンス・ディレクティブ（事前指示）**といい，**リビング・ウィル**（生前の意思．具体的な医療行為に関する指示のこと）や**DNAR**（心肺停止時に積極的な蘇生術実施を望まないという指示のこと）がある．

DNAR：do not attempt resuscitation

急性疾患や事故などの場合で，患者の現在および事前の意思が確認できない場合には，家族が患者に代わってインフォームド・コンセントを受ける．家族は患者の意思を推定し，患者にとっての最善を考え治療方針を決定する．医療者は家族と一緒に患者の最善を考え，家族の意思決定を尊重し，支援する．なお，このような場合に備えて，アドバンス・ディレクティブには，患者自身が判断できなくなった際の意思決定を委ねる代理人を指示することも含まれる．

最近では，社会の高齢化を受け，アドバンス・ディレクティブやリビング・ウィルを包括する概念として，**アドバンス・ケア・プランニング（ACP）**が重要視されている．これは，人生の最終段階における医療・ケアについて，本人が家族や周囲の人々，医療・ケアチームと共に考え，繰り返し話し合うことを指す[2]．終末期においては約 70%の患者で意思決定が困難になるとされ，よりよいエンド・オブ・ライフ・ケアに向け，本人が大切にしていることや望み，希望する医療・ケアについて前もって考え周囲の信頼する人々と話し合いを重ね，共有することの重要性が示されている．

ACP：advance care planning

ACP の愛称

厚生労働省は 2018 年，ACP の普及啓発，認知度向上の目的から愛称を公募し，「人生会議」に決定された．取り組み・普及はまだ十分ではない．

3 感染対策

なぜ感染対策が必要なのか

院内での感染症の伝播は，患者にとって，治療のために受診・入院しているにもかかわらず，新たな病気にかかってしまうという不利益を被ることになってしまう．一方，看護師を含め患者に接するすべての医療者は，目に見

えない病原微生物による感染の脅威に常にさらされている．医療者にとっては，業務で感染症にかかってしまうという不利益を被ることになるばかりでなく，自分（医療者）を介して新たな感染症を患者に起こしてしまうことにもなりかねない．したがって，患者・医療者双方のために院内における感染を最大限防ぐ対策を講じなければならない．

目には見えない微生物・感染症ではあるが，その感染・伝播の経路や除去の方法を知ることで対策を考えることができる．

感染・伝播の経路

感染・伝播の経路はさまざまである（p.29参照）が，院内感染を考えるうえで重要なのは，飛沫感染，飛沫核感染（空気感染），接触感染，および血液感染である．

1）飛沫感染

飛沫感染は，病原微生物が付着した飛沫*を他者が吸い込むことで伝播・感染する．感染を防ぐには，第一に飛沫を飛ばさないようにすることである．感染者がマスクを着用する，咳嗽時は口をハンカチで押さえるなどして，飛沫が飛ばないようにする．また飛沫は，その重さによって空気中を漂うことができず落下するため，咳嗽やくしゃみなどの飛沫が届かない距離をとるのが有効である．

2）飛沫核感染（空気感染）

飛沫核感染（空気感染）は，病原微生物が付着した非常に小さな飛沫核（飛沫よりも小さい）が空気中を浮遊し，鼻腔・口腔から侵入して伝播・感染するため，感染を防ぐのは容易ではない．N95マスクとよばれる特殊なマスクを着用することで，飛沫核の侵入を防ぐことができる．また飛沫核感染症の患者が入院する病室（隔離室や陰圧室など）は，他者への飛沫核感染を防ぐため，室外よりも室内の気圧を低く設定することで，室外へ空気が漏れ出ないようになっている．

3）接触感染

接触感染は，病原微生物が手や物体に付着して伝播し，それに触れた手で鼻・口・目などを触ることで感染する．主に人の手を介して伝播していくため，予防としては手洗いが最も重要である．分泌物や排泄物に病原微生物が多く含まれるため，それらが付着した，または付着している可能性のある物品を適切に取り扱う（交換，消毒や廃棄など）ことも重要である．

4）血液感染

血液感染は，病原微生物を含んだ血液が粘膜に付着したり血管内に直接入ることで伝播・感染する．医療現場においては，患者に穿刺した後の注射針が誤って医療者に刺さる「針刺し事故」による血液感染が生じており，防止策として，リキャップ*を原則的に行わないなどがある．また，粘膜保護の目的で，マスクおよびゴーグルを着用する．

---

*飛沫
感染者の咳嗽やくしゃみに伴うしぶきなど，空気中の主に水分の粒子のこと．

針刺し事故でのC型肝炎ウイルスへの感染
C型肝炎ウイルスへの感染報告例のうち最も多い感染原因は「医療行為等に関連するもの」であり，なかでも針刺し事故が最多で13.4%を占める[3]．

*リキャップ
患者に穿刺した後で注射針のキャップを再びつけること．

標準予防策（スタンダード・プリコーション）

感染が確認されている一部の場合を除き，多くは，患者が保持している病原微生物をあらかじめ知ることはできない．そのため病原微生物の伝播や感染を防ぐためには，すべての患者の「**血液**」「**汗を除く**すべての**体液・分泌物・排泄物**」「**傷のある皮膚**」「**粘膜**」を感染性があるものと考え，全例で感染予防策をとることが推奨されている．これを**標準予防策（スタンダード・プリコーション**）という．ケア・処置前後の手洗い・手指消毒，個人防護具（手袋，マスク，エプロン・ガウン，ゴーグルなど）の着用，器具・リネン類の適切な取り扱いなどが中心であり，各医療機関が場面や状況に応じた標準予防策を定めている．

これに対し，中心静脈カテーテル挿入時にキャップ，マスク，滅菌ガウン，滅菌手袋，大型滅菌ドレープを用いて無菌操作で患者への細菌感染を防ぐ方策を，高度無菌遮断予防策（マキシマル・バリア・プリコーション）という．

微生物の除去方法

手や環境に付着した微生物は，洗い流す，拭き取るなどの方法でかなり除去することができる．一方で，それだけでは完全には除去できないため，必要に応じて消毒・滅菌を行う．

消毒とは，病原微生物の数を感染症を引き起こさない水準まで減少させることで，**滅菌**とは，対象物からすべての微生物を殺滅または除去することである．消毒には消毒薬のほか，熱を用いる方法（煮沸消毒，熱水消毒など）や紫外線を用いる方法がある．滅菌には，特殊なガスや高圧蒸気，放射線を用いるものなどがあり，専用の設備が必要である．

消毒薬は，消毒作用の強さによって低水準，中水準，高水準に分類される．一般的に，消毒作用が弱いほど効果を期待できる微生物の対象が狭くなるが，手指・皮膚や粘膜にも用いることができ，反対に消毒作用が強いほど多くの微生物に効果が期待できる一方で，手指・皮膚や粘膜には障害を起こす危険性が高くなる．

感染症を引き起こす病原体で汚染された機器・器具・環境の消毒・滅菌は，厚生労働省による「感染症法に基づく消毒・滅菌の手引き」[4]に則り行われている．

4 放射線防護・抗がん薬曝露対策

放射線の防護対策

さまざまな検査・治療に**放射線**が活用されているが，放射線には細胞傷害性があるため，患者の被曝（放射線の照射を受けること）量を必要最小限にすることが求められる．放射線を用いた検査・治療では，それらを受ける患

表V-2　主な医療行為に伴う放射線被曝量の目安

医療行為	被曝量（実効線量）
歯科X線検査	2〜10 μSv
胸部X線検査	0.06 mSv
PET検査	2〜20 mSv
上部消化管造影検査	3 mSv
CT検査	5〜30 mSv

［量子科学技術研究開発機構：CT検査など医療被ばくの疑問に答える　医療被ばくリスクとその防護についての考え方Q＆A，〔https://www.qst.go.jp/site/qms/1889.html〕（最終確認：2024年11月12日）を参考に作成］

者だけでなく，実施する医療者も少なからず被曝する（主な医療行為に伴う放射線被曝量を表V-2に示す）．そのため，放射線から医療者自身を防護し，被曝量を極力軽減するよう工夫・対策が行われる．

日本医学放射線学会らは「エックス線透視における従事者防護の要点10」をまとめている[5]．時間・距離・遮蔽の3原則（短い時間で行う/放射線発生源からの距離をとる/遮蔽板・防護衣を活用する），X線透視中の視野に手を入れない，X線の検出器側（受け取り側）に立つ（照射されたX線のほとんどは患者の身体を通過せず，1〜5％のみ通り抜けるため），個人線量計を着用するなどが挙げられている．放射線防護衣には，エプロン，頸部ガード，ゴーグルなどがある．

抗がん薬の曝露対策

同様に，医療者における抗がん薬の曝露も問題になっている．抗がん薬は細胞傷害性があり，発がん性，催奇形性が証明されているものも多くある．また，抗がん薬を取り扱う医療者に染色体異常や流産発生率が増加したという報告もある[6]．看護師は抗がん薬を多く扱うため，日本がん看護学会らが合同で2019年に『がん薬物療法における職業性曝露対策ガイドライン 2019年版』を発表し，抗がん薬を扱う際の注意点や具体的な曝露対策を示している[7]．

5　医療安全

医療安全とは

患者に安全で安心な医療を提供することは，医療機関・医療専門職の責務である．医療の提供において，患者の安全を第一としながら，医療にかかわるすべての人の安全を考えることが医療安全の目的である．

日本では，1999年に起こった手術患者の取り違え事件や，看護師による注

PSA：Patient Safety Action

「看護業務基準」
日本看護協会は，看護職（保健師，助産師，看護師，准看護師）の職能団体である．「看護業務基準」には，看護師の役割が拡大・多様化するなかで，働く場やキャリアの違いにかかわらず，すべての看護職に共通する看護実践の要求レベルと看護職が果たすべき責務が示されている．

クリニカルパス
疾患別に，入院から退院までに行われる治療や検査，ケアなどの内容を標準化し，時間軸に沿って示した計画書．多職種チームによる診療・ケアを効率化・均一化させ，また治療経過について患者と医療者とで情報を共有できるようにすることで，患者中心の医療の実現に寄与する目的がある．クリティカルパスともいわれる．

クオリティ・インディケータ
医療の質を評価する目安となる指標のこと．医療機関において本当に質の高い医療が提供されているか，課題は改善されているかなどが数値として示される．

[*1] QI：quality indicator
[*2] QI：quality improvement

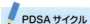
PDSA サイクル
「check」を「study（検証）」に置き換え，PDSAサイクルと表現される場合もある．

射液の取り違え事件が契機となり，医療安全への社会的関心が高まりをみせた．厚生労働省は2001年に「患者安全推進年」として，「患者の安全を守るための医療関係者の共同行動（PSA）」を推進し，2002年には「医療安全推進総合対策」を策定した．その後も，医療安全の徹底・強化に向けた具体的な方針の検討や法改正などを重ねてきている．

医療安全の確保のため，医療の質を高めること，事故などのリスクを防ぐこと，これらの管理体制の充実など，個人レベルのみならず組織全体での取り組みが強く推奨されている．

医療の安全性をどう確保するか

医療の安全な遂行のためには，医療の質を一定以上の水準に保たなければならない．そのためには医療の質の標準化や，医療の質の評価およびそれに基づく医療の質の管理・改善が求められる．

1）医療の質の標準化

医療の質の標準化を目的として，医療法に病院の設置基準や構造・設備の基準，人員の基準などが定められていたり，さまざまな学会や職能団体なども診療のガイドラインや指針を示している．たとえば看護に関するものとして，日本看護協会が「看護業務基準」を策定している．

また各医療機関単位でも，院内での医療・ケアの質の標準化のため，全職員に共通する，あるいは部門ごとのルールや手順書などが作成される．またクリニカルパスも，医療の質の標準化のための一手法である．

2）医療の質の評価

医療の質を評価する方法として，患者の予後改善や治療期間の短縮化，合併症の減少，診療プロセスの評価などがあるが，施設間で比較しにくいものや，相対的にみて良し悪しの判断がつきにくいものも多い．そこでクオリティ・インディケータ（QI[*1]）が提唱されている．本来なら，予後改善や患者満足度の上昇が医療の質のよい指標であるが，とくに予後改善には多くの要素があり，医療者には，具体的に何から取り組めばよいかはわかりにくい．そこで，医療の質の改善（QI[*2]）への取り組みを実行しやすくするべく，明日から行動変容しやすい目標を示すのが，クオリティ・インディケータである．

また，院外の第三者機関によってその施設の機能の評価を行う「病院機能評価」も推進されている．医療の質の改善に役立てるため，ほかの医療機関と比較し，その施設の優れている点，劣っている点，取り組むべき改善点などについて中立的立場から評価が行われる．

3）医療の質の管理・改善

医療の質の管理・改善には，PDCAサイクルが活用される．plan（計画）→ do（実施）→ check（確認・評価）→ action（行動・改善）→ P → D → C → A →……と，目標達成や質改善に継続的に取り組むことができる

5 医療安全 291

EBM：evidence based
medicine
EBN：evidence based
nursing
EBP：evidence based
practice

よう，PDCA のサイクルを循環させていくというものである．

また，**EBM**（科学的根拠に基づく医療），**EBN**（科学的根拠に基づく看護），**EBP**（科学的根拠に基づく実践）が重要視されている．これらは患者の問題を明確にすることから始まり，問題解決に向けた情報収集，情報の信頼性の吟味・評価，患者へのその情報の適応の是非の検討，そしてここまでのプロセスと患者に実施した結果を評価する，というもので，患者一人ひとりにとってよりよい医療・ケアを提供するための考え方である．

さらに，次に述べるリスクマネジメントも，医療の質の管理・改善の方策である．

リスクマネジメント（危機管理）

1）医療事故，インシデントレポートの活用

医療の質を標準化しコントロールしても，残念ながら事故は起こるものである．どれだけ注意していても，エラー（とくに**ヒューマンエラー**）はゼロにはできない．そこで，少しでもエラーを減らすためには，実際に生じたことのある，あるいは生じる可能性が考えられる事故・危害に対して，そのリスクを評価し発生原因を調べ，なるべくリスクを低減させる方向へ管理する必要がある．

また**ハインリヒの法則**といって，1930 年代のアメリカで損害保険会社に勤めていたハインリヒが導き出した，労働災害の発生状況について，「1 件の重傷災害が発生するとき，29 件の軽傷災害と 300 件の傷害のない災害が発生している（1：29：300）」という法則がある．この法則に基づけば，軽い事故や有害でなかった出来事（**インシデント**）でも，積み重なって発生することで重大な事故・有害な出来事（**アクシデント**）が生じると考え，アクシデントが生じないうちに事態を検討することが重要である．

現在，多くの医療機関では**インシデント報告制度**が整えられており，医療事故やインシデント報告から原因分析を行い，改善方法の検討が行われている．検討方法として，すでに起こったことから学ぶ方法（SHEL モデル*，RCA［根本原因分析法］*など），起こる前に手を打つ方法（失敗モード影響分析法など）がある．

＊SHEL モデル
S(software，ソフトウェア)，H(hardware，ハードウェア)，E(environment，環境)，L(liveware，人間) の要素から，それらの相互関係に注目してインシデントやアクシデントの原因を探る方法．

＊RCA（根本原因分析法）
インシデントやアクシデントについて，時系列に沿って事象を分割し，原因を列挙してからグルーピングすることで，それらの原因を排除する対策を導く方法．

RCA：root cause analysis

2）医療事故調査制度

医療事故調査制度は，医療事故にかかわる調査の仕組みなどを整備し，医療の安全を確保することを目的として，2014 年の医療法改正により盛り込まれた制度である．医療事故が発生した医療機関において院内調査を行い，その調査報告を民間の第三者機関（医療事故調査・支援センター）が収集・分析し，再発防止に関する普及啓発などにつなげるというものである（**図Ⅴ-1**）．2015 年 10 月より制度施行された．なお，それ以前は医師法第 21 条に基づき，医療事故が発生し患者が死亡した場合には警察に届けるという体制であった．

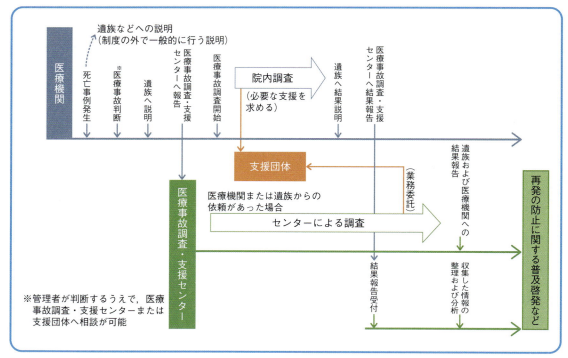

図Ⅴ-1　医療事故にかかわる調査の流れ
[厚生労働省：医療事故調査制度について，〔https://www.mhlw.go.jp/stf/seisakunitsuite/bunya/0000061201.html〕（最終確認：2024年11月12日）を参考に作成]

医療安全を管轄する院内の組織

　医療安全はそれぞれの現場で取り組まれることであるが，診療科や部署の垣根を越えて組織横断的に広い視点で取り組むことで，より効果的・効率的に行われる．なぜなら，発生する事故とその原因を分析するにはサンプル（事例）が多いほうがよく，比較対照（例：事故が起きた部署と起きていない部署の違いは何か）があるほうがよいためである．そこで，多くの医療機関では，施設全体の医療安全を管轄する部署（**医療安全管理室**など）が設置されている．

　なお，前述の院内感染も医療事故の一種であり，患者の生死にかかわる重大事故であることから，医療安全管理室のなかに感染対策チームを置く医療機関もある．

医療者の安全

　ここまで，主として患者への医療安全の確保の視点から述べてきたが，前述のように，医療安全は患者のみならず医療者の安全の確保という意味も内包している．医療現場では，診療行為や診療の補助の場面で医療者が危険にさらされることがある．前述の放射線曝露，抗がん薬曝露もその1つであり，対策がとられている．

医療者の安全にかかわる問題として，院内暴力がある．看護師をはじめ，あらゆる医療者・関係者が患者・家族からの身体的・精神的な暴力（院内暴力）にさらされているのが現状である．サービスを受ける/提供するという関係性のなかで，患者・家族による院内暴力を不満の表出として，医療者側が受け入れてしまうことがあるが，不当な嫌がらせや暴言・暴力，ハラスメントなどに対してはその行為をいたずらに助長させないよう，毅然とした態度で対応する必要がある．院内暴力への対応マニュアルづくりや対策チームの設置，対応スタッフの配置などの取り組みが行われている．

6 | 移植に関する事項

移植医療の現状

　移植医療とは，臓器・組織の機能が低下し，そのままでは改善が見込めない患者に対し，他者の健康な臓器・組織を移植する医療である（人工関節や人工弁などの人工物で置き換える治療は移植とはいわない）．医療の発展に伴い移植技術は進歩しているものの，移植される臓器・組織そのものを人工的につくることはできておらず，移植にはヒトの臓器・組織が用いられている．同じ種族間の移植（たとえばヒトからヒトへの移植）を**同種移植**といい，異なる種族間での移植を**異種移植**という．同種移植には，生きている人の臓器を移植する**生体臓器移植**と，死者の臓器を移植する**死体臓器移植**がある．現在行われている移植の対象臓器には心臓，肺，肝臓，膵臓，腎臓，腸，眼球（角膜）があるが，日本では移植希望者に対し死体臓器提供が圧倒的に不足しているのが現状である．

生体臓器移植

　生体臓器移植では，**ドナー**（臓器提供者）の骨髄，肺，肝臓，膵臓，腎臓，腸などの一部が**レシピエント**（臓器受領者）に移植される．肝臓や小腸はドナーの残存臓器が成長して多少の機能回復が見込まれるが，肺，膵臓，腎臓は摘出された分だけドナーの機能は低下する．生きている人の臓器を移植するため倫理的問題が大きく，日本では近しい家族・親族間で実施されているが，貧困問題を抱える一部の国では人身売買・臓器売買の問題を引き起こしている．

死体臓器移植

　死体臓器移植では，心停止後の死体から臓器を移植する**心停止後臓器移植**と，脳死判定によって脳死と判定された後に行われる**脳死臓器移植**がある．
　日本ではかつて心停止後臓器移植のみが行われていたが，1997年に**臓器移植法**が施行され，**脳死**がヒトの死と定義されたことで脳死臓器移植が開始された．しかしながら，当初は脳死の判定や検証が厳密で，臓器提供には本人

の意思表示が必要であったことから実施数は少数にとどまり，また臓器提供の年齢が15歳以上と限定されていたため，小児への移植はほとんどなかった．2010年に臓器移植法が改正・施行され（いわゆる**改正臓器移植法**），本人の意思確認ができなくても家族の同意があれば提供可能となり，また提供年齢の下限が撤廃され小児の臓器提供も可能となったことで，脳死臓器移植は大きく進展した．

　以上のように，脳死臓器移植は進展しているものの，本人の意思確認ができない場合の家族の決断は心理的負担が大きく，死体臓器提供件数を増やすためにも本人の事前の意思を表示することが社会的に推奨されている．意思表示するための臓器提供意思表示カードが，都道府県市区町村役場窓口や一部の病院などで配布されている．また，健康保険証や運転免許証にも意思表示する欄が設けられている．

臓器移植コーディネーター

　心停止，脳死のいずれの場合も，臓器を提供する本人の意思が確認できても，家族の同意をもって移植が決定される．そのため，（移植医療の）専門家による家族への説明・意思確認が行われる．それらを主に担うのが**臓器移植コーディネーター**である．

　心停止の原因が不慮の事故による場合など，家族は，家族の命が突如として奪われたという状況で臓器提供という重い決断を迫られることになるため，慎重な説明と意思決定までの十分な時間を設ける必要がある．脳死判定においては，家族は限られた時間のなかで患者が助かる見込みがないことを知り，その死を決断しなければならず，臓器移植コーディネーターによるいっそう慎重な説明と意思決定支援が求められる．

　生体臓器移植においても，ドナー，レシピエント双方に説明と意思確認が必要であり，家族・親族間だからこその複雑な心理状況も考慮した，臓器移植コーディネーターによる調整が重要となる．

臓器移植後のレシピエントの日常生活のサポート

　臓器移植後には，移植臓器によってそれまで障害されていた臓器の機能は回復する．しかしながら，移植後の拒絶反応*を起こさないよう，レシピエントは生涯，**免疫抑制薬**を服用し続けなければならない．免疫抑制薬は免疫機能を低下させて易感染状態となるため，感染予防のために日常生活上の制限も多くなる．

> ***移植後の拒絶反応**
> レシピエント自身の免疫細胞や抗体が移植臓器を攻撃すること．

　また，レシピエントはドナーに対する感謝とともに申しわけなく思うなど，複雑な感情を抱いていることが多く，それが心理的ストレスとなっていることもある．そうした心理面のサポートも，移植後のレシピエントの生活を支えるうえでは重要となる．

骨髄移植

　生体臓器移植の1つに**骨髄移植**がある．白血病や悪性リンパ腫，多発性骨

髄腫といった血液の悪性腫瘍などの根治的治療を目的に，抗がん薬や放射線治療ですべてのがん細胞を死滅させた後で，骨髄に含まれる**造血幹細胞**を移植する．臓器移植に比べるとドナーからの移植細胞の採取が比較的容易であるが，造血幹細胞の移植は **HLA**（ヒト白血球抗原）とよばれる抗原の型が一致しないと移植細胞の生着*がむずかしい．HLA の型は両親から半分ずつを遺伝で引き継ぐことで決まるため，HLA の完全一致は兄弟姉妹間では 4 分の 1 であるが，非血縁者間での HLA 一致率は数百〜数万分の 1 といわれており，移植適合ドナーをみつけるのが困難という問題がある．そこで，提供意思のある人とその HLA 型を登録しておく「骨髄バンク」という仕組みがある．

臓器移植に比べドナーへの侵襲が小さいといっても，骨髄採取には全身麻酔や骨髄穿刺による合併症のリスクがあること，数日の入院を要することなどの問題がある．

骨髄と同様に造血幹細胞が豊富な臍帯血を移植する方法もあり，「臍帯血バンク」とよばれるものもある．

人工臓器と再生医療

細胞培養の技術が進み，本人の細胞や**人工多能性幹細胞**（iPS 細胞）を利用して本人の臓器や組織の再生を行う再生医療も大きく進歩しつつある．並行して，機能不全に陥った臓器の機能を機械で代替する人工臓器も研究が進んではいたものの，患者の生活のレベルなどを考慮すると，今後は移植や再生医療にとって代わられるものと思われる．iPS 細胞による臓器再生医療の発展が期待されている．

HLA：human leukocyte antigen

*移植細胞の生着
レシピエントの体に定着すること．

メモ
骨髄移植希望者は骨髄バンクに問い合わせ，自身の HLA 型と一致する登録者がいるかを調べてもらい，一致者がいれば実際に移植可能か調整が行われる．

メモ
臍帯血には造血幹細胞のほかに多様な細胞への分化能をもつ幹細胞が含まれているため，再生医療への活用としても注目されている．

iPS：induced pluripotent stem

●引用文献

1) 日本医師会：WMA 医の倫理マニュアル 原著第 3 版（樋口範雄監訳），2016，〔https://www.med.or.jp/doctor/rinri/i_rinri/000320.html〕（最終確認：2024 年 11 月 12 日）
2) 厚生労働省：「人生の最終段階における医療の決定プロセスに関するガイドライン」の改訂について，2018，〔https://www.mhlw.go.jp/stf/houdou/0000197665.html〕（最終確認：2024 年 11 月 12 日）
3) 国立感染症研究所：急性 C 型肝炎　2006 年 4 月〜2020 年 10 月．IASR 42：1-2, 2021，〔https://www.niid.go.jp/niid/ja/hepatitis-c-m/hepatitis-c-iasrtpc/10125-491t.html〕（最終確認：2024 年 11 月 12 日）
4) 厚生労働省：感染症法に基づく消毒・滅菌の手引きについて，健感発 0311 第 8 号 令和 4 年 3 月 11 日，2022，〔https://www.mhlw.go.jp/content/000911978.pdf〕（最終確認：2024 年 11 月 12 日）
5) 日本医学放射線学会，日本インターベンショナルラジオロジー学会，医療放射線防護連絡協議会：エックス線透視における従事者防護の要点 10，〔https://www.radiology.jp/content/files/20170111.pdf〕（最終確認：2024 年 11 月 12 日）
6) Lawson CC, Rocheleau CM, Whelan EA et al.：Occupational exposures among nurses and risk of spontaneous abortion. Am J Obstet Genecol **206**（4）：327.e1-327.e8, 2012
7) 日本がん看護学会，日本臨床腫瘍学会，日本臨床腫瘍薬学会（編）：がん薬物療法における職業性曝露対策ガイドライン 2019 年版，金原出版，2019

索引

%肺活量（%VC） 149
Ⅰ型アレルギー 27
1号液 235
1秒率 149
1秒量 148
1回尿 94
Ⅱ型アレルギー 27
2号液 235
2時間後血糖値 112
Ⅲ型アレルギー 27
3号液 235
3D画像 158, 160
Ⅳ型アレルギー 27
4号液 235
5%ブドウ糖液 233, 234
12誘導心電図 63, 68, 133
24時間ホルター心電図 68
^{99m}TC 162

和文索引

あ
アーチファクト 139
AIUEOTIPS 57
アイソザイム型 106
アイビー法 104
アウトカム 245
──評価 245
アクシデント 291
悪性高熱症 255, 259, 260
悪性黒色腫 222
悪性腫瘍 32
亜酸化窒素 272
アシデミア 64, 66
アシドーシス 66, 151
アスペルギルス症 30
アセトアミノフェン 273
圧排性増殖 32
圧負荷 25
アデニン 128
アデノシン三リン酸欠乏 18
アデノ随伴ウイルス9型 226
アデノ随伴ウイルスベクター 226

アドバンス・ケア・プランニング 286
アドバンス・ディレクティブ 286
アトピー咳嗽 66
アドレナリン作動性疼痛抑制回路 269
アトロピン 272
アナフィラキシー 212, 259, 260
──ショック 160, 212
アネロイド血圧計 45
アポトーシス 18
アミノ酸 19
アミロイドーシス 19
アルカレミア 64, 66
アルカローシス 66, 151
アルドレートスコア 267
a波 153
アルブミン 107
アレルギー 27, 114, 212
──検査 114
アンダートリアージ 39
安定狭心症 197
アンモニア 19
安楽死 284

い
胃液検査 116
異化 19
医学 2
──研究倫理 227
──的アプローチ 5
易感染状態 294
息切れ 64, 65
閾値 55
異形性 32
移行期医療 8
維持液 235
意識 42, 57
──障害 57, 58
──消失 250, 251, 254
──変容（意識内容の変化） 57
──レベル 277
意思決定 8, 285, 286
異種移植 26, 293
維持輸液 232, 235

異常波形 154
移植 26
──医療 293
──細胞の生着 295
──適合ドナー 295
移植片 26
──対宿主反応 27
イソフルラン 272
痛みの場所による疾患の分類 71
位置エネルギー 33
一次医療圏 6
一次救命処置 246, 279
一次性頭痛 59
一次性低体温 44
一時的塞栓物質 191
位置照合 208
逸脱酵素 18, 106
イットリウム-90 220
遺伝カウンセリング 133
遺伝看護専門看護師 133
遺伝子 20, 128
──異常 20
──解析 132
──組換え 225
──検査 96, 128
──治療 224
──の構造 129
──変異 129, 132
遺伝性疾患 20, 132
遺伝的要因 91, 92
医の倫理綱領 282
医の倫理マニュアル第3版 282
イムノクロマト法 102
医療 2, 3
──の現状 6
──の質 245, 290, 291
──の評価 6
医療安全 289, 292
──管理室 292
──推進総合対策 290
医療介護総合確保推進法 6
医療技術評価 7
医療機能 6

医療計画の見直し等に関する検討会 7
医療資源 9
医療事故 291, 292
　──調査制度 291
医療者の安全 292
医療費助成 37
医療法 290, 291
陰圧室 287
院外心停止 246, 247
インシデント 291
　──報告制度 291
インスリン 19
インターフェロン療法 221
インターロイキン 221
イントロン 128
院内感染 287, 292
院内暴力 293
インフォームド・コンセント 88, 188, 228, 230, 276, 285
インフルエンザウイルス 30

う

ウイルス 28, 117
　──感染症 29
　──ゲノム 29
　──療法 222
植え込み型除細動器 68
ウォルフ-パーキンソン-ホワイト症候群 199
ウシ海綿状脳症 186
右心不全 25
右側胸部誘導 135
うっ血 22
　──性心不全 23, 25
ウラシル 128
ウロキナーゼ 200
運動エネルギー 33
運動神経伝導検査 155
運動耐容能 141, 142
運動単位 155
運動負荷試験 141
運動誘発電位 265
　──モニタリング 252

え

永久塞栓物質 191
鋭的損傷 34
鋭波 153, 154
栄養サポートチーム 242
栄養の投与経路の選択 238
栄養不良 237
栄養療法 232, 237
腋窩温 43, 44
液状化検体細胞診 125
液性免疫 26
エキノコッカス症 30
エクソン 128
エコー画像 164
エコー検査 164
壊死 18
エックス線透視における従事者防護の要点10 289
エビデンス 183
エプスタイン・バーウイルス 30
嚥下 97
　──造影検査 98
　──内視鏡検査 98
炎症 16, 28
　──の五徴 28
エンド・オブ・ライフ・ケア 286
エンベロープ 29

お

黄疸 20
嘔吐 71, 269
オーダーラベル 122, 126
オーバートリアージ 39
悪心 71, 269
オナセムノゲンアベパルボベク 226
オピオイド 252, 253, 269
　──過量投与 58
　──受容体 269
オペレーションユニット 201
温痛覚 81

か

外殻温 42
介護保険制度 9
開始液 235
概日リズム 44

外傷 33
外照射 204
改正臓器移植法 294
咳嗽 66, 67
介達損傷 33
改訂水飲みテスト 98
ガイドライン 183
ガイドワイヤー 192
介入 243
開腹・開胸手術 184, 186
回復期 278
改変5段階ラムゼイスケール 275
解剖学的評価 33
海綿状脳症 31
外用薬 216
外来医療 7
化学受容器引き金帯 269
科学的根拠に基づく医療 183, 291
科学的根拠に基づく看護 291
科学的根拠に基づく実践 291
化学的便潜血検査 101
核 128
核医学検査 97, 162
核酸 19
　──製剤 227
　──代謝異常 19
拡散強調画像 161
核心温 42
核スピン 160
覚醒 255
　──期 153
　──遅延 265
　──度（意識レベル）の低下 57
拡大手術 187
喀痰検査 116
喀痰固定液 124
喀痰保存液 124
拡張期血圧 45
拡張期血管径 147
獲得免疫 26, 218
隔離室 287
下肢動脈 145
ガス交換能 150
画像下治療 190, 196

画像検査　50, 54, 97, 156
画像診断法　142
画像誘導放射線治療　206
下腿浮腫　83
片肺換気　254
下腸間膜動脈　192
喀血　75
褐色細胞腫　19
活動性の低下　11
活動電位　152, 154
カットオフ値　89
合併症　255, 262
滑膜炎　79
カテーテル　156, 190, 239
　　──・アブレーション　199
　　──関連血流感染症　240
カプシド　29
下部消化管内視鏡検査　166
カプセル剤　213, 214
カプセル内視鏡検査　174, 176
カプノメータ　254, 278
カプリニスコア　262
鎌状赤血球症　225
カリウム製剤　216
過量投与　212
カルシウムイオン　231
カルチノイド症候群　19
がん（癌）　32
　　──遺伝子パネル検査　132
　　──腫　32
　　──治療　218
　　──疼痛　269
　　──放射線療法看護　209
簡易血糖測定　98
簡易懸濁法　214
簡易的末梢神経刺激装置　272
感覚障害　81
感覚神経伝導検査　155
換気機能　148
換気障害　150
眼球運動障害　62
環境　3
間欠性跛行　199
観血的治療　184

緩下薬前処置　166
看護アプローチ　5
看護学　3
看護基礎教育　3, 5
看護業務基準　290
看護職の倫理綱領　283
看護の対象　3, 4
感作　27
肝細胞がん　192
観察項目　52, 242
カンジダ症　30
間質液の増加　82
患者教育　7
患者誤認　89
患者中心の医療　286
患者にとっての最善　283
患者の安全を守るための医療関係者の
　　共同行動　290
肝性脳症　58
関節液　116
関節炎　79
関節外の異常　79
関節鏡検査　97
関節穿刺　80
関節痛　79, 80
関節内洗浄　80
関節内の異常　79
関節リウマチ　79
感染　193
　　──経路　31
　　──性咳嗽　67
眼前暗黒感　75
感染症　29, 287
　　──検査　114, 117
感染症法に基づく消毒・滅菌の手引き
　　288
感染対策　189, 286
　　──チーム　292
感染防止策　74
感度　90
カンファレンス　189
感冒後咳嗽　67
γアミノ酪酸抑制性シナプス　270
γ線　162, 204

関連痛　70
緩和的放射線療法　206

き

偽陰性　50, 90
機械的外力　33
気管支拡張薬　67
気管支喘息　66
気管支動脈塞栓術　190
気管挿管　66, 247, 279
危機管理　291
奇形腫　32
基準値　89, 93
寄生虫検査　101
寄生虫症　30
規則抗体　230, 231
基礎波形　153
気道可逆性検査　149
気道確保　246, 253
気道評価　261, 277
機能訓練　180
機能障害　28
機能的残気量　149
機能予後　36
気腹　187
ギムザ染色　104, 126
キメラ　21
逆流性食道炎　67, 116
キャリア　21
救急医療　9
急性咳嗽　67
急性化膿性関節炎　80
急性冠症候群　77, 197
急性期有害事象　207, 209
急性疾患　15
急性出血　228, 229
急性膵炎　77
急性増悪　15
急性大動脈解離　77
急性多関節炎　80
急性単関節炎　80
急性中毒　34
急性疼痛管理チーム　268
急性腹症　69
急速眼球運動　153

吸入麻酔　254
　　──薬　251, 253, 269, 272
急変　15
狂牛病　31, 186
凝固・線溶検査　103, 104
凝固促進剤　95
胸骨圧迫　246
鏡視下手術　184, 187
胸水　116
偽陽性　50, 90, 115
強制隔離政策　283
強制不妊手術　284
胸痛　62, 63
協働的意思決定　285
強度変調放射線治療　204, 205
胸部単純 X 線検査　63
胸部電極装着位置　135
局所麻酔薬　255, 257, 269, 273
　　──中毒　259, 260, 273
棘波　153, 154
虚血　23
　　──性心疾患　197
拒絶反応　294
去痰薬　67
キラー T 細胞　26
緊急異常値　90
緊急時二次救命処置　279
緊急性評価　39
緊急輸血　230
菌血症　194
筋原性変化　155
均衡型構造異常　130
菌交代現象　30
筋弛緩　250, 252, 254
　　──拮抗薬　255
　　──状態　265
　　──モニター　252, 255, 265, 272
　　──薬　252, 254, 269, 272
筋性防御　166
筋線維数　155
緊張型頭痛　60
筋電図検査　154
筋肉内注射　215

く

グアニン　128
区域麻酔　250, 254, 255
空気感染　31, 287
腔内照射　206
偶発性低体温症　33
空腹時血糖値　112
クオリティ・インディケータ　290
クォンティフェロン　117
くも膜　255
　　──下腔　255, 256
　　──下出血　196
グラスゴー・コーマ・スケール　42,
　43, 57
クラミジア　28
グラム陰性桿菌　29, 118
グラム陰性球菌　29
グラム陰性菌　29
グラム染色　29, 117, 118
グラム陽性桿菌　29
グラム陽性球菌　29, 118
グラム陽性菌　29
グリコーゲン　19
クリニカルパス　290
クリプトコッカス症　30
グルクロン酸　217
グルタチオン　217
グレイ（Gy）　206
クロイツフェルト-ヤコブ病　31, 186
クローン病　174
クロストリジオイデス・ディフィシル
　感染症　73
グロブリン　107
群発頭痛　60

け

経胃瘻的空腸チューブ　240
経過観察　52
経カテーテル的血栓溶解療法　200
経カテーテル的大動脈弁置換術　198
経口感染　31
経口小腸鏡　174
経口摂取　237
蛍光染色　117
経口内視鏡　165

経口ブドウ糖負荷試験　111, 112
経肛門小腸鏡　174
形質細胞　218
経食道心エコー検査　142
軽睡眠期　153
経腸栄養　237, 239
頸動脈狭窄症　196
頸動脈超音波検査　144
経動脈的化学塞栓療法　190, 192
経動脈的塞栓術　191
経鼻胃管　239
経皮経肝胆道ドレナージ　193, 194
経皮経肝胆嚢ドレナージ　193, 195
経皮経食道胃管挿入術　193, 240
経鼻経腸栄養　237, 239
経皮的冠動脈インターベンション
　197
経皮的腎動脈形成術　190
経皮的僧帽弁クリップ術　198
経皮的椎体形成術　193
経皮的動脈血酸素飽和度　48, 98,
　150
　　──モニター　278
経鼻内視鏡　165
経皮内視鏡的胃瘻造設術　240, 241
頸部聴診法　98
けいれん　58
外科手術　184
外科的空腸瘻造設　240
外科的治療　182
下血　75
血圧　25, 45
　　──計　25
　　──値の分類　46
　　──脈波検査　145
血液学的検査　103, 104
血液ガス分析　150
血液型　230
血液感染　31, 287
血液凝固因子　228
血液検査　54
　　──の基準値　105
血液生化学検査　106
　　──の基準値　108

血液-胎盤関門　216, 217
血液塗抹標本　104
血液-脳関門　216
血液培養　119
血液分布不均衡性ショック　25
血管　21
　──異形成　174, 176
　──外漏出　232
　──（冠）攣縮性狭心症　140
　──系 IVR　190
　──造影検査　97, 156
　──塞栓物質　193
　──痛　234, 240, 270
　──透過性亢進　82
　──内脱水　235
　──迷走神経反射　25, 96
血球計数検査　104
血球細胞の検査　103
血行性転移　32
血漿　95, 107, 233
　──浸透圧低下　82
血小板数　229
血小板製剤　227, 229
血漿分離剤　95
血清　95, 107
　──タンパク　107
　──分離剤　95
血栓症　23
血栓溶解薬　200
血便　75
血流依存性血管拡張反応　147
解熱療法　55
ゲノム　20
　──解析　20
下痢　73, 74
ゲルシンガー事件　227
減感作療法　27
嫌気性代謝閾値　142
健康　3, 14
　──診断（健診）　88
　──増進　3
　──レベル　4
検査　37, 50, 88
　──前確率　50, 51

検査値の生理的変動要因　92
検診　88
顕性遺伝　21, 130
検体　93
　──検査　50, 93, 100
倦怠感　55, 56
原虫　28, 30
　──症　30
見当識障害　57
原発性免疫不全症　27
健忘　250, 251, 254

こ
抗 TNF 療法　221
好塩基球　26
構音障害　62
高カリウム血症　235, 236
高カルシウム血症　20
抗がん薬　212, 289
　──曝露対策　288
抗凝固剤　95, 106
抗菌薬　73
口腔温　43
高血圧　25, 46
　──性心疾患　25
抗原　26, 114, 218
膠原病　27
抗コリンエステラーゼ薬　255
交差適合試験　230
好酸球　26
抗酸菌　29
高脂血症　19
膠質浸透圧　22
公衆衛生　15
恒常性　18, 265
構造的心疾患　197
梗塞　23
高速回転式アテレクトミー　197
拘束性換気障害　149, 150
抗体　26, 114, 218
　──薬物複合体　219, 220
高炭酸ガス血症　151
好中球　26
後天性免疫不全症候群　30
行動変容　243

行動変容ステージ　243, 244
行動療法　243, 244, 245
高度先進医療　182
高度無菌遮断予防策　288
高比重液　257
後負荷　25
興奮　272
高分化　32
硬膜　255
　──外腔　256, 258, 259
　──外自家血注入療法　258
　──外麻酔　255, 256, 258, 259
　──穿刺後頭痛　258
　──動静脈瘻　196
高齢者の脱水　58
誤嚥　98
　──性肺炎　11, 98
コーチング　243, 244
コールドテスト　256, 257
呼吸機能検査　148
呼吸困難　64, 65
呼吸状態　152, 264
呼吸数　48
呼吸のモニタリング　267
呼吸様式　48
呼吸抑制　269
国際看護師協会　282
国際対がん連合　32
黒色便　165, 169
国民皆保険制度　6
枯死　18
個体死　18
骨シンチグラフィ画像　163
骨髄移植　294
骨髄液　115
骨髄検査　115
骨髄バンク　295
骨髄抑制　207
骨粗鬆症　20
骨軟化症　20
骨盤高位　257
骨病変　156
固定液　121
個別指導　243

鼓膜温　43
五類感染症　10
コレステロール　19
コロトコフ音　45
コロニー　117, 119
混合型無呼吸　152
混合腫瘍　32
混合性換気障害　149, 150
根治的放射線療法　206
コンピュータ断層撮影　97, 158
根本原因分析法　291

さ

サージョンコンソール　201
在院日数　189
災害医療　9
災害対策基本法　10
災害派遣医療チーム　10
催奇形性　217
細菌　28, 29
　──感染症　29
　──検査　54, 117
再筋弛緩状態　272
再クラーレ化　272
採血管　95
最小鎮静　251, 273, 274, 275
再生医療　295
臍帯血バンク　295
在宅医療　7, 8
在宅看護論　3
サイトカイン検査　114
サイトカイン療法　221
サイトメガロウイルス　31
採尿（尿検査）　94
再発防止訓練法　245
細胞外液　232, 233
　──補充液　234, 235
細胞間液　233
細胞検査士　126
細胞死　18
細胞障害　18
細胞傷害性　288, 289
　──T 細胞　26
細胞診検査　32, 96
細胞診検体　123, 124, 126

細胞診断　120, 123, 126
細胞診判定　127
細胞性免疫　26
細胞内液　233
細胞内脱水　235
作業療法　180
酢酸リンゲル液　234
鎖骨下動脈盗血症候群　24
左心不全　25
坐薬　216
サリドマイド薬害事件　217
サリン　34
サルコペニア　188
酸塩基平衡　150
残気量　148
散剤　213, 214
三次医療圏　6
酸素化　267
酸素分圧　150
酸素飽和度　150
残存機能の維持　3

し

シースイントロデューサー（シース）
　192, 201
θ 波　153
シーベルト（Sv）　206
死因　10
ジェルパート®　193
自家移植　26, 225
時間・距離・遮蔽の 3 原則　289
時間的要因　92
磁気共鳴画像　160
色素代謝異常症　20
子宮外妊娠　71
軸索障害　155
刺激伝導系　136
止血　23
　──機能関連の検査　103
　──目的　191
　──用コイル　157
試験紙法　100, 101
自己拡張型人工弁　198
自己決定　285, 286
自己血輸血　188, 227

自己抗体検査　114
自己調節鎮痛法　270
自己免疫　27
　──疾患　26, 27, 28, 114
脂質異常症　19
脂質代謝異常　19
四肢の運動/感覚障害　62
視診　49
死戦期呼吸　245
自然抗体　230
事前指示　286
自然免疫　218
　──系　26
刺創　34
持続気道陽圧療法　152
死体臓器移植　293
死体臓器提供　293, 294
失神　58, 75
失敗モード影響分析法　291
疾病　14
疾病, 傷害及び死因の統計分類　16
疾病及び関連保健問題の国際統計分類
　16
疾病予防　3
指定難病　37
自動血球分析装置　103
自動固定包埋装置　122
自動体外式除細動器　68, 247, 248
シトシン　128
シバリング　255, 265, 267
しびれ　80, 81
脂肪酸　19
社会訓練法　245
尺側皮静脈　94
ジャパン・コーマ・スケール　42,
　43, 57
シャント血管の閉塞　200
集学的治療　204
習慣拮抗法　245
宗教的輸血拒否に関するガイドライン
　285
充血　22
収縮期血圧　45
周術期看護　189

周術期管理　187
周術期禁煙　263
重症急性呼吸器不全症候群　10
重症大動脈弁狭窄症　197
重症度　41
自由水　234, 235
銃創　34
重炭酸イオン　150
重炭酸リンゲル液　234
集団指導　243
集中治療室　42
十二指腸液検査　116
十二指腸乳頭　169
終末呼気二酸化炭素濃度モニター　278
終夜睡眠ポリグラフィ検査　151
重粒子線　204
主観的な知覚の障害　80
宿主　26
　——対移植片反応　26
縮小手術　187
熟眠障害　83, 84
主作用　212
手術検体　120, 121
手術部位感染　189
手術療法　184, 185, 204
受傷機転　33
樹状細胞　26, 222
腫脹　28
出血　23
　——傾向　23, 229
　——時間　104
　——性ショック　76, 228
術後回診　267
術後回復液　235
術後管理　267
術後疼痛　268
出生数　11
出生前診断　132, 133, 284
術前絶飲食ガイドライン　278
術前評価　261
術中管理　264
ジュネーブ宣言　181, 282
腫瘍　16, 32

受容者　26
腫瘍マーカー　110
腫瘍溶解性ウイルス療法　222
循環　76, 264
　——異常　16
　——作動薬　253
　——障害　21
循環血液量　25
　——減少性ショック　25, 34
消化管　75
　——間質腫瘍　176
　——出血　174
消化管瘻　240
　——による経腸栄養　237, 239, 240
消化性潰瘍　116
上気道狭窄音　64
上気道閉塞　64
消極的安楽死　284
消極的治療　183
小径線維　81
錠剤　213, 214
常在菌　29, 96
少子高齢化　10
晶質浸透圧　22
小循環　22
脂溶性薬剤　216
小線源療法　206
常染色体　20, 128
　——顕性遺伝　21, 130, 131
　——潜性遺伝　21, 130, 131
上大静脈症候群　24
小腸鏡検査　174, 175
消毒　288
上皮性細胞　32
上皮成長因子受容体　132
上部消化管内視鏡検査　165
静脈　22, 94
　——圧　22
　——栄養　237, 240
　——炎　240
　——血採血　94
　——血栓塞栓症　262
　——内注射　215

静脈麻酔薬　251, 269, 270
常用量　212
上腕-足首間脈波伝播速度　147
初回通過効果　216
職業訓練　180
触診　49
食中毒　31
食道静脈瘤　76
徐呼吸　48
除細動　246, 247, 279
触覚　81
ショック　25
徐脈　47
　——性不整脈　199
人員配置標準　8
腎盂腎炎　51
心エコー検査　142
心外閉塞・拘束性ショック　25, 34
新型コロナウイルス　10, 30
　——ワクチン　224
心機能　25
腎機能　100
真菌　28, 30, 117
　——感染症　30
心筋梗塞　23, 140
神経学的モニタリング　265
神経原変化　155
神経膠芽腫　222
神経損傷　96
神経伝導検査　155
神経ブロック　252
心原性ショック　25
人工呼吸　246, 253
人工産物　139
人工心肺　247
人工臓器　295
人工多能性幹細胞　295
進行度（臨床病期）分類　182
心室細動　247, 248
心室頻拍　248
侵襲的治療　182, 184
滲出液　116
浸潤性増殖　32
深睡眠期　153

人生会議　286
真性大動脈瘤　199
新生物　16
新鮮凍結血漿製剤　227, 228
心臓　21, 247
心臓超音波検査　142
　　――画像　144
迅速ウレアーゼ試験　117
身体診察　37, 49
診断　36, 37
　　――閾値　89
心タンポナーデ　34
シンチグラフィ　97, 162
深鎮静　251, 273, 274, 275
心停止　245
　　――後臓器移植　293
心的外傷　33, 251
心電図検査　133, 141, 248
心電図波形　136, 137, 138, 139,
　140
浸透圧　22
振動覚　81
心嚢液　116
心肺運動負荷試験　142
腎排泄型薬剤　218
心肺蘇生　245, 246, 279
心拍数　47
深部感覚　97
深部静脈血栓症　200, 262
心不全　24
腎不全　160, 235
心房中隔欠損症　198

す

膵炎　176
膵がん　169
膵管内乳頭粘液性腫瘍　169
膵管閉塞　176
水銀レス血圧計　45
水剤　213, 214
随時血糖値　112
髄鞘障害　155
水素イオン指数　150
垂直感染　31
水痘・帯状疱疹ウイルス　30

水平感染　31
髄膜炎　42, 58
睡眠呼吸障害　151
睡眠時無呼吸検査　151
睡眠時無呼吸症候群　151
睡眠障害　151
水溶性薬剤　216
水様便　73
数的異常　129
スガマデクス　255, 272
スキサメトニウム　272
スタンダード・プリコーション　288
頭痛　59, 60
ステージ　182
ステントグラフト内挿術　190
ステントグラフト留置術　199
スネア　168
スパイログラム　148
スパイロメータ　148
スピロヘータ　28, 29, 32
すり合わせ法　126

せ

生活・療養環境　4
生活環境要因　92
生活指導　242
生活習慣　242
生活の質　9, 187
正規分布　89
生検　96
　　――検体　120, 121
性差　91
正常細菌叢　29
生殖医療　284
生殖補助医療　284
成人 T 細胞性白血病ウイルス　31
成人移行支援　8
精神的苦痛　285
静水圧　22
　　――上昇　82
性染色体　20, 128
生体検査　93
生体恒常性　252
生体臓器移植　293, 294
生体防御反応　66

正のフィードバック　111
生命予後　36, 237
生命倫理　284
生理学的検査　50, 97, 133
生理学的評価　33
生理機能検査　97
生理機能の安定　252
生理食塩水　233, 234
世界医師会　282
世界保健機関憲章　14
脊髄くも膜下麻酔　255, 256, 257
脊椎　256
絶飲食　262, 276
舌下錠　214, 216
積極的安楽死　284
積極的治療　183
赤血球製剤　227, 228
摂食　97, 251
接触感染　31, 287
絶対的不整　47
セボフルラン　272
セルフマネジメント　7, 8
セルフモニタリング　245
セレスキュー®　191
セロトニン作動性疼痛抑制回路　269
線維素溶解　23
全遺伝情報　20
遷延性咳嗽　67
遷延性溶血反応　231
全国遺伝子医療部門連絡会議　133
穿刺　256, 259
　　――液検査　116
前失神　61
全静脈麻酔　254
染色体　20
　　――異常　129
　　――数の異常　20
前処置（消化管内視鏡検査の）　167
全身麻酔　250, 254, 264, 269, 273
潜性遺伝　21, 130
全脊髄くも膜下麻酔　258
蟯虫　30
先天異常　16
前負荷　25

せん妄　57
線溶　23
前腕正中皮静脈　94

そ

造影画像　157, 192
造影剤　156, 157
臓器移植コーディネーター　294
臓器移植法　293
臓器提供意思表示カード　294
臓器売買　293
造血幹細胞　207, 295
総合診療科　7
早朝覚醒　83, 84
僧帽弁狭窄症　198
僧帽弁交連裂開術　198
僧帽弁閉鎖不全症　198
足関節上腕血圧比　145
足関節血圧　146
足趾上腕血圧比　145
塞栓症　23
塞栓物質　191
続発性免疫不全症　27
側副循環　23
　　──路　24
組織灌流量　252
組織診断　32, 120, 121
　　──報告書　123
組織内照射　206
蘇生法　245
ソリブジン薬害事件　217

た

ターナー症候群　21
体液管理　232
体液組成　233
体液分布　233
体温　42, 265
　　──上昇　44
　　──低下　44
体外（*ex vivo*）治療　225
体外受精　284
大径線維　81
代謝　19, 217
　　──酵素阻害　217
　　──障害　16, 19

体循環　22
大循環　22
体性感覚　97
　　──誘発電位　265
体性痛　70
代替医療　182
大腿骨頸部骨折　11
大腿動脈　156
大腸ポリープ　167
大動脈圧　45
大動脈解離　199
大動脈縮窄症　24
大動脈瘤破裂　77
体内（*in vivo*）治療　225
大脳皮質活動　153
タイムアウト　266
代理出産　284
唾液分泌障害　207
多関節　79, 80
　　──鉗子　202
多棘波　154
打診　49
脱カプセル　213
脱水置換　122, 123
脱水補給液　235
脱分極性筋弛緩薬　272
多発椎体骨折　77
ダビンチシステム　201, 203
ダブルバルーン内視鏡検査　174
多様式鎮痛法　273
単一抗体　218
胆管炎　169
胆管がん　169, 170
単関節　79, 80
胆管閉塞　169, 170
単球　26
単極肢誘導　135
胆汁排泄　218
単純ヘルペスウイルス　30
探触子　142, 144
タンパク質代謝障害　19

ち

チアミラール　271
地域医療構想　6

地域医療連携　9
地域包括ケアシステム　9
地域包括支援センター　9
チーム　283
　　──医療　7, 189
チール–ネルゼン染色　117, 118
チオペンタール　271
蓄尿　94, 100
致死的腹痛疾患　70
致死的不整脈　216, 247
チタン製ステント　172
チトクロム P450　217
チフス菌　32
チミン　128
注射　214
　　──針　215
　　──薬　214, 215
中心循環系血管内塞栓促進用補綴材
　　191
中心静脈栄養　237, 240, 241
中枢型無呼吸　152
中枢神経感染症　58
中枢性鎮咳薬　67
中枢性めまい　61
中性脂肪　19
肘正中皮静脈　94
中等度睡眠期　153
中等度鎮静　251, 274, 275
中途覚醒　83, 84
中毒　34
中分化　32
超音波検査　97, 164
超音波内視鏡下生検　172, 173
腸肝循環　20
聴診　49
　　──法　45
聴性脳幹反射　265
超選択的経動脈的カルシウム負荷試験
　　190
貼付薬　216
直達損傷　33
直腸温　43
治療　180, 181, 183
　　──閾値　89

治療学　180
治療計画　206, 208
治療食　238
治療方針　189
治療薬物モニタリング　213
鎮静　167, 250, 254, 273
　　──前準備　276
　　──前評価　251, 275, 276
　　──薬　251, 253, 273
　　──レベル　274, 275
鎮静鎮痛下処置（PSA）ガイドライン　275
鎮痛　250, 251, 254
　　──薬　251, 269

つ・て

通常医療　182
ツベルクリン反応　117
定位放射線治療　204, 205
提供者　26
低血圧　25, 46
低血糖　58
低呼吸　151
低酸素血症　151
低侵襲手術　186
低体温　265
低ナトリウム血症　236
低比重液　257
低フィブリノゲン血症　228
低分化　32
定量検査　100
デオキシリボ核酸　128
デクスメデトミジン　253
テクネシウム　162
デスフルラン　272
テセルパツレブ　222
デューク法　104
δ波　153
デルマトーム　256, 257, 259
転移　32
てんかん　58
点眼薬　216
電撃症　33
転座　129
点耳薬　216

点滴静脈内注射　215
伝統的治療　181
伝導ブロック　155
点鼻薬　216

と

同意　208
同化　19
頭蓋内圧亢進　60, 257
頭蓋内出血　196
動悸　68, 69
動機づけ面接法　243, 244
同系移植　26
洞結節　136
糖原病　19
統合医療　182
橈骨動脈　156
同種移植　26, 293
凍傷　33
橈側皮静脈　94
糖代謝異常　19
疼痛　28, 40
　　──緩和　188
　　──コントロール　270
洞停止　138
糖尿病　19
　　──型　112
等比重液　257
頭部CT　58
頭部MRI　58
頭部後屈あご先挙上法　246
動脈　22
　　──管開存症　198
　　──血ガス分析　98, 151
　　──血酸素飽和度　150
　　──硬化　19, 144, 146, 199
　　──瘤破裂　196
投与経路　214, 215
投与速度　215
ドーゼ　125
トキソプラズマ　31
特異的筋弛緩回復薬　272
特異的免疫　26
特異度　90
読影　97

特殊感覚　97
特殊染色　123
特定疾患治療研究事業　37
特発性肺動脈性肺高血圧症　25
吐血　75, 165
ドナー　26, 293, 294, 295
塗抹鏡検　117
塗抹標本　125
トラウマ　33
トラフ値　213
トリアージ　39
　　──・タッグ　39
トリソミー　129
努力性呼気曲線　148
努力性肺活量　148
トルサード・ド・ポアント　138
ドレナージチューブ　194
トレンデレンブルグ体位　257
鈍的損傷　33

な

内科的治療　182
内頸動脈海綿静脈洞瘻　196
内在化　219, 220
内視鏡　97
　　──検査　50, 97, 164
　　──的逆行性膵胆管造影　169, 170, 174
　　──的経鼻胆管ドレナージチューブ　170, 171
　　──的胆道ステント留置術　171, 172
　　──的胆道ドレナージ　171
　　──的乳頭切開術　169, 171
　　──的粘膜下層剥離術　169, 176
　　──的粘膜切除術　167, 168
　　──的バルーン拡張術　169, 171
内臓感覚　97
内臓痛　70
内部環境　232
内服薬　213
内部照射　206
内分泌負荷試験　111
内膜中膜厚　144, 145
内膜中膜複合体　144

ナチュラルキラー細胞 26
難病 37
難病の患者に対する医療等に関する法律（難病法） 37
軟膜 255

に

肉腫 32
二酸化炭素分圧 150, 150
二次医療圏 6
二次がん 208
二次救命処置 246, 247
二次性高血圧 25, 46
二次性頭痛 59, 60
二次性低体温 45
二重特異性T細胞誘導 221, 222
二重らせん構造 128
日常生活動作 237
日内変動 44
日本医学放射線学会 289
日本医師会 282
日本がん看護学会 289
日本看護協会 283, 290
日本産科婦人科学会 284
日本人の食事摂取基準 238
日本生殖医学会 284
日本脳炎ウイルス 31
日本麻酔科学会 262, 274
乳酸菌製剤 74
乳酸リンゲル液 234
入眠 254
——期 153
——障害 83, 84
ニューモシスチス肺炎 30
ニューヨーク心臓協会 64
尿検査 54, 100, 101, 102
尿素呼気試験 117
尿中排泄 218
尿沈渣検査 100
尿定性検査 98, 101
尿路 100
人間 3, 11
認定遺伝カウンセラー 133

ぬ・ね

ヌクレオシド 19

ヌシネルセンナトリウム 227
ネオスチグミン 255, 272
ネクローシス 18
熱感 28
熱傷 33
熱中症 33
粘液水腫 82
捻転 70

の

脳炎 58
脳血管障害 25
脳梗塞 23, 58, 196
脳死 293
——臓器移植 293
——判定 153, 294
脳脊髄液 116, 255, 257
脳脊髄膜 255
脳動静脈奇形 196
脳膿瘍 58
脳波 153
——検査 152
——モニタリング 254
脳ヘルニア 257
ノンレム睡眠 153

は

パーキンソン病 19
胚移植 284
媒介動物による感染 31
肺拡散能 149
肺活量 148
肺気量分画 148
敗血症 53
肺血栓塞栓症 23, 262
肺高血圧 25
胚細胞 21
肺循環 22
バイスタンダー効果 219, 220
排泄 218
背側部胸部誘導 135
バイタルサイン 37, 41, 42
梅毒トレポネーマ 31
排尿 154
肺病変 156
背部痛 77, 78

ハインリヒの法則 291
爆傷 34
バクテリアルトランスロケーション 240, 242
播種 32
——性血管内凝固症候群 23, 231
破綻性出血 23
抜管 255, 267
——操作 267
バッグバルブマスク呼吸 279
発症前診断 132, 133
発達段階 4
発熱 53, 54
パテンシーカプセル 174
パニック値 90, 91
パパニコロウ染色 126
馬尾症候群 77, 258
バフィーコート 126
パラフィン包埋 122, 124
バランス麻酔 272
バリアント 129
針刺し事故 94, 287
バルーン拡張型人工弁 198
バルーン閉塞下逆行性経静脈的塞栓術 190
パルスオキシメータ 48, 98, 278
バルビツール酸 271
破裂脳動脈瘤 196
反回神経モニタリング 252
晩期有害事象 207, 208, 209
バンコマイシン 216
伴性顕性遺伝 21
伴性潜性遺伝 21
ハンセン病 283
反跳痛 166
反復唾液嚥下テスト 98

ひ

ピーク値 213
比較的徐脈 48
皮下出血 96
皮下注射 215
光免疫療法 219
非けいれん性てんかん重積 58
非血管系IVR 190, 193

鼻出血　165
非上皮性細胞　32
非侵襲性　142
ヒス束　136
非ステロイド性抗炎症薬　252
ヒストアクリル®　191
ヒストグラム　89
微生物学的検査　50, 96, 117
非脱分極性筋弛緩薬　272
ヒト遺伝学的検査　132
非特異的免疫　26
　——療法　221
ヒト体細胞遺伝子検査　131
ヒト白血球抗原　295
　——遺伝子　27
ヒトパピローマウイルス　30
ヒト免疫不全ウイルス　30
皮内注射　215
被曝　158, 163, 288
非発症保因者診断　132, 133
ヒポクラテス　181
ヒポクラテスの誓い　181, 282
飛沫　31, 287
　——感染　31, 287
飛沫核　31, 287
　——感染　31, 287
肥満細胞　26
ヒュー-ジョーンズ分類　64, 65
ヒューマンエラー　291
病院機能評価　290
病期　182
病原体遺伝子検査　120
病原微生物　29, 117
表在感覚　97
標準12誘導法　135
標準（双極）肢誘導　135
標準予防策　288
病床機能報告　6
病態　41
病態・治療論　3, 5
病的変異　132
標本作製　123, 124
病理学的な疾病分類　16
病理検査　50, 96, 120

病理システム　122, 126
病理組織検査　96
日和見感染　96
頻呼吸　48
ピンプリックテスト　257
頻脈　47, 68, 69

ふ

フィードバック機構　111
フィジカルアセスメント　37, 49
風疹ウイルス　31
フードテスト　98
フェンタニル　269, 270
不穏　57, 272
負荷心電図検査　141
不規則抗体　230, 231
腹腔鏡・内視鏡合同手術　176
腹腔鏡検査　97
腹腔鏡手術　187
副甲状腺ホルモン（PTH）　114
副作用　204, 212, 223
　——管理　209
副腎静脈サンプリング　190
副腎皮質ステロイド　218
腹水　22, 116
腹痛　69
腹膜刺激徴候　166
浮腫　22, 82
不整脈　69, 137, 138, 199
普通食　238
ブドウ糖　19
負のフィードバック　111
部分的脾臓塞栓術　190
不眠　83, 84, 85
プラーク　144
プラスチック製ステント　171
プラズマ細胞　218
プラスミド　224
ブラッドパッチ　258
プリオン病　30
フルオロデオキシグルコース　162
ブルガダ症候群　68, 135
プルキンエ線維　136
フルストマック　262
フルマゼニル　271

フレイル　11, 188, 262
プレドニゾロン　223
プローブ　142, 144
フローボリューム曲線　148, 149
プロセス　245
　——評価　245
プロトロンビン時間　195
プロトンポンプ阻害薬　67
プロポフォール　254, 270

へ

米国看護師協会　282
米国胸部医学会　262
米国疾病予防管理センター　189
米国食品医薬局　226
米国麻酔科学会　274, 275
　——PSリスク分類　263
　——鎮静ガイドライン　277
ペイシャントカート　201, 203
閉塞　70
　——型無呼吸　152
　——性換気障害　149, 150
　——性睡眠時無呼吸症候群　152
　——性動脈硬化症　199
　——性肥大型心筋症　198
ペースメーカー植込み術　199
β波　153
ベクター　224, 225
　——感染　31
ベクレル（Bq）　206
ベセスダシステム　127, 128
ベゾルド-ヤリッシュ反射　258
ヘマトキシリン・エオジン染色　123
ヘモグロビン　20
　——異常症　225
　——値　228
ヘモクロマトーシス　20
ヘモジデローシス　20
ヘルシンキ宣言　282
ヘルスプロテクション　3
ヘルスプロモーション　3
ヘルパーT細胞　26
ヘルペスウイルス　31, 222
変異　129
変形性関節症　79

便検査　101, 102, 103
片頭痛　60
便性状検査　101, 103
ベンゾジアゼピン系薬剤　271
ベンゾジアゼピン受容体　271

ほ

保因者　21
保因者診断　132
房室結節　136
放射性同位元素　220
放射線　156, 288
──腫瘍医　208
──同位元素　206
──の単位　206
──被曝量　289
──防護対策　288
放射線療法　204
──による有害事象　207
放射免疫療法（RIT）　220
訪問看護　9
訪問診療　9
母子感染　31
補充輸液　232, 235
補充療法　227
保存剤　100
保存的治療　182
補体　26
発作性心房細動　137
発赤　28
ホメオスタシス　18, 252, 265
ポリペクトミー　167, 168
ホルター心電図検査　142
ポルフィリン体　19
ホルマリン固定　122
ホルモン　111
──検査　111, 112
──の異常　113
──の作用　113
本態性高血圧　25, 46

ま

マキシマル・バリア・プリコーション　288
マクロファージ　26
麻酔　250, 253, 273

──深度　251, 252, 254, 265
──導入薬　253
──の周術期管理　261
──範囲　257
──薬　268, 269
マスト細胞　26
末梢血液像　104
末梢静脈栄養　237, 240, 241
末梢神経ブロック　255, 259
末梢性めまい　61
末梢動脈疾患　145
マラリア　31
マランパチ分類　261
マルチモーダル麻酔法　253
マロリー–ワイス裂創　165
マンシェット　45, 46
慢性咳嗽　67
慢性血栓塞栓性肺高血圧症　198
慢性疾患　15
慢性術後疼痛　252
慢性多関節炎　80
慢性単関節炎　80
慢性中毒　34
慢性貧血　228
慢性閉塞性肺疾患　55

み

味覚障害　207
ミクロトーム　123, 124
ミダゾラム　271
ミトコンドリア　128
ミニチュアプローブ法　172
未破裂脳動脈瘤　196
未変化体　218
脈拍数　47
脈波伝播速度　146
μ受容体　269

む

無機物代謝障害　20
むくみ　82
無呼吸　151
──指数　151
無呼吸低呼吸指数　151
──に基づく重症度分類　152
無動　250, 252, 254

無脈性心室頻拍　247, 248

め・も

迷走神経反射　195
メス　182
滅菌　288
めまい　61, 75
免疫　114, 218
──学的便潜血検査　101
──関連有害事象　223
──グロブリン　26, 115
──グロブリン・補体検査　114
──検査　114
──抗体　230
──細胞　218
──組織化学染色　123, 124
──チェックポイント阻害薬　220, 221
──の自己寛容　27
──反応　25, 231
──不全　114
──不全症　27
──抑制薬　218, 294
──抑制療法　218
──療法　218, 219, 220, 221
メンデル遺伝　130

も

モザイク　21
モニター　264
モニタリング　264, 276
モノクローナル抗体　218, 219
モノソミー　129
モラル　282
モルヒネ　269
問診　37, 39, 41
門脈圧亢進症　22, 24

や

薬剤　210, 211, 213
──アレルギー　212
──感受性検査　96, 117
──性浮腫　82, 83
──耐性菌　96
──溶出性ステント　197
薬物依存　253
薬物中毒　58

薬物療法　209, 210

ゆ

有害事象　204
　──共通用語規準 v5.0 日本語訳
　JCOG 版　204
優生保護法　284
輸液　232, 253, 265
　──製剤　233, 235, 265, 266
　──療法　232, 235, 236
輸血　26, 227, 228
　──感染症　231
　──関連急性肺障害　231
　──関連検査　114
　──後移植片対宿主病　231
　──製剤　231
　──療法　227
油性造影剤　192

よ

溶血　95, 231, 234
陽子線　204
陽性/陰性尤度比　38
容量負荷　25
ヨード-131　220
ヨード系造影剤　196
ヨーロッパ麻酔科学会　274
ヨーロッパ麻酔専門医会　274
善きサマリア人の法　248

代創　34
予後　36
予防医学的閾値　90
予防的放射線療法　206
四連反応　254
　──比　272

ら・り

雷撃症　33
ラジオ波凝固療法　193
リードレス・ペースメーカ　199
利益相反　227
理学的療法　180
リキャップ　287
リケッチア　28
リスクマネジメント　291
リスボン宣言　282
リドカイン　270, 273
リハビリテーション　180
リピオドール®　192
リビング・ウィル　286
硫酸　217
良性腫瘍　32
臨床遺伝専門医　133
臨床推論　36, 37
臨床判断値　89, 93
リンパ管塞栓　191
リンパ球　26

　──機能検査　114
　──除去化学療法　226
リンパ行性転移　32
リンパ浮腫　23
倫理　282
　──規定　282
　──綱領　282
　──的問題　284, 293

る・れ

ルテチウム-177　220
レシピエント　26, 293, 294
レッドネック症候群　216
レニン　114
レプトスピラ　32
レミフェンタニル　269
レム睡眠　153
レントゲン　156

ろ・わ

労作性狭心症　140
漏出性出血　23
ロータブレーター　197
ロクロニウム　272
濾出液　116
肋骨脊柱角叩打痛　51
ロボット支援手術　182, 189, 201
ワクチン　10

欧文索引

A

ABO 血液型　230
　——不適合輸血　231
acquired immunodeficiency syndrome（AIDS）　30
activated partial thromboplastin time（APTT）　228
activities of daily living（ADL）　11, 237
acute abdomen　69
acute pain service（APS）　268
adeno-associated virus serotype 9（AAV9）　226
advance care planning（ACP）　286
advanced life support（ALS）　246, 279
AIUEOTIPS　58
Aldrete score　267, 268
anaerobic threshold（AT）　142
angina of effort　140
angiodysplasia　174
ankle-brachial pressure index（ABI）　145
antibody-drug conjugate（ADC）　219
apnea　151
apnea hypopnea index（AHI）　151
apnea index（AI）　151
apoptosis　18
arterial oxygen saturation（SaO$_2$）　150
arteriosclerosis obliterans（ASO）　199
ASA PS リスク分類　263
auditory brainstem response（ABR）　265
automated external defibrillator（AED）　68, 247

B

basic life support（BLS）　246, 279
BCG　222
Bethesda システム　128
Bezold-Jarisch 反射　258
B 型肝炎ウイルス（HBV）　31
bispecific T cell engager（BiTE）　221
B リンパ球　218
bovine spongiform encephalopathy（BSE）　186
brachial-ankle pulse wave velocity（baPWV）　147
Brugada 症候群　68
B 細胞　26, 218
B 細胞性腫瘍　226

C

Caprini Score　262
capsule endoscopy（CE）　174
carcinoma　32
cardiopulmonary exercise test（CPX）　142
cardiopulmonary resuscitation（CPR）　245
carotid ultrasonography　144
CAR-T 細胞療法　223, 226
Casgevy　226
catheter related blood stream infection（CRBSI）　240
catheter-directed thrombolysis（CDT）　200
CD3　221
Centers for Disease Control & Prevention（CDC）　189
central sleep apnea（CSA）　152
C 型肝炎ウイルス（HCV）　31, 287
chemoreceptor trigger zone　270
chimeric antigen receptor T cell（CAR-T）　226
chronic obstructive pulmonary disease（COPD）　55
chronic post-surgical pain（CPSP）　252
chronic thromboembolic pulmonary hypertension（CTEPH）　198
Clostridioides difficile　73
CO$_2$ ナルコーシス　58
cold test　256

computed tomography（CT）　158
continuous positive airway pressure（CPAP）　152
COVID-19　10
COX-2 阻害薬　273
Creutzfeldt-Jakob disease（CJD）　31, 186
CRISPR/Cas9　225
Crohn 病　174
CT 検査　97, 158, 159
CTLA-4　220
CYP　217

D

deep venous thrombosis（DVT）　200, 262
deoxyribonucleic acid（DNA）　19, 128
disaster medical assistance team（DMAT）　10
disease　15
disorder　15
disseminated intravascular coagulation（DIC）　23, 231
DLL3　221
do not attempt resuscitation（DNAR）　286
double helix　128
drug eluting stent（DES）　197
Duke 法　104

E

echocardiography　142
EIA 法　102
electrocardiography（ECG）　133
electroencephalography（EEG）　152
electromyography（EMG）　154
endoscopic mucosal resection（EMR）　168
endoscopic nasal biliary drainage tube（ENBD tube）　170
endoscopic papillary balloon dilation（EPBD）　169
endoscopic retrograde biliary drainage（ERBD）　171

endoscopic retrograde cholan-
giopancreatography (ERCP)
169

endoscopic sphincterotomy (EST)
169

endoscopic submucosal dissection
(ESD) 169

endoscopic ultrasonography (EUS)
172

endoscopic ultrasonography-guided
biliary drainage (EUS-BD) 173

enhanced recovery after surgery
(ERAS) 188

enteral nutrition (EN) 237

epidermal growth factor receptor
(EGFR) 132

Epstein-Barr virus (EBV) 30

ERCP 後膵炎 169

ESA/EBA ガイドライン 275, 277

E_{TCO_2} 267

evidence based medicine (EBM)
183, 291

evidence based nursing (EBN)
291

evidence based practice (EBP)
291

exon 128

F

FDG 163

FDG-PET 162

FEV_1 148

$FEV_1\%$ 149

fine needle aspiration (FNA) 172

flow mediated dilation (FMD) 147

fluorodeoxyglucose (FDG) 162

Food and Drug Administration
(FDA) 226

forced vital capacity (FVC) 148

fresh frozen plasma (FFP) 228

functional residual capacity (FRC)
149

G

$GABA_A$ 受容体 271

GABA 抑制性シナプス 270

gastrointestinal stromal tumor
(GIST) 176

Glasgow Coma Scale (GCS) 42, 57

graft versus host disease (GVHD)
231

graft versus host (GVH) 27

H

HbA1c 112

HCO_3^- 150

health technology assessment
(HTA) 7

hepatitis B virus (HBV) 31

hepatitis C virus (HCV) 31

HER2 染色 124

herpes simplex virus (HSV) 30

HE 染色 123, 124

Holter 心電図 68, 142

host versus graft (HVG) 27

Hugh-Jones 分類 64

human immunodeficiency virus
(HIV) 30, 31

human leukocyte antigen (HLA)
27, 295

human papillomavirus (HPV) 30

hypopnea 151

I

ICD 16

ICD-10 16

ICD-11 16

illness 15

image-guided radiotherapy (IGRT)
206

immune checkpoint inhibitors (ICI)
220

immune-mobilizing monoclonal T
cell receptor against cancer
(ImmTAC) 221, 222

immune-related Adverse Events
(irAE) 223

immunoglobulin (Ig) 26

induced pluripotent stem (iPS) cells
295

informed consent (IC) 188, 276,
285

intensity-modulated radiation
therapy (IMRT) 204

intensive care unit (ICU) 42

interleukin (IL) 221

internalization 219

interventional radiology (IVR) 190

intima-media complex (IMC) 144

intima-media thickness (IMT) 144

intra aortic balloon pumping (IABP)
200

intraductal papillary mucinous
neoplasm (IPMN) 169

intron 128

iPS 細胞 295

IR700 219

irregularly irregular 47

IVR 196

Ivy 法 104

J・K・L

Japan Coma Scale (JCS) 42, 57

Korotkoff 音 45

laparoscopy and endoscopy cooper-
ative surgery (LECS) 176

liquid-based cytology (LBC) 125

lung carbon monoxide diffusing
capacity (DL_{CO}) 149

Lyfgenia 226

M

MAC 監視下鎮静管理 253

magnetic resonance imaging (MRI)
97, 160

malignant hyperthermia (MH) 259

Mallampati 分類 261

Mallory-Weiss 裂創 165

metallic stent (MS) 172

mix sleep apnea (MSA) 152

monitored anesthesia care (MAC)
253

monoclonal antibody 218

motor evoked potential (MEP)
252, 265

motor nerve conduction velocity
(MCV) 155

multimodal analgesia 273

multimodal anesthesia 253
multiple spike 154

N

N95 マスク 287
NAVSEA 72
necrosis 18
nerve conduction velocity（NCV） 155
NK 細胞 26
NMDA 受容体 271
non-rapid eye movement sleep 153
non-steroidal anti-inflammatory drugs（NSAIDs） 252
nothing per os（NPO） 262
numerical rating scale（NRS） 40
nutrition support team（NST） 242
NYHA 分類 64, 65

O

obscure gastrointestinal bleeding（OGIB） 174
obstructive sleep apnea（OSA） 152
occupational therapy（OT） 180
OPQRST3A 40
oral glucose tolerance test（OGTT） 111, 112
oral nutritional supplements（ONS） 238

P

Pa_{CO_2} 150
Pa_{O_2} 150
parenteral nutrition（PN） 237
Parkinson 病 19
paroxysmal atrial fibrillation（PAF） 137
PAS 反応 126
Patient Safety Action（PSA） 290
patient-controlled analgesia（PCA） 270
PCA 装置 270
PD-1 220, 221
PDCA サイクル 290
PDSA サイクル 290

percutaneous cardiopulmonary support（PCPS） 200
percutaneous coronary intervention（PCI） 197
percutaneous endoscopic gastrostomy（PEG） 240
percutaneous esophageal gastrojejunostomy（PEG-J） 240
percutaneous oxygen saturation（Sp_{O_2}） 150
percutaneous trans-esophageal gastro-tubing（PTEG） 240
percutaneous transhepatic biliary drainage（PTBD） 194
percutaneous transhepatic cholangio drainage（PTCD） 194
percutaneous transhepatic gallbladder drainage（PTGBD） 195
peripheral artery disease（PAD） 145
peripheral parenteral nutrition（PPN） 240
PET-CT 162, 163
pH 150
physical status（PS） 263
physical therapy（PT） 180
plastic stent（PS） 171
platelet concentrate（PC） 229
point of care testing（POCT） 98
polymerase chain reaction（PCR） 10
polymorphism 129
polysomnography（PSG） 151
polyspike 154
positron emission tomography（PET） 162
postdural puncture headache（PDPH） 258
postoperative nausea and vomiting（PONV） 272
posttraumatic stress disorder（PTSD） 251
POUND 60

propofol infusion syndrome（PRIS） 270
prothrombin time（PT） 228
prothrombin time-international normalized ratio（PT-INR） 195
PSA（腫瘍マーカー） 110
pulse wave velocity（PWV） 146
pulseless ventricular tachycardia（pVT） 247
Purkinje 線維 136

Q・R

QT 延長症候群 68
quality indicator（QI） 290
quality of life（QOL） 9, 187, 189, 237
radioimmunotherapy（RIT） 220
radioisotope（RI） 162, 206
rapid eye movement sleep 153
RAS 遺伝子 132
red blood cells（RBC） 228
regular 47
regularly irregular 47
REM 睡眠 153
residual volume（RV） 148
Rh 血液型 230
ribonucleic acid（RNA） 128
RI 内用療法 206
Röentgen 156
root cause analysis（RCA） 291

S

sarcoma 32
sensory nerve conduction velocity（SCV） 155
severe acute respiratory syndrome coronavirus 2（SARS-CoV-2） 30
shared decision making（SDM） 285
sharp wave 154
SHEL モデル 291
sickness 15
single photon emission computed tomography（SPECT） 162
sinus arrest 138
sipuleucel-T 222

sleep apnea syndrome（SAS） 151
*SMN*遺伝子 226
SNOOPEE 59, 60
somatosensory evoked potential
　（SEP） 265
spike 154
SpO$_2$ 48, 98
stridor 64
structural heart disease（SHD）
　197
surgical abdomen 69
surgical site infection（SSI） 189

T

T1強調画像 161
T2強調画像 161
TALEN 225
talimogene laherparepvec（TVEC）
　222
therapeutic drug monitoring（TDM）
　213
Tリンパ球 220
TNM分類 32, 33, 182

toe-brachial index（TBI） 145
TOF反応 272
torsade de pointes 138
total parenteral nutrition（TPN）
　240
train of four（TOF） 254
transarterial chemoembolization
　（TACE） 192
transarterial embolization（TAE）
　191
transfusion related acute lung
　injury（TRALI） 231
Trendelenburg体位 257
T-Spot 117
tumor necrosis factor（TNF） 221
Turner症候群 21
T細胞 26, 220
　──受容体遺伝子 226

U・V

Union for International Cancer
　Control（UICC） 32
variant 129

varicella zoster virus（VZV） 30
vasospastic angina 140
ventricular fibrillation（VF） 247
vital capacity（VC） 148
vital sign 41

W

WHO憲章 14
World Health Organization（WHO）
　14
WPW syndrome 199

X・Z

X線 156, 158, 204
　──検査 97, 156, 157
　──写真 158
X連鎖遺伝 130
X連鎖性顕性遺伝 21
X連鎖性潜性遺伝 21
ZFN 225

看護学テキスト NiCE

病態・治療論［1］　病態・治療総論（改訂第 2 版）

2019 年 9 月 5 日　　第 1 版第 1 刷発行	編集者　石松伸一，林　直子，鈴木久美
2023 年 1 月 20 日　　第 1 版第 2 刷発行	発行者　小立健太
2025 年 3 月 10 日　　改訂第 2 版発行	発行所　株式会社 南 江 堂

〒113-8410 東京都文京区本郷三丁目 42 番 6 号
☎（出版）03-3811-7189　（営業）03-3811-7239
ホームページ https://www.nankodo.co.jp/
印刷・製本 三報社印刷

© Nankodo Co., Ltd., 2025

定価は表紙に表示してあります．
落丁・乱丁の場合はお取り替えいたします．
ご意見・お問い合わせはホームページまでお寄せください．

Printed and Bound in Japan
ISBN 978-4-524-21139-5

本書の無断複製を禁じます．
JCOPY〈出版者著作権管理機構 委託出版物〉

本書の無断複製は，著作権法上での例外を除き禁じられています．複製される場合は，そのつど事前に，
出版者著作権管理機構（TEL 03-5244-5088，FAX 03-5244-5089，e-mail: info@jcopy.or.jp）の許諾
を得てください．

本書の複製（複写，スキャン，デジタルデータ化等）を無許諾で行う行為は，著作権法上での限られた例
外（「私的使用のための複製」等）を除き禁じられています．大学，病院，企業等の内部において，業務
上使用する目的で上記の行為を行うことは私的使用には該当せず違法です．また私的使用であっても，代
行業者等の第三者に依頼して上記の行為を行うことは違法です．

看護学テキスト NiCE

- 看護学原論
- 基礎看護技術
- ヘルスアセスメント
- 看護倫理
- 看護理論
- 地域・在宅看護論 I 総論
- 地域・在宅看護論 II 支援論
- 成人看護学 成人看護学概論
- 成人看護学 急性期看護 I 概論・周手術期看護
- 成人看護学 急性期看護 II 救急看護・クリティカルケア
- 成人看護学 慢性期看護
- 成人看護学 成人看護技術
- リハビリテーション看護
- エンドオブライフケア
- がん看護
- 緩和ケア
- 老年看護学概論
- 老年看護学技術
- 小児看護学 I 小児看護学概論・小児看護技術
- 小児看護学 II 小児看護支援論
- 母性看護学 I 概論・ライフサイクル
- 母性看護学 II マタニティサイクル
- 精神看護学 I こころの健康と地域包括ケア
- 精神看護学 II 地域・臨床で活かすケア

病態・治療論 (シリーズ全14巻)

- 【1】病態・治療総論
- 【2】呼吸器疾患
- 【3】循環器疾患
- 【4】消化器疾患
- 【5】内分泌・代謝疾患
- 【6】血液・造血器疾患
- 【7】腎・泌尿器疾患
- 【8】脳・神経疾患
- 【9】運動器疾患
- 【10】感染症/アレルギー/膠原病
- 【11】皮膚/耳鼻咽喉/眼/歯・口腔疾患
- 【12】精神疾患
- 【13】産科婦人科疾患
- 【14】小児疾患

- 災害看護
- 国際看護
- 看護管理学
- 医療安全

- 感染看護学
- 家族看護学
- 看護教育学
- 看護関係法規
- 看護と研究 根拠に基づいた実践

- 生化学
- 薬理学
- 微生物学・感染症学

※最新の情報は南江堂 Web サイトをご確認ください.

NANKODO 南江堂 〒113-8410 東京都文京区本郷三丁目42-6 (営業) TEL 03-3811-7239 FAX 03-3811-7230 www.nankodo.co.jp

231025IT